放射線技術学スキルUPシリーズ

標準 ディジタルX線画像計測
Image quality measurement of digital radiography

日本放射線技術学会◎監修　市川 勝弘・石田 隆行◎共編

power spectrum
computed radiography
DQE
luminance response
NNPS
ORIGINAL DATA
RAW DATA
row-column
unsharp masking

USM
presampled MTF
PSF
ROC
quantum
gradient
conversion function
Laplacian
aliasing

DIGITAL

DICOM
power spectrum
NNPS
Laplacian
PSF

相反則不軌
イメージングプレート
階調処理
空間周波数フィルタ
サンプリング

MEASUREMENT

quantum
DICOM
Laplacian
unsharp masking
USM
AAPM
PSF
ROC
presampled MTF

アクティブマトリクス駆動方式
ダイナミックレンジ
加重平均フィルタ
最大ディジタル値
ナイキスト周波数

unsharp masking
USM
AAPM
PSF
ROC
presampled MTF
NNPS
power spectrum
unsharp masking

presampled MTF
PSF
ROC
quantum
gradient
AAPM
luminance response
DQE
DICOM
NNPS

aliasing
conversion function
DICOM
Laplacian
LINERLIZED DATA

EVALUATION

アンチグレアフィルタ層
加重平均フィルタ
酸硫化ガドリニウム
総合カブリ濃度
2次元フーリエ変換

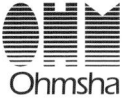
Ohmsha

放射線技術学スキルUPシリーズ
標準 ディジタルX線画像計測

編　者：市川勝弘（金沢大学医薬保健研究域保健学系）
　　　　石田隆行（広島国際大学保健医療学部）
著　者：市川勝弘（金沢大学医薬保健研究域保健学系）
　　　　國友博史（名古屋市立大学病院中央放射線部）
　　　　東出　了（名古屋市立大学病院中央放射線部）
　　　　服部真澄（東海記念病院放射線科）
　　　　　　　　　　　　　　　　　　　　　　（執筆順）

Microsoft Windows および Microsoft Office Excel は，米国およびその他の国における Microsoft Corporation の登録商標です．
その他，記載されている会社名，製品名は各社の商標または登録商標です．

本書を発行するにあたって，内容に誤りのないようできる限りの注意を払いましたが，本書の内容を適用した結果生じたこと，また，適用できなかった結果について，著者，出版社とも一切の責任を負いませんのでご了承ください．

本書は，「著作権法」によって，著作権等の権利が保護されている著作物です．
本書の全部または一部につき，無断で次に示す〔　〕内のような使い方をされると，著作権等の権利侵害となる場合があります．また，代行業者等の第三者によるスキャンやデジタル化は，たとえ個人や家庭内での利用であっても著作権法上認められておりませんので，ご注意ください．
〔転載，複写機等による複写複製，電子的装置への入力等〕
学校・企業・団体等において，上記のような使い方をされる場合には特にご注意ください．
お問合せは下記へお願いします．
〒101-8460　東京都千代田区神田錦町 3-1　TEL.03-3233-0641
株式会社オーム社 編集局　（著作権担当）

まえがき

　編者が，診療放射線技術を学んだ学生時代において，X線撮影の基礎は最も基本となるものであったが，そこには被曝と密接にかかわるX線量と画質特性の関係や，難解な数式を伴う理論なども含まれ，診療放射線技師の仕事の基本とはいえ，すべてを習得するには至らない難易度に感じ取れた．しかし，実際の診療業務をする上では，難解な理論無くしてもほとんど困らないほどシステムが作り上げられており（先輩方のご努力によるものでもあるが），新卒から数年後には日常業務をこなすようになって，なぜか"一人前きどり"でいたものである．

　X線撮影の歴史は古く，1895年のレントゲン博士のX線発見からすぐに医療に取り入れられ，computed tomography（CT）や magnetic resonance imaging（MRI）が発展した現在においても，一次診断のみならず，有効に活用されていることからも基本的かつ，重要な情報をもたらす診断法として全く変わるものではない．そして現在，たぶん多くの若い診療放射線技師の方々が，編者が感じたように"一人前きどり"でおられ，さらに現在のシステムの自動化レベルの向上により"エキスパートきどり"でもいられるのではないかと勝手に推測している．

　編者のこの"一人前きどり"をみごとに打ち砕いたのは，数年の経験の後に，地方の学会である研究発表をしようとしたときである．難解な数式を避け適当に学んだX線撮影の基礎知識は，特性曲線もまともに描けないレベルであったし，たとえ描けたとしてもその読み方もわからない．なんとか特性曲線を一部分理解し，今度は解像特性の指標である modulation transfer function（MTF）にチャレンジするも，学会会場では大御所の先生方から厳しいご指導を賜り，まさに"玉砕"であった．

　何かそういった研究に嫌気がさし，自分の趣味であった電気工作に逃げていた矢先，ある著書に出会った．その本の著者は，専門学校を卒業した後，大手企業の回路設計技術者として立派に活躍されており，その方いわく「多くの事柄は，非常に基本的な性質（この著書ではトランジスタのベース-エミッタ間電圧は約0.6Vといったごく単純なもの）の理解に基づいて習得が進み，それが応用技術につながる．基礎をじっくり学んでほしい」．その当時の編者の電気工作のレベルは，基礎を少ししか知らない見よう見まねであり，何かを作ってはちょっとした"専門家きどり"でいたものの，回路設計などほど遠いアマチュア中のアマチュアであった．しかし，その著書に書かれている細かな基礎を読み進み，半田ごてを握るうちに，今まではできなかった回路定数の変更などが少しずつできるようになったのであ

まえがき

る．そして，それを実感したとき，仕事でもアマチュア中のアマチュアで甘んじる自分に対して，基礎の洗い出しの必要性を痛感した．

放置してあった内田　勝教授の著書を何度も読み返し，シカゴ大学の土井邦雄教授（現 群馬県立県民健康科学大学学長）やそのグループの方々の論文や解説に何度も目を通した．数式をすべて理解できなくても，なぜコントラストや鮮鋭度が変わるのかをじっくり理解し，何度も実験して確認した．この頃習得した知識は，さまざまな場面で役に立ち，電気回路定数を変更するように，撮影条件や画像処理パラメータの変更を確実に容易にした．さらにCTの研究を始めようとしたときも，大いにその基礎が役立ったことも驚きであった．

現在は，ディジタルラジオグラフィ（digital radiography：DR）システムが普及し，編者が基礎のために習得したアナログシステム（増感紙-フィルムシステム）から大きく変わったかのように感じられるかもしれない．しかし，実際は，DRシステムの理解には標本化による性質が加わるものの，アナログシステムの基礎的事項が多くの領域で助けになる．その基礎的事項が，数式の難解な部分を除いたものであってもなんとかなるものである．

本書は，DRシステムにおける物理的な画質計測の手引きを主な内容としているが，最も重視したのは"基礎の習得"である．よってX線撮影の基本的性質を画質の観点から見直していただくような内容を多く含めている．MTFなどの特性は本来，その計測結果を研究に活用し，被曝を低減したり画質を向上させるために用いるべきであり，その計測法の理解に多くの時間を費やすべきではない．よってそれらを効率よく学べるように，実例を用いた演習も多く盛り込み，さらに演習のツール（オーム社ホームページよりダウンロードできる）は実際の現場でそのまま利用できるように工夫した．本書が，DRシステムの基礎理解の一助となり，多くの方々がDRシステムの画像計測を活用し，被曝低減や画質向上などの研究に役立てられることを望む次第である．

2010年9月

編者を代表して
金沢大学医薬保健研究域保健学系　量子医療技術学講座
市 川 勝 弘

目次

まえがき

第1章　アナログシステムとディジタルラジオグラフィシステム　［市川］

1・1　X線投影と画像記録 …………………… 2
1・1・1　被写体とX線透過　2
1・1・2　X線減弱とX線質　2

1・2　アナログシステム …………………… 3
1・2・1　増感紙-フィルムシステム　3
　（1）増感紙　4
　（2）X線フィルム　4
　（3）鮮鋭度への影響因子　5
　（4）蛍光によるフィルムの感光　6
　（5）現像処理システム　6
1・2・2　センシトメトリ　7
　（1）露光量　7
　（2）濃度　7
　（3）濃度計　8
　（4）特性曲線　9
　（5）ガンマ　10
　（6）X線フィルムの感度　10
　（7）その他の測定項目　11
　（8）特性曲線の測定法　12

1・3　被写体コントラストとフィルムコントラスト ……… 12
1・3・1　被写体コントラストを左右する因子　13
　（1）管電圧　13
　（2）被写体厚　13
　（3）照射野　14
1・3・2　フィルムコントラストを左右する因子　15
コラム　胸部における高圧撮影　15
コラム　特性曲線のシグモイド形状　16

1・4　物理的画質特性 …………………… 17
1・4・1　空間周波数　17
1・4・2　コントラスト　19
1・4・3　解像度　19
　（1）解像度と畳み込み積分　20
　（2）解像度測定用デバイス　22
　（3）MTFとインパルス応答　24
1・4・4　粒状性　24

1・5　ディジタルラジオグラフィシステム …………… 25

1・5・1　X線画像のディジタル化　26
　（1）　標本化　27
　（2）　サンプリングと空間周波数　32
　（3）　量子化　34
　（4）　画像のデータ量　34

1・5・2　CRシステム　36
　（1）　イメージングプレート　36
　（2）　読み取り装置の構成　36
　（3）　読み取り機構と画質　37
　（4）　対数変換とローパスフィルタ　38

1・5・3　FPDシステム　39
　（1）　間接変換型FPD　39
　（2）　直接変換型FPD　39
　（3）　変換方式と画質　39
　（4）　FPDにおける標本化と量子化　41

1・5・4　ディジタル画像の物理的画質評価　42
　（1）　コントラスト　43
　（2）　解像特性　44
　（3）　ノイズ特性　45
　（4）　解像特性の臨床画像への影響　48
　（5）　ノイズ特性の臨床画像への影響　48

コラム　ノイズのエリアシング誤差　48

1・6　ディスプレイ …………………………………… 49

1・6・1　ディスプレイの諸特性　50
　（1）　輝度特性　50
　（2）　解像特性　51
　（3）　ノイズ特性　52
　（4）　その他の特性　53
　（5）　理想的ディスプレイ　53

1・6・2　CRTディスプレイ　53
　（1）　CRTディスプレイの輝度特性　54
　（2）　CRTディスプレイの解像特性　55

1・6・3　液晶ディスプレイ　56
　（1）　液晶ディスプレイの構造　56
　（2）　液晶の駆動方式　58
　（3）　液晶ディスプレイの諸特性　59

1・6・4　ディスプレイの発展　65

◎参考文献　67

第2章 入出力特性　　　　　　　　　　　　　　　　　　　　　　[國友]

2・1　入出力特性の基礎 ·· *70*
　2・1・1　アナログシステムの特性曲線　*70*
　2・1・2　DRシステムの入出力特性　*71*
　　（1）　DRシステムの処理過程と入出力特性　*71*
　　（2）　入出力特性のための画像データ　*72*
　　（3）　入出力特性の形式　*73*
　　（4）　入出力特性を用いたディジタル画像の線形化　*74*
　　（5）　DRシステムの入出力特性の測定方法　*76*
　　（6）　ディジタルマンモグラフィにおける入出力特性　*77*

2・2　タイムスケール法による入出力特性の測定方法 ······ *78*
　2・2・1　測定前の準備　*78*
　2・2・2　X線質と入射表面線量の決定　*78*
　2・2・3　半価層によるX線質の決定　*79*
　　（1）　一般撮影領域　*79*
　　（2）　マンモグラフィ領域　*80*
　2・2・4　入射表面線量の測定　*81*
　2・2・5　入出力特性用画像データの取得　*82*
　　（1）　一般撮影領域　*82*
　　（2）　マンモグラフィ領域　*83*

2・3　一般撮影装置とマングラフィ装置の測定例 ············ *84*
　2・3・1　RQA5による一般撮影装置の実測　*84*
　　（1）　半価層の測定　*84*
　　（2）　入射表面線量の測定　*85*
　　（3）　画像データの取得　*85*
　2・3・2　RQA-M2によるマンモグラフィ装置の実測　*85*
　　（1）　半価層の測定　*86*
　　（2）　入射表面線量の測定　*87*
　　（3）　画像データの取得　*87*
　コラム　天板による吸収率の測定　*87*

2・4　臨床における入出力特性の評価 ·························· *88*
　2・4・1　リニアシステムのバックグラウンドのディジタル値の評価
　　　　　　88
　　（1）　目　的　*88*
　　（2）　使用機器　*88*
　　（3）　方　法　*88*
　　（4）　結　果　*88*

2・4・2　Logシステムにおける低線量時の入出力特性　*88*
　　（1）目　的　*89*
　　（2）使用機器　*89*
　　（3）方　法　*89*
　　（4）結　果　*89*

演習（入出力特性）……………………………………… *91*
　　（1）画像の表示方法　*91*
　　（2）Logシステム（CR）演習手順　*93*
　　（3）リニアシステム（FPD）演習手順　*100*
　◎参考文献　*108*

第3章　解像特性　　　　　　　　　　　　　［東出］

3・1　解像特性の基礎 …………………………………… *110*
3・1・1　MTFの定義　*110*
　　（1）点像強度分布のフーリエ変換　*111*
　　（2）線像強度分布のフーリエ変換　*111*
　　（3）正弦波形の振幅比　*111*
3・1・2　MTF評価における必須条件　*112*
　　（1）線形性　*112*
　　（2）位置不変性　*112*
3・1・3　DRシステムにおけるMTF　*113*
　　（1）MTFへの影響因子　*113*
　　（2）presampled MTF　*115*

3・2　各測定法 ……………………………………………… *118*
3・2・1　エッジ法　*118*
　　（1）原　理　*119*
　　（2）測定デバイス　*119*
　　（3）画像取得　*119*
　　（4）presampled MTFの解析法　*122*
　　（5）特　徴　*125*
3・2・2　スリット法　*126*
　　（1）原　理　*126*
　　（2）測定デバイス　*126*
　　（3）画像取得　*127*
　　（4）presampled MTFの解析法　*127*
　　（5）特　徴　*128*

3・2・3　矩形波チャート法　*129*
　　　コラム　矩形波の周波数成分とサンプリング　*129*
　　　　　（1）原　理　*131*
　　　　　（2）測定デバイス　*131*
　　　　　（3）画像取得　*132*
　　　　　（4）presampled MTF の解析法　*133*
　　　　　（5）特　徴　*136*

3・3　解像特性評価の臨床応用 ············· *136*
　　　3・3・1　撮影条件と解像特性　*136*
　　　　　（1）X 線質の影響　*136*
　　　　　（2）管電流の影響　*137*
　　　　　（3）焦点サイズの影響　*137*
　　　3・3・2　一般撮影システムの解像特性　*138*
　　　3・3・3　CR システムのサンプリングピッチ　*139*
　　　3・3・4　間接変換型 FPD システムと直接変換型 FPD システム
　　　　　　　の解像特性　*140*
　　　3・3・5　異なるシステム間の出力画像同一化　*141*

演習（解像特性）··············· *143*
　　　　　（1）エッジ法　*143*
　　　　　（2）スリット法　*153*
　　　　　（3）矩形波チャート法　*161*
　　　　◎ 参考文献　*169*

第4章　ノイズ特性　［國友］

4・1　ノイズ特性の基礎 ············· *172*
　　　4・1・1　はじめに　*172*
　　　4・1・2　X 線量子のゆらぎと NNPS　*173*
　　　4・1・3　ノイズ画像と NNPS　*176*
　　　4・1・4　ディジタル化までのノイズの付加因子　*177*

4・2　ノイズ特性（NNPS）の解析 ············· *178*
　　　4・2・1　NNPS の算出　*178*
　　　4・2・2　解析方法　*181*
　　　　　（1）ROI の設定　*181*
　　　　　（2）トレンド除去処理　*182*
　　　　　（3）空間周波数ピッチ　*184*
　　　　　（4）1 次元 NNPS と周波数ビン　*185*
　　　コラム　周波数ビンにおける f_{int}　*187*

4・3　NNPSの測定方法 187
4・3・1　測定前の準備　187
（1）X線質と入射表面線量の決定　187
4・3・2　一般撮影装置とマンモグラフィ装置における実測例　187
（1）一般撮影装置　187
（2）マンモグラフィ装置　188

4・4　ノイズ特性評価の臨床応用 189
4・4・1　異なるディテクタシステムのノイズ特性　189
4・4・2　入射表面線量とNNPSの関係　191
4・4・3　X線質のNNPSへの影響　192
（1）同一X線量の比較　192
（2）同一入射量子数の比較　193
4・4・4　焦点サイズのNNPSへの影響　194

演習（ノイズ特性） 195
（1）NNPS解析　195
（2）複数のROI測定によるNNPSの加算平均　204
◎参考文献　209

第5章　DQE　［市川］

5・1　DQEの基礎 212
5・1・1　X線量子のゆらぎとSNR　212
5・1・2　NEQとDQE　213
5・1・3　DQEにおけるエリアシングの考慮　216
5・1・4　NEQおよびDQE計算におけるG値　217

5・2　DQEの解析法 217
5・2・1　X線質　217
5・2・2　入射X線量子数　218
5・2・3　入出力特性　218
5・2・4　露光量変換　218
5・2・5　MTF　219
5・2・6　NNPS　219

演習（NEQとDQEの計算） 220
（1）「NEQ, DQE_計算演習」Excelファイルの説明　220
（2）測定結果の入力（NEQの算出）　220
（3）入射フォトン数の計算（DQEの算出）　221
◎参考文献　224

第6章　DRの画像処理　　　　　　　　　　［服部］

- 6・1　階調処理 ··· **226**
  - 6・1・1　ルックアップテーブル　*226*
  - 6・1・2　LUTによる階調処理　*228*

- 6・2　周波数処理 ··· **228**
  - 6・2・1　周波数空間と実空間　*229*
    - （1）　周波数領域への変換　*229*
    - （2）　フーリエ変換の概説　*230*
    - （3）　2次元周波数空間　*231*
  - 6・2・2　周波数処理の方法　*232*
    - （1）　空間フィルタ　*232*
    - （2）　空間周波数フィルタ　*236*
  - 6・2・3　アンシャープマスキング処理　*237*
    - （1）　アンシャープマスキング処理の原理　*237*
    - （2）　USM処理の周波数特性と空間特性　*238*
  - 6・2・4　マルチ周波数処理　*239*
    - （1）　MFPの原理　*240*
    - （2）　MFPで使う平滑化処理　*241*
  - コラム　ガウシアンフィルタ　*242*
    - （3）　MFPと同系統の画像処理　*242*
  - コラム　ピラミッド構造　*243*
    - （4）　演習で使用するMFPマクロの処理内容　*243*

- 6・3　ダイナミックレンジ圧縮処理 ······································· **244**
  - 6・3・1　従来のDRC処理　*245*
  - 6・3・2　MFPを応用したDRC処理　*246*

- 6・4　画像処理の臨床応用 ··· **247**
  - 6・4・1　周波数強調の臨床適用　*247*
  - 6・4・2　DRCの臨床適用　*249*

- **演習（USM処理）** ··· ***251***
  - （1）　マスクサイズ「3×3」の単純平滑化フィルタを使用し，手作業でUSM処理を行う　*251*
  - （2）　Image Jで作成した異なるマスクサイズのUSM処理マクロプログラムを使用して，処理画像を比較する　*253*

- **演習（MFP）** ··· ***255***
  - （1）　Image Jで作成したMFPマクロプログラムを使用して，処理途中で作成される画像を比較する　*255*

- ◉参考文献　　*257*

第7章　ディスプレイの画質評価　　［市川］

- 7・1　輝度計 …………………………………………………… 261
- 7・2　ディスプレイの輝度特性の測定 …………………………… 262
  - 7・2・1　輝度特性　262
  - 7・2・2　コントラスト応答　264
  - 7・2・3　輝度特性の測定　264
- 7・3　ディスプレイの解像度測定 ………………………………… 266
  - 7・3・1　ディスプレイの非線形性の考慮　267
  - 7・3・2　ライン法による解像度測定　268
  - 7・3・3　バーパターンによる解像度測定　269
- 7・4　ノイズ特性の評価法 ………………………………………… 271
  - 7・4・1　ディスプレイのNNPSの測定　272
  - 7・4・2　NNPS測定結果の評価　273
  - コラム　カラーディスプレイとモノクロディスプレイ　274
  - ◎参考文献　276

索　引 ………………………………………………………………… 277

本書に関連した情報（演習用の画像，Excelシート他）が，オーム社ホームページにてご覧いただけます．
◆http://www.ohmsha.co.jp/
　→トップページの「書籍連動/ダウンロードサービス」ボタン
　　→本書ウェブサイト
※ダウンロードサービスは，やむを得ない事情により，予告なく中断中止する場合があります．

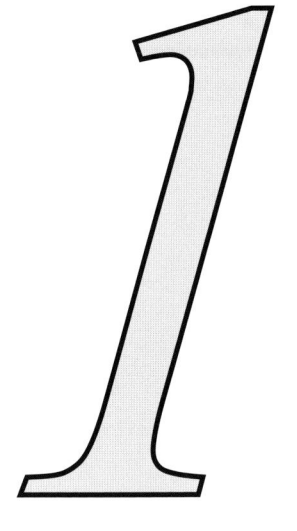

第1章
アナログシステムとディジタルラジオグラフィシステム

1・1　X線投影と画像記録
1・2　アナログシステム
1・3　被写体コントラストと写真コントラスト
1・4　物理的画質特性
1・5　ディジタルラジオグラフィシステム
1・6　ディスプレイ

第1章 アナログシステムとディジタルラジオグラフィシステム

1・1 X線投影と画像記録

1・1・1 被写体とX線透過

　胸部撮影や骨撮影などを代表とするX線画像は，X線管内の焦点から照射されたX線が被写体を透過した2次元強度分布により形成されるという基本的な原理からなる．図1.1に，胸部を例にしたX線の透過の様子を簡略化して示す．X線は，被写体を透過する際に被写体物質との相互作用によって減弱し，その減弱度合いは物質やその構成によって変化する．図の例の胸部では，空気の多い肺においては，X線減弱が少ないために，受像面に到達するX線強度は強く，そして心臓，脊椎，血管などより構成される縦隔部ではX線がより多く減弱されX線強度は低下する．このように被写体の各部はX線透過率が異なり，その結果生じた2次元的な強度分布を受像面で強度信号として蓄えることでX線画像記録は達成される[1]．

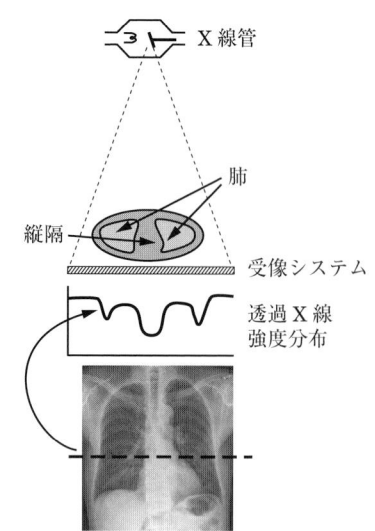

図 1.1　X線撮影（例：胸部）の位置関係とX線強度分布

1・1・2 X線減弱とX線質

　X線減弱の度合いは，物質固有の線減弱係数 μ と被写体厚 t によって決定される．ここで，被写体が無い場合の到達X線強度を I_0，被写体がある場合の強度を I とすると，これらの関係は次式で表される．

$$I = I_0 e^{-\mu t} \tag{1・1}$$

したがって，μ が高いほど，また被写体厚が厚いほど X 線は大きく減弱し，透過後の強度が減少する．また物質の μ は，X 線のエネルギーすなわち X 線質によって変化し，X 線エネルギーが高い（線質が硬い）ほど μ は減少し，低い（線質が軟らかい）ほど μ は増加する．よって，X 線エネルギーが低く μ が高くなった場合には，t の違いによる I の変化が大きくなるため，被写体各部によって強度分布が大きく変化しコントラスト（対比度）が高くなる．その反面，被写体透過力は弱くなり t が大きい場合に十分な透過後強度が得られにくい．

診断領域の X 線画像システムでは，通常の X 線管を用いるため，そこから発せられる X 線は連続スペクトル（様々な X 線エネルギーの連続分布）を有し，用いる管電圧（50〜140 kV）に応じて，そのスペクトル分布が変化する．そして一般的に，管電圧が低い場合に線質は軟らかく（低エネルギー），管電圧が高い場合に線質は硬くなる（高エネルギー）．したがって，管電圧を低くすることでコントラストは高くなるが，各部位によって必要とされるコントラストがあり，また被写体厚による透過度も考慮されるため被写体に適した管電圧を選択する．

図 1.2 に示すように，手や足のように被写体厚が薄く高い被写体コントラストを必要とする場合には，管電圧を低く設定し，胸部のように肺野と縦隔に大きな減弱比がありそれらを適度な濃度範囲に収める必要がある場合には，管電圧は高く設定する．また腹部のように被写体厚が厚い場合には，患者の無用な被ばくを避けるために，透過率を優先して手や足よりも高い管電圧を設定するが，結果的に腹部全域を観察するのに都合の良いコントラストとなっている．

手，足，膝，肩など （被写体厚の薄い骨撮影）	腹部，頸部など （被写体厚の厚い部位）	胸部 （肺野と縦隔の両立）
50〜60 kV	70〜80 kV	100〜140 kV

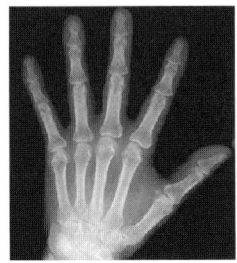 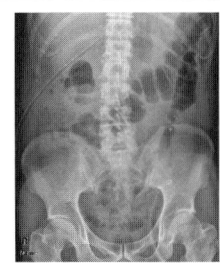 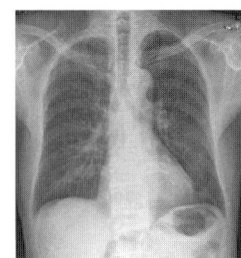

図 1.2　各撮影部位の使用管電圧例と画像例

1・2　アナログシステム

1・2・1　増感紙-フィルムシステム

X 線写真におけるアナログシステムは，増感紙と X 線フィルムからなる増感紙-フィルムシステム（screen-film system：SF システム）が一般的である[2]．後に述べるディジタルによるシステムに急速に置き変わりつつあるが，基本的な画像形成や表示原理は共通するところが大きい．図 1.3 は，SF システムの基本構成であ

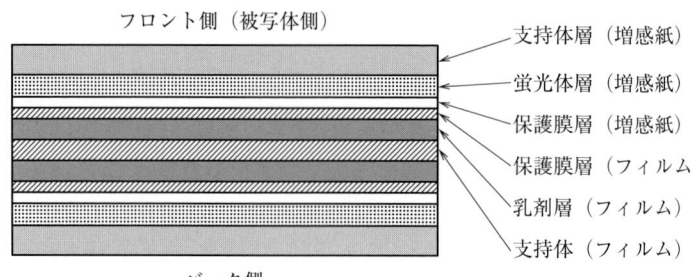

図 1.3　増感紙-フィルムシステム（SF システム）の構造
　　　（両面タイプ）

る．なお，検診において多用されてきた蛍光板とカメラレンズを用いてフィルムに感光させる間接撮影に対して，SF システムによる撮影を直接撮影と呼び区別することがある．ここでは，直接撮影のみを扱う．

[1]　増感紙

　1895 年のレントゲン博士による X 線の発見後，まもなくして開発された増感紙は，X 線撮影の感度を飛躍的に向上させた．増感紙は，支持体層に蛍光体を塗布した構造をもち，X 線を可視光である光に変換し，その光強度分布をもってフィルムを感光させる．X 線自身によってフィルムを感光させる効率は非常に低いため，光に変換して感光させるこのシステムの開発によって必要な X 線量は 1/100 以下になった．X 線量が大幅に低下したことで，用いる X 線の線質の自由度が高まり，フィルム自身のもつコントラスト特性と合わせて，増感紙は画質の向上に大きく寄与する．

　蛍光体の種類は，開発当初から用いられてきた青色発光の $CaWO_4$（タングステン酸カルシウム）と 1970 年代に高感度システムとして開発された緑色発光の希土類蛍光体：$Gd_2O_2S：Tb$（酸硫化ガドリニウム・テルビウム）の 2 種類が代表的である．希土類蛍光体は X 線質（エネルギー）依存性が，$CaWO_4$ に比して大きいといわれている．

　増感紙に求められる条件として，① X 線吸収効率が高い（$CaWO_4$：35～70%，$Gd_2O_2S：Tb$：40～80%），② 発光効率が高い（$CaWO_4$：5%，$Gd_2O_2S：Tb$：13%），② 増感紙表面への光回収率が高いなどが挙げられる．

[2]　X 線フィルム

　X 線フィルムは，一般的に支持体両面に乳剤を塗布した構造であり，増感紙はその両サイドに密着させる．X 線は透過力があるため，フロント増感紙とフィルムを透過しバック増感紙を発光させる．バック側の乳剤は，この発光により感光させられるため，より高い感度を得る．フィルムの乳剤層はハロゲン化銀とゼラチンから成り，その他，色素や添加剤などを含んでいる．高感度，高コントラストが要求される X 線フィルムでは，臭化銀に微量のヨウ化銀を加えたヨウ臭化銀（$AgBr・I$）が主に用いられている．添加剤には，カブリ抑制剤，ゼラチン膜を硬化させる硬膜剤などがある．ハロゲン化銀の感度は，一般に $AgBr > AgCl > AgI$ の順であるといわれている．

　マンモグラフィ（乳房 X 線撮影）を代表として，高鮮鋭度を要求するシステム

1・2 アナログシステム

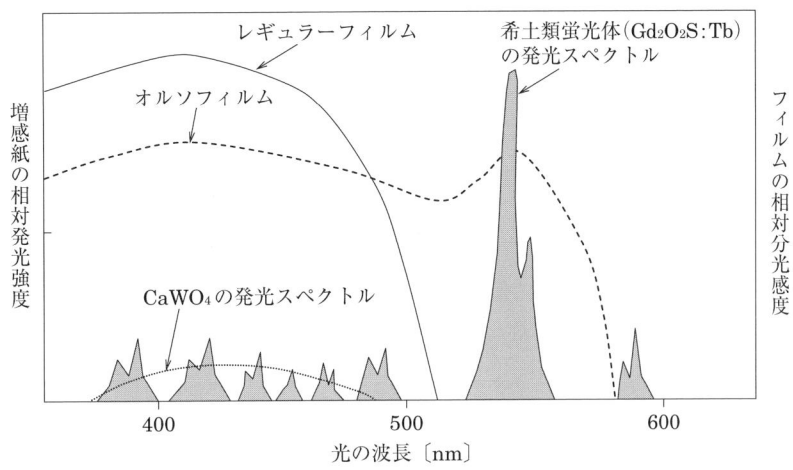

図 1.4 増感紙の発光スペクトルとフィルムの分光感度の関係

では，片面乳剤フィルムに片面増感紙を用いたシステムが用いられる．この場合，X線管側（フロント側）のみに増感紙を配置する．

$CaWO_4$ の増感紙にはレギュラーフィルム，希土類に対してはオルソフィルムが用いられ，**図 1.4** に示すようにそれぞれの蛍光体の発光スペクトルとフィルムの分光感度を一致させる．X線フィルムは，光以外に感光する場合があり，圧力，静電気（スタティックマーク），ラッセル効果（樹脂，金属，揮発性液体などによる）などが知られている．なおX線フィルムは，光があたったところが黒化するため，そのような白黒反転した画像をネガティブイメージ（negative image）と呼ぶ．

〔3〕 鮮鋭度への影響因子

画像の鮮鋭度とは，画像の境界の明瞭さや微細な部分の描写能力（解像特性）を表す指標であり，鮮明なX線画像を実現するために重要な性能である．鮮鋭度は，増感紙やフィルムの構造や性質によって影響される．

増感紙においては，蛍光体の厚みがもっとも影響し，蛍光体層が厚い増感紙では，X線を効率よく吸収し感度が向上する反面，鮮鋭度が低下する．また薄い蛍

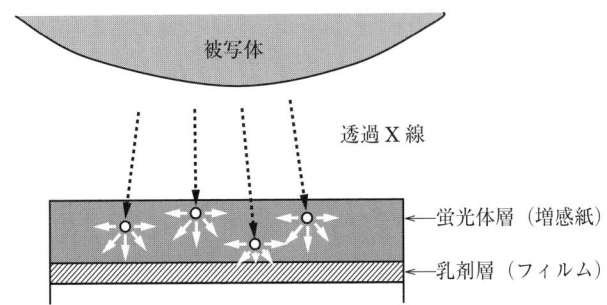

図 1.5 増感紙の蛍光体内における光の散乱
厚い蛍光体によりX線吸収効率が高まるが，フィルムまでの距離が離れて，光の散乱の影響で鮮鋭度が低下する

光体層では，X線吸収が少なく感度が低下するものの鮮鋭度が向上し鮮明な画像が得られる．この原因は，図1.5に示したように，蛍光体内での光の散乱が主である．厚い蛍光体内では発生した蛍光がフィルムに到達するまでに散乱して細かい強度変化を再現しづらくする．フィルムにおいては，イラジエーション，ハレーション，クロスオーバー効果（片側の増感紙の光が，反対側の乳剤面を感光させる）によって鮮鋭度が低下するため，支持体に色素を入れこの効果を軽減する方法がとられる．

〔4〕蛍光によるフィルムの感光

光による感光とは，ハロゲン化銀における光による潜像形成のことであり，次のような機序により，銀核が成長し，現像しうる（金属銀に還元しうる）状態の現像核となる．

$$\text{ハロゲンイオン}(Br^-) + 光 \longrightarrow Br + -電子 \longrightarrow -電子 + Ag^+ \longrightarrow Ag$$

潜像とは，このような現像核をもったハロゲン化銀の粒子の集合である．

〔5〕現像処理システム

X線フィルムの乳剤内に記録された潜像を現像して画像化するシステムを現像処理システムと呼び，その行程には，①現像→②定着→③水洗→④乾燥を含む．近年の現像処理システムは自動化され，ローラー駆動機構によりフィルムをそれぞれの行程処理用のタンク（液槽）内に通過させ，最後に乾燥部を通して排出する装置が用いられる．表1.1は，現像液と定着液の主な薬剤の例である．また現像液のpHは8〜13.5でアルカリ性，定着液は，4〜5.5の酸性である．

(1) 現像

潜像を可視状態となる黒化銀まで成長させる処理であり，現像主薬（還元剤）によりハロゲン化銀を還元し，黒化銀に変える．一般に液体である現像液にフィルムを浸すことで現像する．

現像時間を延長すると，コントラストと濃度がある程度上昇し，延長しすぎるとカブリ（フィルムのぬけの悪さ，最低濃度）が増加する．よって，標準条件の1.5倍〜2倍までが限度といわれる．また，現像温度の上昇により，現像効果が高くなり現像時間を短縮可能であるが，上昇しすぎると損傷しやすいフィルムとなる．

(2) 定着

現像と同様に液体状の定着液に浸す行程であり，感光しなかった，または感光の弱かった未現像のハロゲン化銀をフィルムから溶解除去し画像を安定化させる．この行程を省略しても画像は現れるが，フィルムは曇った感じとなり，経時変化により未感光部分の黒化や変色を招き，画質を損なう．

(3) 水洗

付着している水溶性銀塩や定着液を洗浄する行程である．

(4) 乾燥

乾燥ムラを防ぐように温風を吹き付けることで均等にかつ迅速に乾燥させる．迅速に診断サイドに提供する目的で，他の処理と同様に高速性が要求される．

表 1.1　現像液と定着液に使用される主な薬剤

現像液
主薬：フェニドン，ハイドロキノン（硬調仕上がり，緩性現像液）など
補助現像主薬：ピラゾリドンなど
現像促進剤：炭酸ナトリウム，炭酸カリウム，水酸化カリウム，水酸化ナトリウム，硼砂など
抑制剤：ベンゾトリアゾール，臭化カリウムなど
保恒剤：亜硫酸ナトリウム（酸化防止）など
他に，硬膜剤など

定着液
主薬：チオ硫酸ナトリウム（ハイポ），チオ硫酸アンモニウム（迅速）など
現像中和剤（停止液）：琥珀酸，酢酸，硫酸ナトリウム
キレート化剤：酒石酸，クエン酸など
保恒剤：亜硫酸ナトリウムなど
硬膜剤：硫酸アルミニウムなど

1・2・2　センシトメトリ

　　センシトメトリとは，感度測定を意味する sensitometry（sensitivity＋metry）から生じた用語で，感度だけでなく，フィルムの主要特性である，感度，特性曲線（コントラスト），寛容度，解像力，粒状性などの測定の意味に発展した[3]．なお，この項は，ディジタルシステムの普及した現在では，習得の必要が無いようにも感じられる．しかし，被写体厚やX線減弱と画像濃度との関係など，X線画像を扱う上で非常に基本的かつ重要な性質をセンシトメトリでは扱うため，ディジタルシステムの理解をしようとする前に，是非一読し，基本事項を理解していただきたい．

〔1〕 露光量

　　露光量 E（exposure）は，次式のように明るさ I と照射時間 t の積で表される．

$$E（露光量）＝I（明るさ）\times t（照射時間） \tag{1・2}$$

　　露光量に対するフィルムの潜像形成の度合いが感度であり，少量の露光で多量の潜像が得られるシステムは，高感度なシステムである．SFシステムにおいて I は，X線によって増感紙で発光した光の明るさ（わずかにX線による感光を含む）に値する．

　　露光量は，I と t の積であるため，I が強く t が短い場合や，I が弱く t が長い場合に，その積である E が同じであれば露光量は同じである．しかし，フィルムへの感光の寄与は同じでなく，露光量＝黒化度とはならない場合がある．これを相反則不軌（reciprocity law failure）と呼ぶ．相反則不軌のあるシステムでは，X線強度を強くして短時間照射した場合と，X線強度を弱くして長時間照射した場合に，その積が同じでもフィルムの黒化度（濃度）は等しくならない現象が起こる．これは，フィルムにおける照度による感光能率の変化に起因する．

〔2〕 濃　　度

　　X線フィルムにおける濃度（density）は光学濃度（optical density）のことを

指し，この光学濃度は，透過濃度（transmission density）と反射濃度（reflection density）に大別される．X線撮影システムの管理や性能評価で用いられる濃度は，ほとんど透過濃度であり，ここでは断りがない限り濃度＝透過濃度とする．

フィルムにおける透過度 T（transmittance）と不透過度 O（opacity）は，入射強度 I_0 と透過強度 I_t を用いて

$$T = I_t/I_0$$
$$O = I_0/I_t \tag{1・3}$$

の関係で表され，濃度 D は

$$D = \log_{10}\frac{I_0}{I_t} = \log_{10} O \tag{1・4}$$

で表される．すなわち，濃度は，不透過度（透過度の逆数）の常用対数である．これらの関係から，濃度が対数の計算結果であることからも非常に広い範囲の透過光の強度を表すのに適していることがわかる．ここで濃度1.0と濃度3.0のフィルムを透過してくる明るさを比較すると，濃度1.0のフィルムでは，入射光は，$1/(10^{1.0}) = 1/10$ に減衰し，濃度3.0のフィルムでは，$1/1\,000$ に減衰するため，両者の透過光の比は100となる（図1.6）．一般にX線フィルムで表現される濃度は，およそ 0.2〜3.5（マンモグラフィでは約4.0）であるため，その透過光比は，$10^{(3.5-0.2)} ≒ 2\,000$ 倍にもなる．

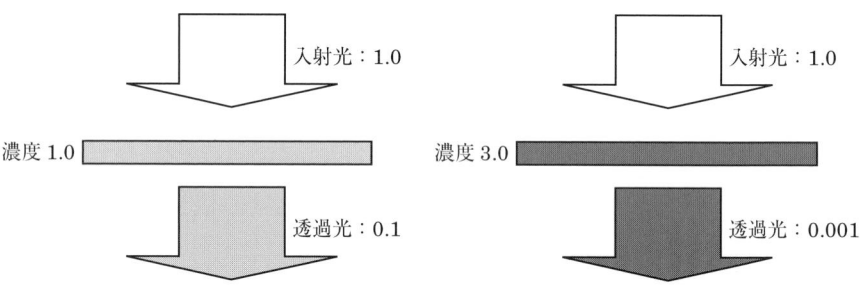

図 1.6　フィルム濃度1.0と3.0における入射光強度と透過光強度

透過濃度は，さらにJISの濃度測定法に用いられる全散光濃度（total diffuse density）と平行光濃度（specular density）に分類される．一般的に施設にある濃度計では，全散光濃度（拡散濃度ともいわれる）を測定でき，この測定値をもってして"濃度値"と称されることが多い．

〔3〕　濃度計

一般的な濃度計（densitometer）は光電式濃度計であり，光源からの光を測定対象のフィルムに透過させ，その光量を光電子増倍管（フォトマルチプライヤー：photo multiplier）などで電流値に変換して，さらに写真濃度値に変換して表示する装置である．一般的な濃度計は，拡散濃度を測定する装置であり，微細な濃度解析に用いられるマイクロデンシトメータ（micro-densitometer，ミクロフォトメータともいう）では，細く絞った光束を使用して平行光濃度を測定する（図1.7）．

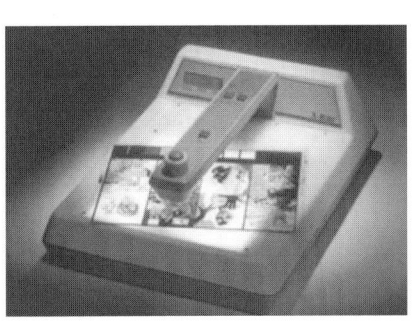 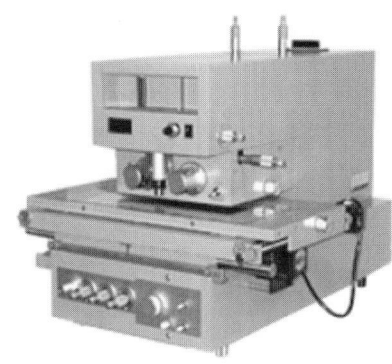

図 1.7　拡散光濃度計（左）と平行光濃度測定用のマイクロデンシトメータ（右）

〔4〕 特性曲線

　特性曲線（characteristic curve）は，露光量の対数（log E）を横軸に，濃度 D を縦軸して，それらの関係を示した曲線であり，Hurter と Driffield が提唱したことから H-D カーブとも呼ばれる．特性曲線を描画する場合は，決まりがあり縦軸と横軸比率が同じでなければならない．一般的な特性曲線は，図 1.8 に示すようなシグモイド形状となり，曲線は，足部（toe part），肩部（shoulder part），直線部（straight part），反転部（solarization part）に区分されている．

　反転部は傾きが負となる領域で，最高濃度が得られる露光量よりはるかに多くの露光をしなければ得られないため，一般的には示さない．特性曲線からは，最低および最高濃度，ガンマ，平均階調度，相対感度を求めることができ，フィルムの特性を知る上で非常に有用である．なお，最低濃度を示す場合には，その濃度を，"ベース濃度（支持体層の濃度）＋カブリ濃度"と称する場合が多く，やや特殊である．通常，フィルム濃度は現像した後の濃度であるため，基本的に支持体層の濃度（base density）が含めて測定され，ベース濃度とカブリ濃度それぞれを知る方法

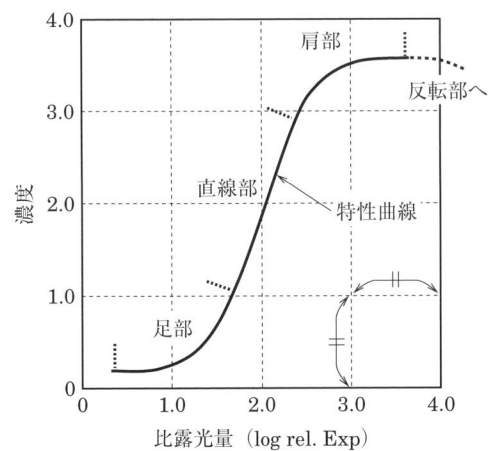

図 1.8　特性曲線の例と各部の名称
　　　　グラフから傾きなどを容易に比較できるように特性曲線の縦軸と横軸は 1：1 でなければならない

はない．よって，最低濃度をベース濃度＋カブリ濃度の"総合カブリ濃度"と称したり，単にカブリ濃度とする場合もある．

〔5〕 ガンマ

特性曲線の直線部の傾きを，ガンマ（gamma, γ）と呼ぶ．特性曲線では，直線部がもっとも傾きが大きいため，ガンマの高いフィルムはコントラストの高いフィルムとなる．また曲線上の任意の点の傾斜度がグラディエント（gradient）であり，ある濃度 d におけるグラディエント G は，

$$G = \frac{\Delta d}{\Delta \log E} \tag{1・5}$$

によって求められる．各濃度とグラディエントとの関係を曲線で表したものを，グラディエント曲線（gradient curve）やγ曲線などと呼び，図1.9がその例である．グラディエント曲線は特性曲線を微分して濃度についてプロットしたものであるため，特性曲線の直線部の濃度域内にピークをもち，足部と肩部に向けて0に近づく．

フィルムコントラストの指標として平均階調度（Gバー：$\bar{G}$）という指標が定められている．$\bar{G}$は，有効濃度（濃度値－総合カブリ濃度）2.0と有効濃度0.25を与える特性曲線上の2点を結ぶ直線の傾き（x軸となす角のtangent）で示される．

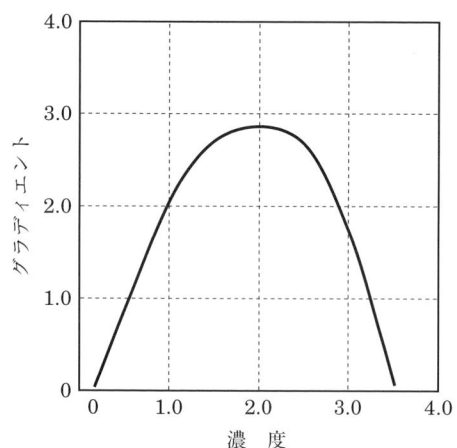

図 1.9 グラディエント曲線の例
濃度に対するグラディエントの関係
として示される

〔6〕 X線フィルムの感度

X線フィルムの感度は，X線量に対するフィルム濃度との関係で求めることが望ましい．しかし，X線がさまざまなスペクトル分布をもち，増感紙にX線質依存性があることから，X線量に対する絶対値的な感度を求めるのは困難である．よって，特定のシステムを100として，その比感度（相対感度）により求める．

ここで図1.10に示す特性曲線をもつA, Bの2つのSFシステムがあり，その比感度を求めることを考える．まず，2つのシステムの線質依存性を考慮して，特性曲線は，同一線質で作成する必要がある．比感度を求めるためには，特性曲線上

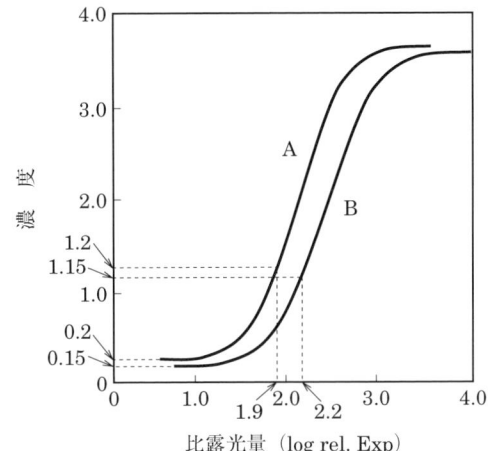

図 1.10　比感度（相対感度）を求めるための作図例
A，B の総合カブリは，0.2 と 0.15．よって，有効濃度 1.0 を与える濃度は，それぞれ 1.2 と 1.15 となる．これらの濃度に対して露光量を求める

で有効濃度（濃度値−総合カブリ濃度）が 1.0 を与える露光量 log EA と log EB を求める．実際の算出では，図 1.10 に示すように，特性曲線から作図によって対象とする露光量を求めるか，特性曲線を数式で近似した後，濃度−露光量変換（Y−X 変換）を行う．そして，システム B に対する A の比感度を次式により求める．

$$\text{比感度 A（B に対する）}=10^{(\log EB-\log EA)}\times 100 \tag{1・6}$$

〔7〕 その他の測定項目
(1) 寛容度
　フィルムが被写体のコントラストを濃度差として再現しうる露光量域の幅を寛容度（latitude）と呼ぶ．露光領域が広いシステムは，寛容度が大きいシステムである．よって，コントラストと寛容度は，相反する関係にある．

(2) 解像度
　被写体のもつ微細な情報を，フィルムの黒化度で明瞭に再現する度合いを解像度（解像力，resolution）と呼ぶ．X 線写真では，増感紙の蛍光体粒子の大きさ，蛍光体内の光散乱，フィルムのイラジエーションやクロスオーバー効果などが影響する．解像する線の幅を d とした場合，解像度は，$1/(2d)$ であり，単位は，本/mm，line-pairs/mm（LP/mm）である．一般写真用フィルムは，70〜120 本/mm，X 線フィルムでは，約 40 本/mm の解像度である．

(3) 粒状性
　フィルム銀粒子の不均一な状態（一様でない状態）や増感紙の構造的な不均一（構造ノイズ）などによる細かい濃度ムラを粒状性（granularity）と呼ぶ．一般に高感度フィルムでは，粒状が目立つ（多い）．また，迅速現像（迅速現像処理液，高温現像）によっても粒状は悪化する．

(4) カブリ
　カブリとは，現像した際に，未露光部のハロゲン化銀が還元されて黒化する現象

であり，乳剤固有のカブリや，フィルムの経年変化によって生じるカブリがある．また，暗室におけるセーフライトの長時間照射などフィルムの取り扱い上の不注意による濃度上昇もカブリと呼ぶ．

〔8〕 **特性曲線の測定法**

特性曲線は，露光量と濃度の関係であるため，対象とするSFシステムを用いて，露光量を変化させながら露光し，得られる濃度を測定することで取得可能である．ただし，X線質依存性による誤差を避けるために，常にX線質を一定にする必要がある．露光量の変化の方法として以下の3つの手法が代表的である．

(1) タイムスケール法

照射時間 t を変化させる手法である．広い範囲の露光量を得るために短時間から長時間の露光となるため，相反則不軌による誤差が避けられない．ディジタルシステムでは，相反則不軌がないため，有効な方法である．

(2) 強度スケール法

照射時間 t を一定として，強度 I を変化させる．t が一定なので，相反則不軌の影響を受けない．またX線画像がある照射時間で得られる（画像内で t が変化しない）ことから，原理的矛盾がないため，実際の画像コントラストを忠実に表した結果が得られる．しかし，正確な強度変化が容易でない．このため，強度比を広くとりやすい距離の逆2乗則を利用する方法（距離法）が用いられる．

(3) ブートストラップ（bootstrap）法

あるX線条件でアルミニウム階段を撮影し，次にその2倍（他の倍率も使用可）の露光量（一般にタイマや複数回照射で変化）で曝射して，2つのアルミステップ画像を取得する．2つのアルミステップ像の同一点は，必ず与えた露光量比の関係であるため，2つの濃度曲線から作図により特性曲線を求める．この方法はアルミ階段の各ステップの厚みが異なり，透過したX線質が異なるため，線質依存の誤差を含むものと誤解されることが多い．しかし，実際は特性曲線の形状はX線質で変化しないことが判明しているため，この方法には線質の問題はなく，手技が簡単であることと合わせて有効な方法である．

1・3 被写体コントラストとフィルムコントラスト

X線写真のコントラストは，X線と被写体に起因するX線透過強度によるコントラスト（被写体コントラスト，X線コントラスト）と，特性曲線で示されるフィルムコントラストの双方に影響される（機械的には積の関係）．表1.2に示すように，一般写真（人物や風景）とX線写真では，被写体コントラストとフィルムコントラストの関係は相反する．X線によって被写体コントラストを高めるのは困難であり，それをコントラスト良く観察するためには，フィルムコントラストを

表 1.2 一般写真とX線写真におけるコントラスト構成

	一般写真	X線写真
被写体コントラスト	高い	低い
フィルムコントラスト	低い	高い

1・3 被写体コントラストとフィルムコントラスト

高める必要がある．逆に一般写真は，明暗がはっきりした対象が多く，フィルムコントラストを低く抑え，決められた写真濃度範囲に収めようとする．

1・3・1 被写体コントラストを左右する因子

被写体コントラストは，さまざまな因子により変化する．X線吸収差によるコントラストは，一般写真の風景のように高コントラストではないため，コントラストを高めるために，または適切なコントラストを得るために，影響因子を把握し，各因子を制御する必要がある．以下に各因子について述べる．

〔1〕 管電圧

X線写真に用いる連続X線のスペクトル分布は，X線管電圧によって大きく変化する．特に管電圧のkV値は，ピーク電圧を示すため，スペクトル分布の最高エネルギー値を表すことから重要である．また，X線のアルミ半価層値から求められる実効エネルギーは，管電圧が同じでスペクトルの形状が違う場合（固有ろ過や付加フィルタの違いなどに起因）に，線質の違いを示すために有効な指標である．

X線エネルギーが高くなると（線質が硬くなると），物体の線減弱係数が低くなり被写体厚の違いに対して透過X線量の比は小さくなる．**図1.11**は，3段のアルミ階段における透過X線量比を示した図である．線減弱係数が高い50 kVでは，厚みによる減弱比が高くなり，コントラストが高まることがわかる．

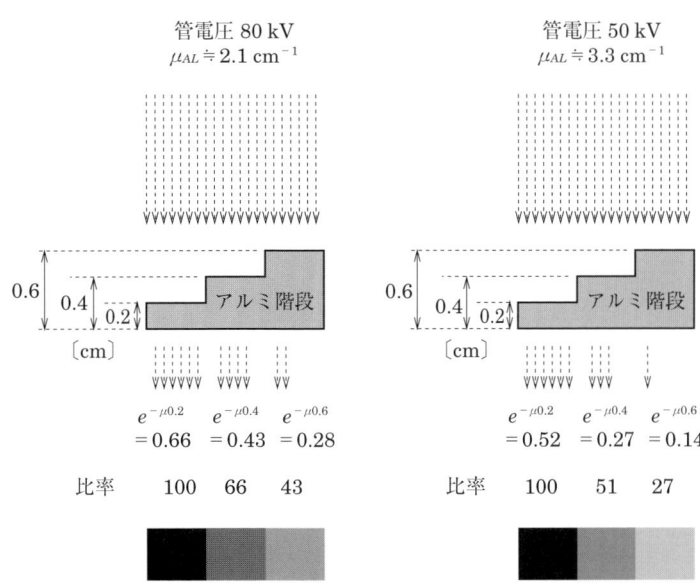

図 1.11 管電圧によるコントラスト変化
線減弱係数の違いによって，透過線量比が変化しコントラストに影響する

〔2〕 被写体厚

被写体厚が厚くなるとその中に含まれる骨などの対象物体のコントラストが減少する．これは，散乱線の増加とX線質硬化による（**図1.12**）．散乱線は，ほぼ一様な分布をもつ成分の付加となり，コントラストを低下させる．線質硬化は，被写

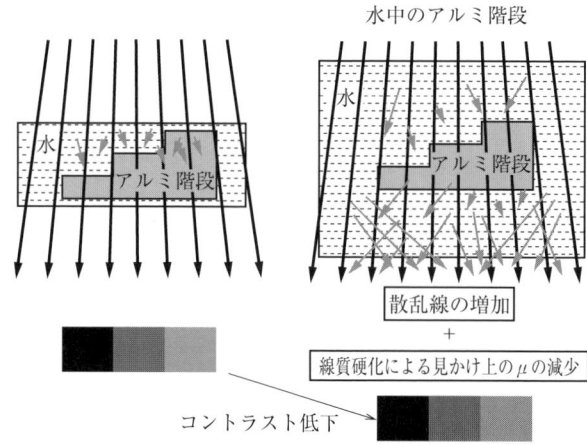

図 1.12 被写体厚によるコントラスト変化
被写体厚増加によって，散乱線が増加し，さらに
線質硬化が著しくなりコントラストが低下する

体の通過中に低エネルギー成分が吸収されることにより起こり，管電圧が高くなることと似た効果となり，見かけ上の線減弱係数を低下させ物体のコントラストを低下させる．被写体厚の増加とともに散乱線は増加し，線質硬化の程度が高まる．

〔3〕 照射野

　照射野の大きさもコントラストに大きく影響する．X線写真では散乱線が避けられないため，照射野面積が大きくなるほど，目的対象とする範囲以外からの散乱線が受像面に到達することで散乱線の増加を引き起こしコントラスト低下を招く（図1.13）．よって不必要な部分を大きく含んだ照射野は，被曝線量を増加させるだけでなく画質も劣化させる．

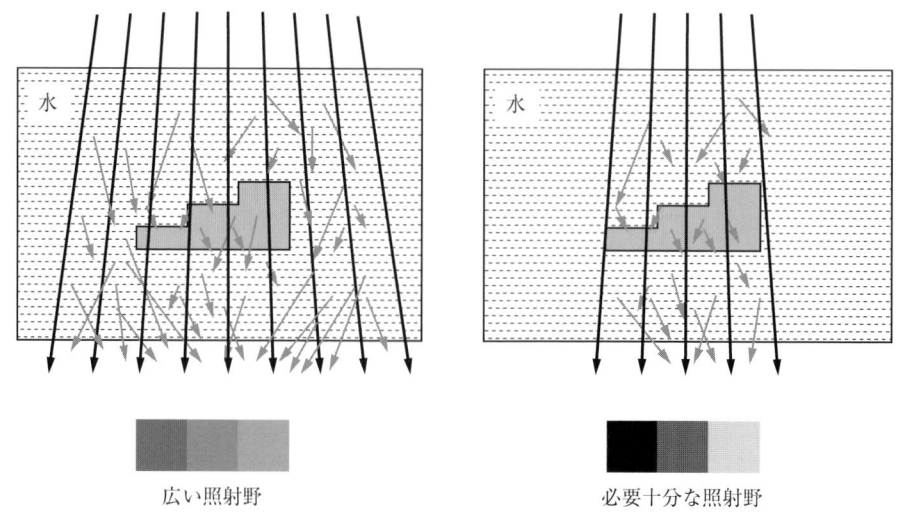

図 1.13 照射野によるコントラスト変化
照射野面積増加によって，不要な領域からの散乱線が増加しコントラストが
低下する

1・3・2　フィルムコントラストを左右する因子

　フィルムコントラストは，被写体を透過してきたX線強度分布を濃度に変換する際の露光量と濃度の関係，すなわち特性曲線に依存する．ガンマが高いフィルムを用いれば，X線強度分布をはっきりとしたコントラストで表現可能である．しかし，その代償として寛容度が低下し"黒つぶれ"や"白つぶれ"を起こしやすい．よって，大きな強度差を含みつつ，全体に観察する必要がある場合には，ガンマの低い（寛容度の高い）フィルムの使用を余儀なくされる場合があり，必ずしもコントラスト重視とはならない．その代表例は，胸部X線写真（図1.2参照）である．胸部X線写真は，心臓，血管，脊椎などの吸収の高い臓器を含む縦隔部と，気管，肺胞，空気が主である肺野に大きな強度比をもつ．しかし，その双方ともに診断情報を含む．よって，コントラスト重視のフィルムを用いず，ややガンマの低いフィルムを選択することが多い．さらに，被写体コントラストを低下させるように高い管電圧（120～140 kV）を用いた高圧撮影も併用する．

=== コラム　胸部における高圧撮影 ===

　胸部のX線撮影では管電圧を120～140 kVに設定する高電圧撮影が多用される．この高電圧撮影は，肋骨のコントラストに対して肺血管影のコントラストを向上させ肋骨陰影の重なりによる影響を減少させる点で有効であるといわれる．また高電圧撮影により被写体コントラストを低下させることで，透過線量差の大きい肺野と縦隔の両方を観察可能な濃度（露光量）範囲に収める目的でも使用される．

　管電圧が上昇すると一般に線減弱係数が低下し，被写体コントラストが低下する．よって，単純に考えると肺野のコントラストも低下し，有効性がないように思われる．ここで重要なのは，"肋骨のコントラストに対して"の肺血管影のコントラストを重視している点である．肋骨は骨であるので線減弱係数が高い．これに対して肺血管や腫瘍などは軟部の線減弱係数は低く水に近い．図は，X線エネルギーによる骨と水（線減弱係数的に軟部を近似）の線減弱係

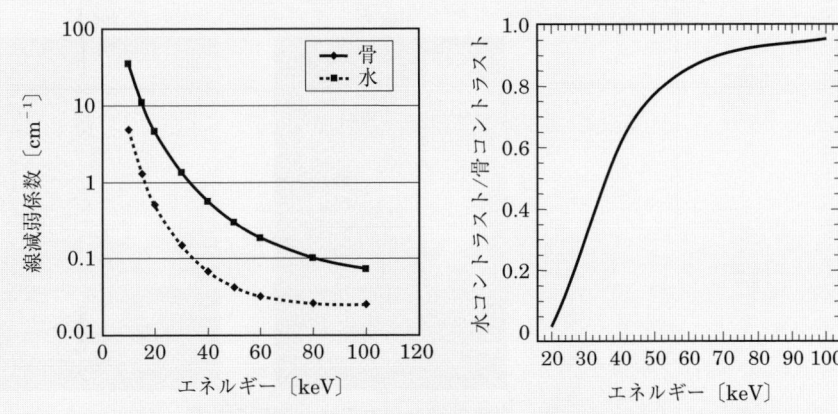

図　水と骨のエネルギーによる線減弱係数の変化と，骨コントラストに対する水コントラストの比の変化（コントラストは空気に対して1 cm厚で計算した）

数の変化と，空気に対する，骨コントラスト（肺野内の骨コントラスト）と水コントラスト（肺野内の軟部コントラスト）の比の変化を示している．図のように骨の線減弱係数は，水に比べてエネルギーの増加に対して低下が著しい．管電圧 70〜80 kV の実効エネルギーが約 30 keV，高電圧撮影のそれは約 60〜70 keV であるため，コントラスト比でみると，高電圧撮影の方が高いのがわかる．よって高電圧撮影では骨陰影を抑えて軟部組織を見やすくし，さらに縦隔の濃度とコントラストも適度に得られることから胸部撮影の一般的な方法として定着した．ディジタルシステムの画像処理は，自由なコントラストが可能だが被写体のコントラスト比を変化させる能力はない．よって高電圧撮影は，ディジタルの時代となっても有効であり，画像処理により，高電圧撮影で全体的に低下したコントラストを回復できることからディジタルシステムに適した撮影法であるともいえる．

=== コラム　特性曲線のシグモイド形状 ===

　特性曲線は，図1.8に示したようにシグモイド形状を呈する．この形状は，X線画像をコントラスト良く観察する上で非常に有効である．写真コントラストにおいて，前述したように，コントラストと寛容度は相反し，高いコントラストを得ようとすると高露光部と低露光部は，それぞれ黒と白に飽和してしまう．飽和したレベルにはコントラストは無いため，そこに診断情報は無い（**図左**）．これに対して，シグモイド形状は低露光部と高露光部において徐々にコントラストを低下させながらより広い範囲を描出可能である（**図右**）．すなわち，診断情報が全くないのではなく，コントラストは低下しつつも物体の形

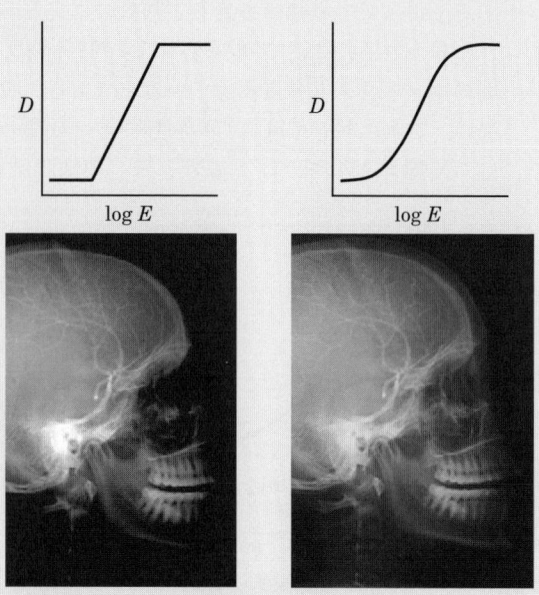

図　直線階調とシグモイド階調の比較
シグモイド形状によって，頸椎，副鼻腔の黒とびと聴器部の白とびが抑制されつつ頭蓋内のコントラストが保たれている

> 状などは捉えることができるのである．よって，アナログシステム時代から有効に使用され，ディジタルシステムの時代においてもなお，より広い露光量範囲を描出しつつ高いコントラストを得るためにシグモイド形状（またはそれに類する形状）が利用されることが多い．

ディジタルシステムにおいて特性曲線に該当するのは，露光量とディジタル値との関係を表す入出力特性であるが，入出力特性は出力される画像のコントラストを決めるものではない．ディジタルシステムでは，得られたディジタル値に対して画像処理を行い，その結果を表示する．その処理の中で，コントラストに強く関係するのがルックアップテーブル（look-up table：LUT）である．LUTは，各画素のディジタル値と表示のためのディジタル値の関係を定める変換テーブルであり，その形状に急な傾斜のものを用いることでコントラストが高くなる．ただし，この場合も表示ディジタル値の範囲が限られることから，コントラストを高めると寛容度が低下するという状況に変わりはない．

1・4　物理的画質特性

画質を評価する上での定量的指標として，コントラスト，解像度，粒状性などが代表的である．コントラストは前節で解説したため，ここでは，解像度と粒状性の基本的性質について解説する．

1・4・1　空間周波数

音波や電波でなじみの深い周波数は，単位時間に繰り返される波の波数で表され，単位は cycles/sec や Hz である．音波を例にとると，低音は，単位時間当り（1 sec 当り）に 100 回程度振動するような粗い変化の音波であり，高音は，1 sec 当りに 1 000 回以上振動するような細かい変化の音波である．

画像（動画を除く）は，時間的に変化する信号ではなく位置的に（空間的に）変化する信号である．よって，音波や電波における時間を空間に置き換えるだけで波形として同様に扱うことが可能であり，同様に解析や処理に利用可能である．そして空間における周波数を，単なる周波数と区別して空間周波数と呼び，単位は，mm^{-1}，cycles/mm や line-pairs/mm（LP/mm）とする．図 1.14 は，x 方向のみに変化する単一周波数をもつ各空間周波数の画像である．このような一定の振動をする画像は，散乱線除去グリッドの画像など人工的な物体の画像でしか見られないが，低い空間周波数の信号は，粗い変化を示し，高い空間周波数の信号は，非常に細かい変化であることが見てとれる．臨床画像を例にとるならば，図 1.15 に示すように低い空間周波数のみを含む画像は，胸部画像の横隔膜部分のような平坦な領域であり，高い空間周波数の画像は，骨画像で見られる骨梁の細かい筋状陰影が相当する．

私たちが普段聞く音楽にしても，X 線画像であっても，それらの信号は決して単調な正弦波でなく複雑な波の変化であるが，この複雑な波形はすべて，さまざまな同波数の正弦波と余弦波の合成で表せることがわかっている．図 1.16 は，4 つ

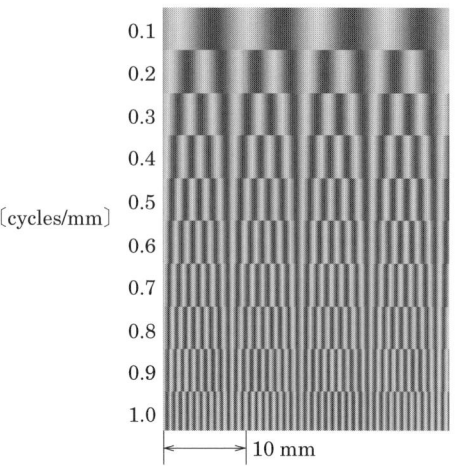

図 1.14 各空間周波数の正弦波波形の画像
このような一定振幅の画像は，散乱線除去グリッドのような人工物の画像として見受けられる

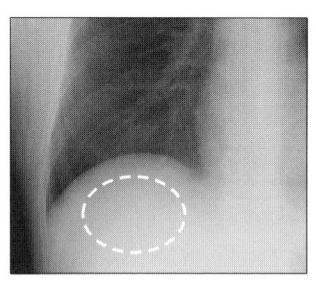

低空間周波数（胸部の横隔膜下）

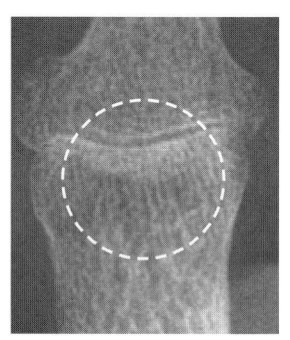

高空間周波数（手指骨の骨梁）

図 1.15 低空間周波数の画像（領域）と高空間周波数の画像

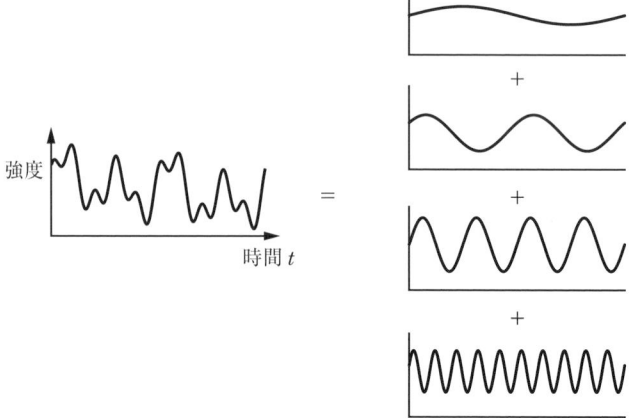

図 1.16 信号波形を構成する正弦波成分
複雑な変化を示す信号であっても，ある位相と振幅をもった複数の正弦波成分に分解可能である

の正弦波波形の合成波の例を示しているが，実際の信号や画像はさらに多くの周波数成分から成り立っている．これはフーリエの定理と呼ばれ，現在の信号解析の重要な原理となっている．言い換えれば，この定理は，複雑な波形は各周波数に分けて解析することが可能であることを示しており，また，解析だけなく，周波数ごとの処理と合成によって波形の複雑かつ柔軟な加工をも可能とする．たとえば，高音のなまった音質の劣化した音楽信号を受信して，即座に高音成分（高い周波数をもつ正弦波成分）を抜き出し，それを強調し（振幅を増加し）他の周波数の信号と再度混合して再生すれば，劣化した音楽信号は見事に復活し，クリアな音となる．これと同様に，画像の鮮鋭化などにこの原理が活用される．

1・4・2 コントラスト

システムの物理的評価におけるコントラストは，1・3節で述べた写真コントラストに該当し，アナログシステムのそれは，「1・2・2項センシトメトリ」で解説した特性曲線によって決まる．ディジタルシステムでは，1・3節で述べたように，コントラストはディジタル画像処理において画像表示の出力ディジタル値に与えられる特性によって決まる．

コントラストが高い画像は，濃淡がはっきりしているため，くっきり描写される．図1.17は，コントラストの異なる腹部画像の例である．このようにコントラストの高い画像はくっきりしていることから，しばしば後に述べる解像特性の違いと混同されることがある．コントラストは，あくまでも露光量の変化に対する濃度やディジタル値の変化量に依存し，各部の濃度差として表現される．よってコントラストの変化によって空間周波数成分の分布が変化することはない．

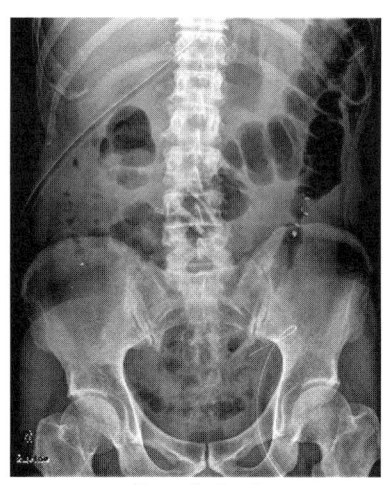 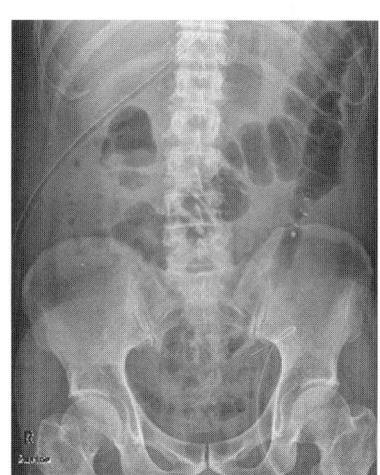

　　　高コントラスト　　　　　　　　低コントラスト
図1.17　コントラストの高い画像と低い画像

1・4・3 解像度

どこまで小さい物体，またはどこまで細かな変化まで解像するかを示す指標を解像度と呼ぶ．図1.18は，解像度の異なる腹部画像の例である．図のように解像度

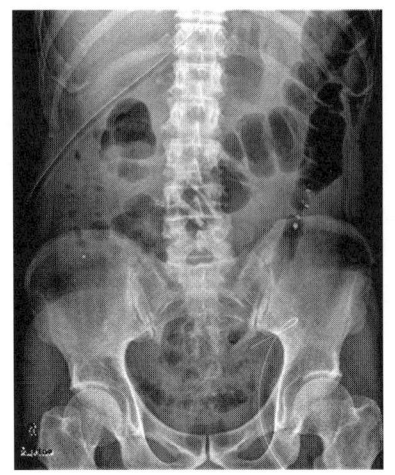 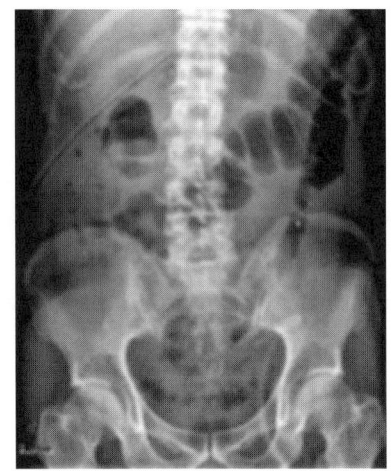

高解像度　　　　　　　　　　　低解像度

図 1.18　解像度の高い画像と低い画像

の違いは，特に細部の描出能の差やボケの程度となって現れる．そしてその違いは空間周波数成分の違いと対応しており，解像度が低い画像は，高い空間周波数成分が少ない．解像度を示す特性が解像特性であり，一般にどこまで高い空間周波数まで応答するか，または，どの周波数がどの程度の応答値をもつかによって評価する．

〔1〕 解像度と畳み込み積分

図 1.19 に示すように，X 線画像システムに，微細な点状または線状の信号が入

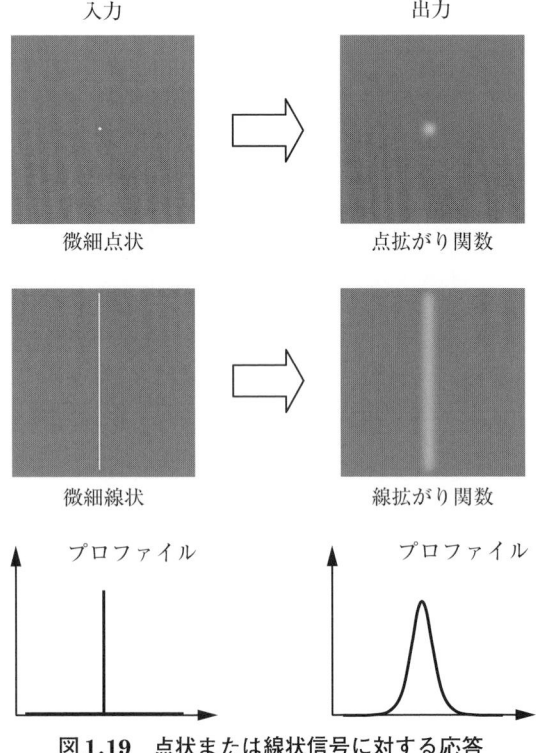

図 1.19　点状または線状信号に対する応答

力されたとき，解像度に従いボケが加わり，双方ともにある拡がりをもった分布となる．この分布は，それぞれ点拡がり関数（point spread function：PSF）と線拡がり関数（line spread function：LSF）と呼ばれ，これらの分布は解像度を示す基本的な特性に対応することが知られている．ここで簡単のために LSF を使って1次元的に解像度変化の原理を解説する．

図1.20a に示すように，システムの解像度がある LSF に従うとき，強度が急激に立ち上がるエッジ像（単位ステップ関数ともいう）が入力された場合，その出力信号は，図1.20b のようになだらかな信号に変化する．ここで，エッジ像は図1.20c のように，微細な線状信号の集合としてとらえることができるため，図1.20d のように各線状信号に LSF が作用する．この LSF 群を積分するとそれは図1.20b の出力信号と等しくなる．このように入力信号のそれぞれの位置において，その応答である LSF を求め積分する操作を畳み込み積分という．ここで入力を $f(x)$，LSF を $h(x)$，出力を $g(x)$ とするならば，$g(x)$ は畳み込み積分は記号 $*$ を用いて $f(x)*h(x)$ で表され，それらの関係は以下のようになる．

$$g(x) = f(x) * h(x) = \int_{-\infty}^{\infty} f(x') h(x - x') dx' \tag{1・7}$$

なお図1.20c において，線状信号とした関数は，インパルス関数とも呼ばれ，それに対する LSF はインパルス応答とも呼ばれる．もし，$f(x)$ が複雑な分布であったとしても，それぞれの位置の値に応じてこのインパルス応答が作用し，畳み込み積分の原理でシステムの解像度が影響した分布を得ることができる．よって，LSF や PSF（PSF では2次元の畳み込み積分となる）をもってして，システムの解像度を評価可能となるのである．

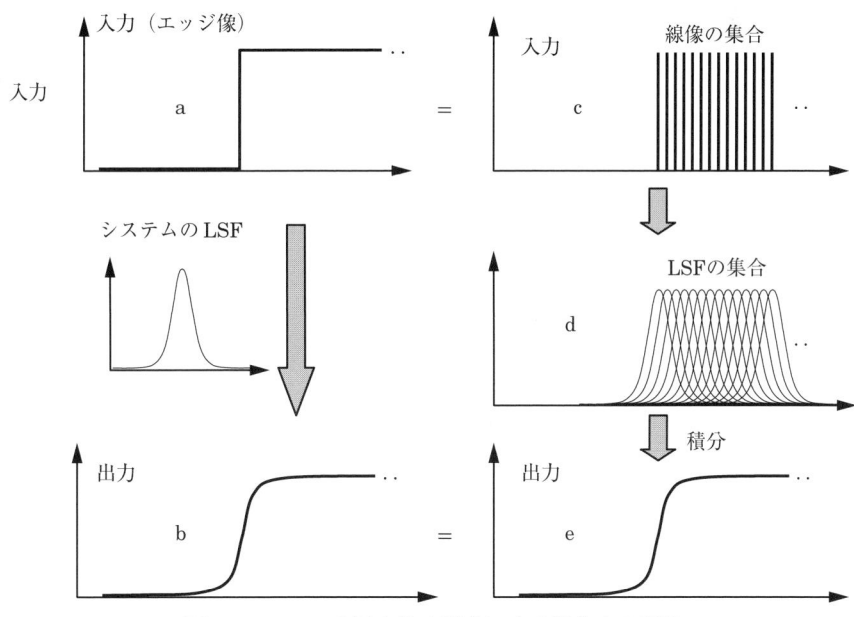

図1.20　LSF の畳み込み積分による解像度の理解

〔2〕 解像度測定用デバイス

(1) 矩形波チャート

X線透過を制御して露光量が正弦波状に変化する信号を作るのは困難であるため，鉛箔を等間隔に並べたパターンを透過させ，矩形波（X線透過の強と弱の繰り返し）の露光量変化を得る．鉛箔の幅を変化させることで，異なった周波数（矩形波空間周波数）を実現でき，一般的な矩形波チャートでは，5～12種類の周波数の矩形波パターンを含む．**図1.21**左は，矩形波チャート（Kyokko type 1）とその撮影画像である．図の矩形波チャートでは，0.5～10.0 cycles/mm までの11種類の矩形波パターンを含み，それぞれの周波数は，矩形波であるため，その単位には，line-pairs/mm（LP/mm）が用いられる．視覚的な評価法としては，撮影画像を観察して視覚的にどこまで高い周波数のパターンまで鉛箔が分離して見えるか観察する．また定量的な評価では，撮影画像を解析して，変調伝達関数（modulation transfer function：MTF）を算出する．MTFは，空間周波数に対する応答を示す特性であり，この応答特性から解像特性を定量的に評価可能である．なお，矩形波チャート画像から直接得られる応答は矩形波に対する応答であるため，正弦波の応答に変換する処理が解析過程には必要である．

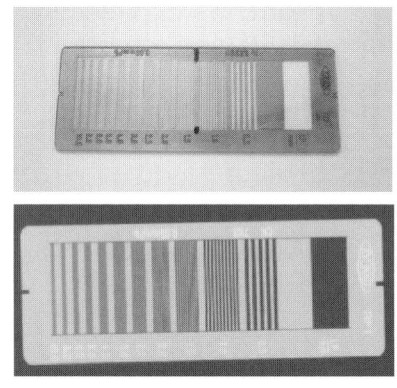

矩形波チャート　　　　スターパターンチャート

図 1.21 矩形波チャート（**Kyokko type 1**）とその撮影画像およびスターパターンチャートの撮影画像

(2) スターパターンチャート

鋭角を持つ扇状パターンを円周上に並べた構造をもつチャートで，中心に近くなるほど空間周波数が高くなる．図1.21右のような画像が得られ，どこまで細かい領域まで（中心まで）までアーチファクトを起こすことなく分離して観察できるかを評価する．一般に，このパターンからMTFなどを解析することはない．

(3) 金属スリット

金属スリットは，側面を平滑に切断した金属ブロックを0.01 mm程度の非常に細い隙間をもたせて並べた構造を有する（**図1.22**上）．この隙間を通過させてスリット状の信号を露光させ，その画像を解析する．金属スリットから得られる線状の露光量分布（特性曲線を用いて濃度-露光量変換により得られる）は，非常に細い入力信号に対するシステムの応答であるため，この分布は先に述べた線拡がり関数

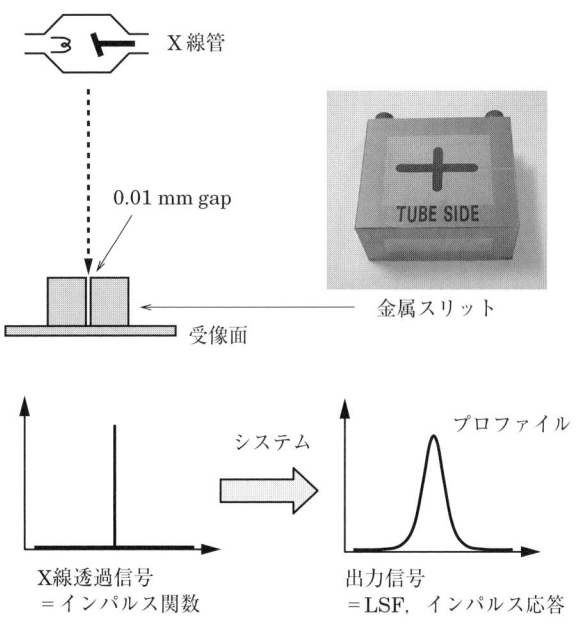

図1.22 金属スリットとその撮影配置およびX線透過信号とその応答

(LSF，インパルス関数) に等しい (図1.22下). この方法 (スリット法) では，画像観察により解像度を評価することは困難であるため，画像を解析してMTFを求め定量的に評価する[4].

(4) 金属エッジ

精度良く切断された金属エッジを撮影することによっても解像度の評価が可能である (**図1.23**). この場合，金属エッジの透過信号からは，エッジ拡がり関数 (edge spread function: ESF) が得られる. このESFを微分することで, LSFに

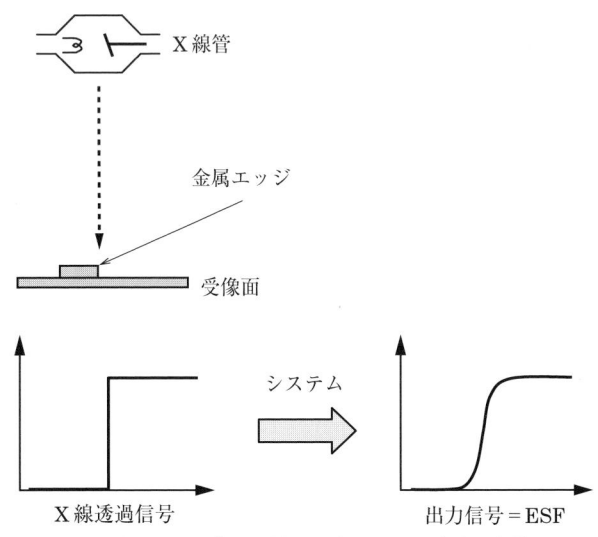

図1.23 金属エッジとX線透過信号およびその応答
得られたESFを微分することでLSFに変換可能

変換可能であり，金属スリットと同様にMTFが求められる．この方法はエッジ法としてディジタルX線システムにおいて一般的な解像度評価方法となっている．

〔3〕 **MTFとインパルス応答**

MTFは，各空間周波数における応答値の関数であり，インパルス応答をフーリエ変換した後，その絶対値をゼロ周波数の値で正規化する（ゼロ周波数の値で除する）ことで得られる．図1.24は，インパルス関数，インパルス応答と，それらのMTFの関係を示している．スリットからの透過信号であるインパルス関数に対応するMTFは，図1.24上のように高周波にわたって1である．これに対してLSF（またはESFの微分）のMTFは，システムの解像度を反映して高周波数にいくにつれて低下する．すなわち，解像度測定では，すべての周波数に対して一定の成分である信号を入力し，その出力結果の周波数成分を調べることで，各空間周波数の応答値を調べる．この例のように一般的にMTFは空間周波数の増加とともに減少し，高い周波数成分のレスポンスが低い．これは細かい信号ほど解像しづらいことの現れである．ディジタルシステムでもこのMTFが解像特性の指標として同様に用いられる．

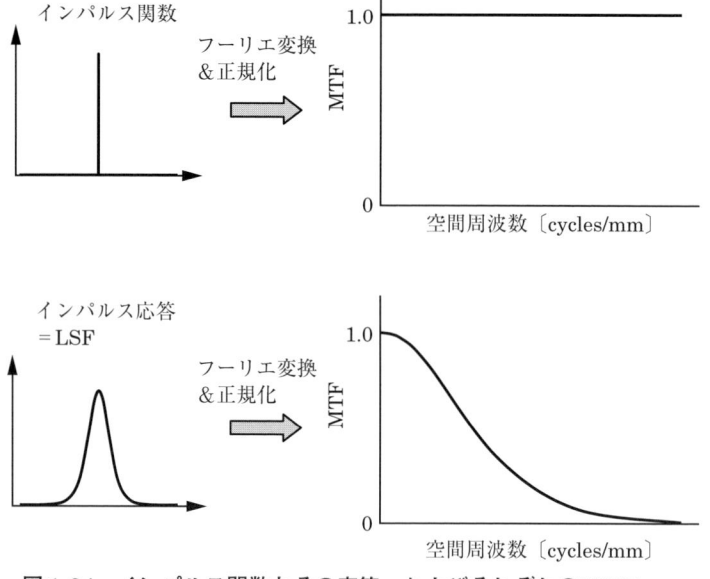

図1.24 インパルス関数とその応答，およびそれぞれのMTF
インパルス応答をフーリエ変換し，ゼロ周波数の値で正規化することでMTFが得られる．インパルス関数のMTFは高周波にわたり1であるので，その応答からシステムのMTFが求められる

1・4・4 粒状性

一様な被写体を撮影して得られる理想的な画像は，アナログシステムでは均一な濃度分布であり，ディジタルシステムでは均一な値を持つデータである．しかし，実際には，フィルムの粒状，増感紙の構造モトル，X線量子のゆらぎにより，細かくランダムな変動をもつ分布となり（図1.25），その特性を粒状性（granular-

1・5 ディジタルラジオグラフィシステム

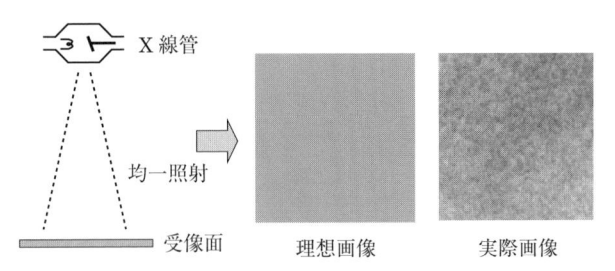

図 1.25　均一照射における理想的画像とノイズを含む実際画像

ity）と呼ぶ．またディジタルシステムでは，フィルムの粒状がないため，ノイズ特性と呼ばれることが多い．フィルムの粒状と増感紙の構造モトルを改善してその粒状をゼロとしても，X線量子のゆらぎは無視できないため，X線画像でノイズをなくすことは不可能である．粒状性は，濃度変動の標準偏差を測るRMS粒状度や，ノイズプロファイルをフーリエ変換して空間周波数の関数としたウィナースペクトル（Wienner spectrum）またはノイズパワースペクトル（noise power spectrum：NPS）によって，定量的に評価可能である[4]．図1.26は，NPSの測定結果例である．NPSは，各空間周波数におけるノイズ成分のパワー値（フーリエ変換の二乗値）に各種補正をして得られる．NPSのグラフでは，ノイズの多い（ノイズ特性の悪い）システムほどグラフが上になり，高いパワー値を示す．

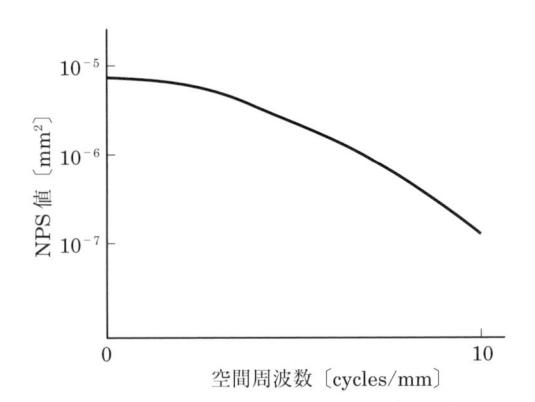

図1.26　ノイズパワースペクトル（**NPS**）の測定結果例
ノイズプロファイルをフーリエ変換し，そのパワー値からNPSを算出する．NPS値はノイズの成分値であるので，値が高いほどノイズが多い（ノイズ特性が悪い）ことを示す

1・5　ディジタルラジオグラフィシステム

X線画像のディジタル化の先駆けとなったのは，1981年に我が国から発表された，"Fuji computed radiography（FCR）"である．このFCRでは，透過X線を

第1章　アナログシステムとディジタルラジオグラフィシステム

輝尽性蛍光体からなるイメージングプレート（imaging plate：IP）で受光し潜像を蓄え，後に読み取り装置にてX線強度分布を電気信号に変換し，さらにアナログ-ディジタル変換器（A/D変換器，analog-to-digital converter：ADC）でディジタル信号に変換する．変換されたディジタル信号（ディジタル画像）は，アナログシステムでは成し得なかった非常に広い寛容度（約10 000倍）をもちながら，高コントラストかつ高鮮鋭度な画像を出力する能力をもち，画像処理をすることでさまざまなコントラストや解像度を実現する．この装置において最も重要な機構は，アナログ信号として蓄えられたX線強度分布を，ディジタル信号に変換する機構であり，その性能いかんによっては，画質を損ないかねない部分である．FCRの開発から，やや時間をおいて1990年代には，フラットパネルディテクタ（flat-panel detector：FPD）が開発され，さらに高いX線検出効率が実現され，その高画質なデータを利用したさまざまな医療アプリケーションが開発されつつある．これらcomputed radiography（CR）やFPDなどのシステムは，ディジタルラジオグラフィ（digital radiography：DR）システムとして総称されることが多い．図1.27は，DRシステムの構成の概略である[5]．

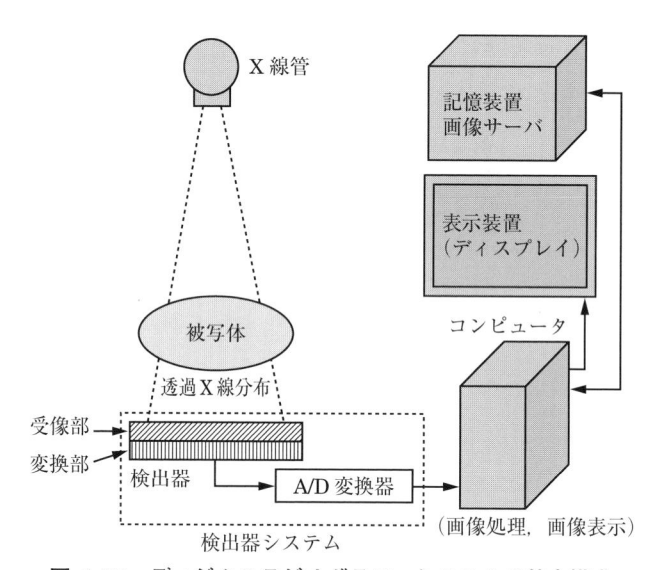

図1.27　ディジタルラジオグラフィシステムの基本構成

1・5・1　X線画像のディジタル化

ディジタル化（digitization）の処理過程では，標本化（sampling）と量子化（quantization）の2つの重要な手順を経て，アナログ信号をディジタル信号に変換する[6]．図1.28は，簡単のために1次元信号で示したディジタル化の処理過程である．最初の処理である標本化は，連続なアナログ信号を一定の位置間隔にて採取する処理であり，この位置間隔が細かい場合にディジタル画像の解像度が高くなる．標本化の後に，採取したアナログ値を整数値に変換する（丸める）処理が量子化である．ディジタル値はコンピュータで扱える0と1の信号で表現しやすい整数であるため，量子化によって，はじめてディジタル値に変換される．図1.28のよ

1・5 ディジタルラジオグラフィシステム

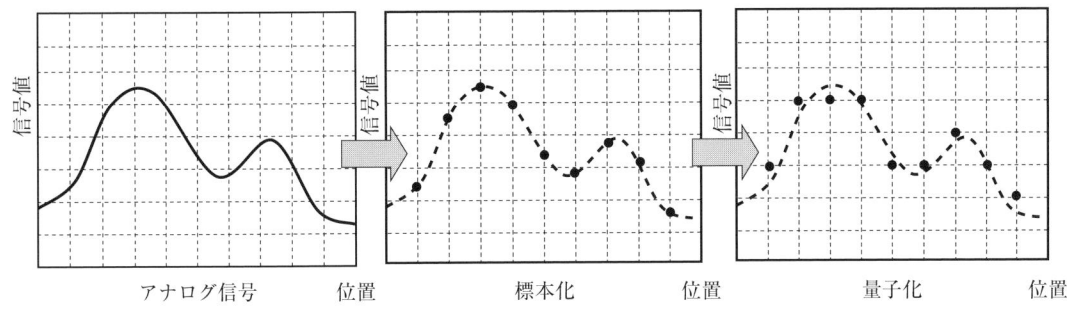

図 1.28 アナログ信号（1次元信号）のディジタル化
ディジタル値は整数であるため，標本化の時点では，まだアナログ信号とも考えられる．よって量子化をもってしてディジタル化は完了する

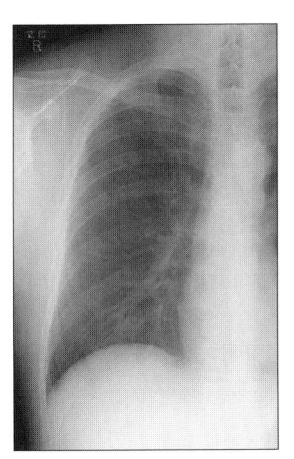

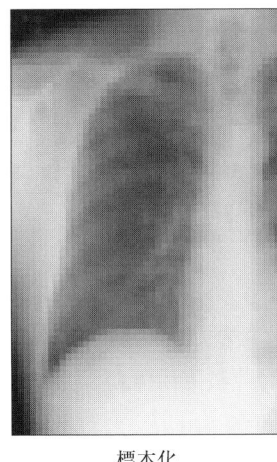

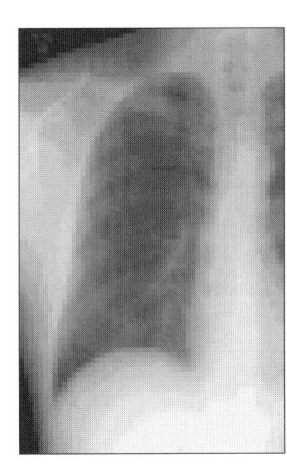

図 1.29 X線画像（2次元信号）のディジタル化
標本化および量子化ともに影響をわかりやすくするため極端に粗い間隔（標本化間隔および量子化間隔）とした．標本化ではモザイク様の，量子化では等高線様のアーチファクトが観察できる

うな1次元信号のディジタル化では，標本化と量子化は，ほぼ同時に続けて行われることが多い．

X線画像は，2次元分布であるためサンプリング位置は碁盤の目のように平面上の等間隔な位置となる（**図1.29**）．画像のディジタル化においては，標本化や量子化が粗くなるとモザイクや等高線などのさまざまなアーチファクトを発生するため，それぞれ最適化が必要となる．

〔1〕標本化

標本化（サンプリング）が細かいほど画像の解像度が向上するが，元となるアナログ画像（信号）がもつ解像度を上回るような細かい標本化は，一般に意味がない．サンプリング間隔をどの程度に設定するかはサンプリング定理によって求められる．

(1) サンプリング定理*

フーリエの定理から，ある信号は，すべて正弦波および余弦波の集合として表さ

*サンプリング定理
元信号の最高空間周波数が f_{max} の場合，これをサンプリングしてその信号を劣化させないためには（正確に復元するためには），サンプリング間隔を $1/(2f_{max})$ 以下に，またはサンプリング周波数を $2f_{max}$ 以上にするべきである．

れるので，それぞれの空間周波数の成分分布として扱うことができる．そして，その空間周波数成分から最適なサンプリング間隔を定めうることがサンプリング定理では示される．図1.30は，特に高周波成分に違いのある画像とその空間周波数成分を示しており，シャープな画像では，高周波成分を多く含み最高空間周波数f_{max}が明らかに高い．この2つの画像の最適なサンプリング間隔は，サンプリング定理によれば$1/(2f_{max})$であり，シャープな画像の方が必要なサンプリング間隔は小さい．

簡単に言うならば，細かい成分を含む信号には，それに見合った細かいサンプリング間隔が必要で，その細かさはサンプリング定理で最適化される．このサンプリング定理に従って必要十分なサンプリング間隔に設定すれば，むやみに細かいサンプリングを行うことなく信号を劣化させることはない．これは後に述べる画像データ量の最適化や画像処理の効率化につながる．f_{max}にて決められた最適なサンプリング間隔を基準にして，それより粗いサンプリングをアンダーサンプリング（under sampling），それより細かいサンプリングをオーバーサンプリング（over sampling）と呼ぶ（図1.31）．オーバーサンプリングの場合は，データ量が増える問題があるが信号の劣化を引き起こすことはない．しかし，アンダーサンプリングは，解像度を劣化させ，時として深刻なアーチファクトを引き起こす．なお，サンプリング間隔dを定めた場合に，dによって忠実に再現し得る最高の周波数は$1/(2d)$となり，これをナイキスト（Nyquist）周波数*と呼ぶ．

(2) エリアシング

サンプリング定理にしたがってサンプリングすれば，元信号を忠実に再現できるが，実際には，被写体の最高空間周波数f_{max}を事前に知ることは困難である．よ

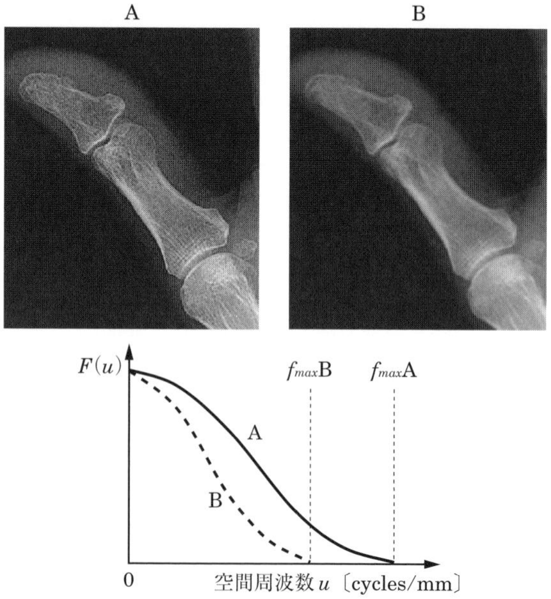

*ナイキスト周波数
サンプリング間隔dを定めた場合に，その信号から忠実に再現可能な最高の周波数がナイキスト周波数であり，$1/2d$によって求められる．

図 1.30　画像の鮮鋭度と空間周波数成分
鮮鋭度の高い画像は，高い空間周波数成分を多く含み，f_{max}も高い

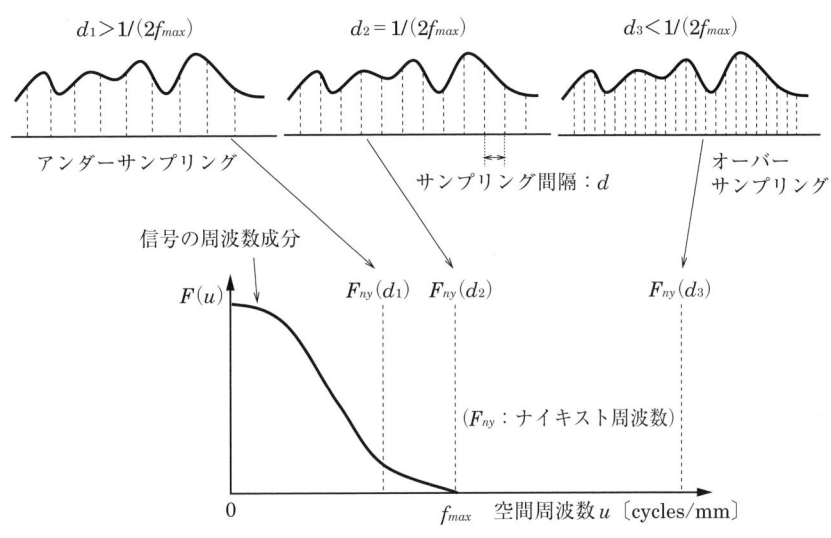

図 1.31 信号に対するサンプリング状態，信号の周波数成分，およびナイキスト周波数
アンバーサンプリングは，信号の周波数成分をカバーしきれていない

って，設定したサンプリング間隔に対応するナイキスト周波数よりも高い空間周波数成分が存在することは十分にありうることから，実際にはアンダーサンプリング状態となることが多い．このような場合，ナイキスト周波数よりも高い空間周波数成分は，ナイキスト周波数を境に折り返し，ディジタルデータ上に正確に再現されず（低い空間周波数成分となり）誤差を生じさせる（**図1.32**）．この誤差をエリアシング（aliasing）誤差または折り返し誤差と呼ぶ．

X線画像では十分な鮮鋭度を確保するためサンプリング間隔（一般に画素間隔と等しい）を十分に小さくしており，最近の装置は0.1～0.2 mm程度となっている．例として，0.15 mmの画素をもつ検出器（ディテクタ）では，ナイキスト周波数は，$1/(0.15 \times 2) \fallingdotseq 3.33$ cycles/mm となり，元信号の f_{max} が 3.33 cycles/mm

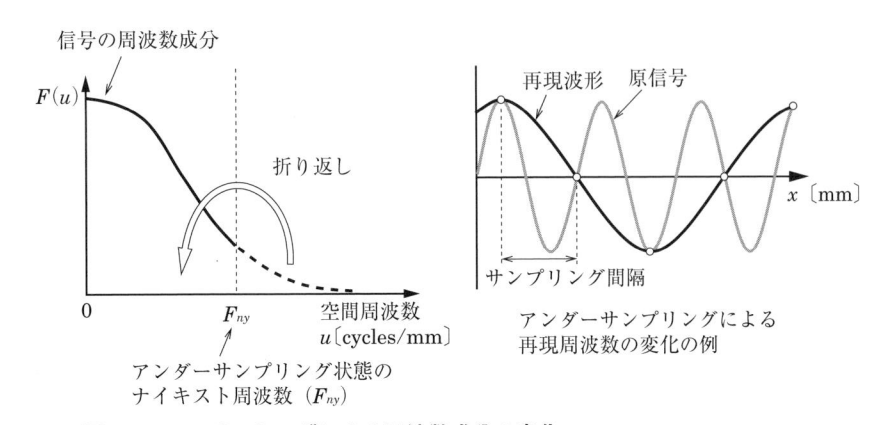

図 1.32 エリアシングによる周波数成分の変化
アンダーサンプリングによって，ナイキスト周波数以上の成分はそれより低い周波数成分に変化して混合される

を超えた場合には，ディジタル画像にはエリアシング誤差を含むようになる．図 1.33 は，x 方向に正弦波成分をもつ 7 つの帯からなる画像に対するサンプリングのシミュレーション画像である．元画像を，0.15 mm のサンプリング間隔でサンプリングした画像には，ナイキスト周波数の 3.33 cycles/mm 以上で，忠実な再現がなされず低い周波数の帯に変化している．図 1.34 は，エリアシング誤差を顕著にするためサンプリング間隔を 0.6 mm とした臨床画像を用いたサンプリングのシミュレーションである．ナイキスト周波数以上に周波数成分が含まれる場合は，サンプリング後の画像は骨の辺縁などにジャギー（ギザギザ模様）が見受けられるが（図 1.34(b)），大きな変形などは見られない．これは，臨床画像にはモアレなどの深刻なアーチファクトを引き起こす原因となる，単純な周期成分が含まれないためである．ナイキスト周波数以上をあらかじめ減衰させた後，サンプリングした画像（図 1.34(c)）ではジャギーが改善され自然な画像となっている．このように，実際の画像では，エリアシング誤差によってアーチファクトが生じる程度にとどまることが通常である．

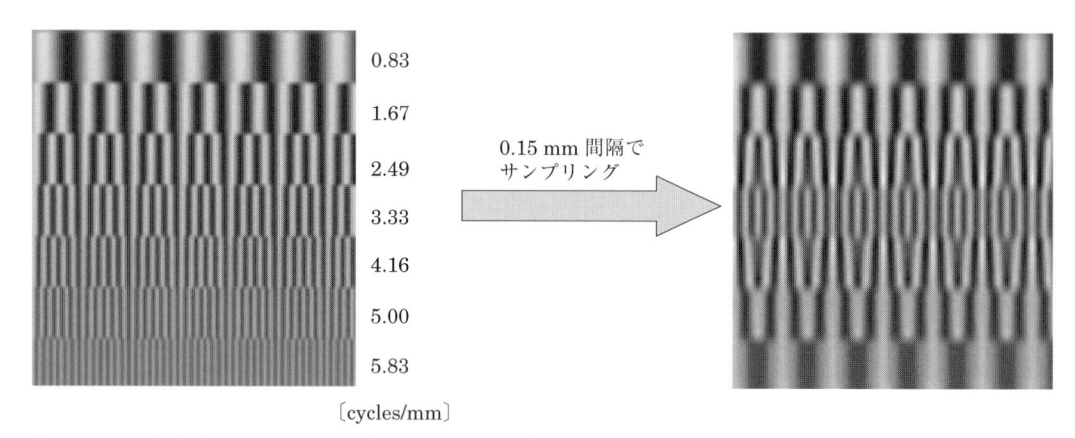

図 1.33　正弦波パターンを含む画像に対するサンプリングのシミュレーション
　ナイキスト周波数 3.33 cycles/mm 以上は低い周波数の帯に変化した（帯の変形は，上下境界の急激な変化の影響によるもの）

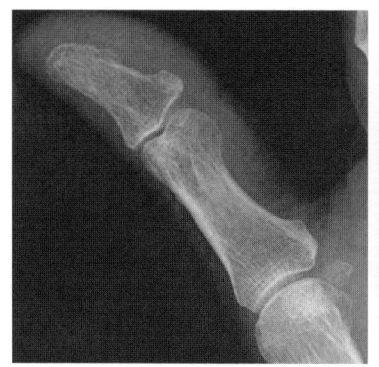

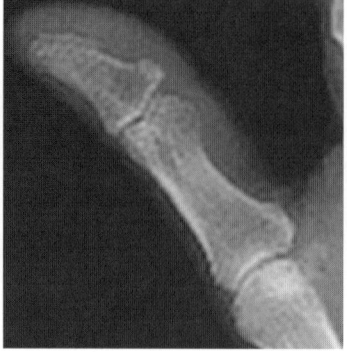

（a）元画像　　　（b）サンプリング画像（d = 0.6 mm）　　（c）d = 0.6 mm のナイキスト周波数以上をカットした後サンプリング

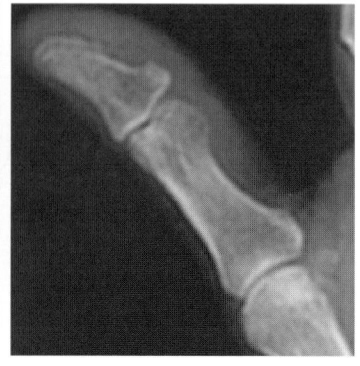

図 1.34　臨床画像におけるエリアシング
　エリアシングの影響を顕著にするため，d = 0.6 mm でサンプリング．骨の辺縁などにジャギーが見受けられる（b）

（3） アパーチャ効果

サンプリング定理を満たしたサンプリング（f_{max}が限られ，サンプリング間隔が$1/2f_{max}$以下）のそれぞれの位置においては，理想的には，ごくわずかな範囲の1点（時間信号であればごく一瞬の時点）で信号を採取することが望ましく，そのようなサンプリングデータから元信号の再現が可能である．しかし，実際のX線画像のディジタル化では，「（2）エリアシング」で前述したようにアンダーサンプリングの状態が多く，ごく1点のサンプリングではその点以外の情報を捨てることとなる．よって，わずかな1点ではなく，ある範囲を平均化するような採取を行うことが多い．この利点は，捨てる信号を減らし，ノイズ特性の向上に有効に働くことであるが，逆に平均化により高周波成分が減衰し解像度を劣化するという欠点が生じる．この採取範囲をアパーチャ（aperture，開口）といい，これによる周波数成分の変化をアパーチャ効果という．

図 1.35 は，アンダーサンプリングの状態でのアパーチャ効果を比較したシミュレーション画像である．微小点のサンプリングでは，エリアシング誤差とともに顕著なノイズが観察されるが，ある範囲で平均したサンプリングでは，エリアシング誤差の改善とともにノイズ特性が向上するものの，アパーチャ効果によってボケが観察される．理想的なサンプリングは，あらかじめナイキスト周波数以上の周波数成分をカットするため，その効果でノイズが低減し，さらにサンプリング間隔に見合った周波数成分が保持されるため解像度劣化は最小限となる．ただし，このような理想的なサンプリングを装置に組み込むことは不可能に近く，現実にはアパーチャによるサンプリング機構とする．

- ● サンプリング点
- □ サンプリングアパーチャ
- ■ ナイキスト周波数以上をカット

微小点でサンプリング（サンプリング間隔 d） ／ d^2 の範囲を平均してサンプリング ／ 理想的サンプリング

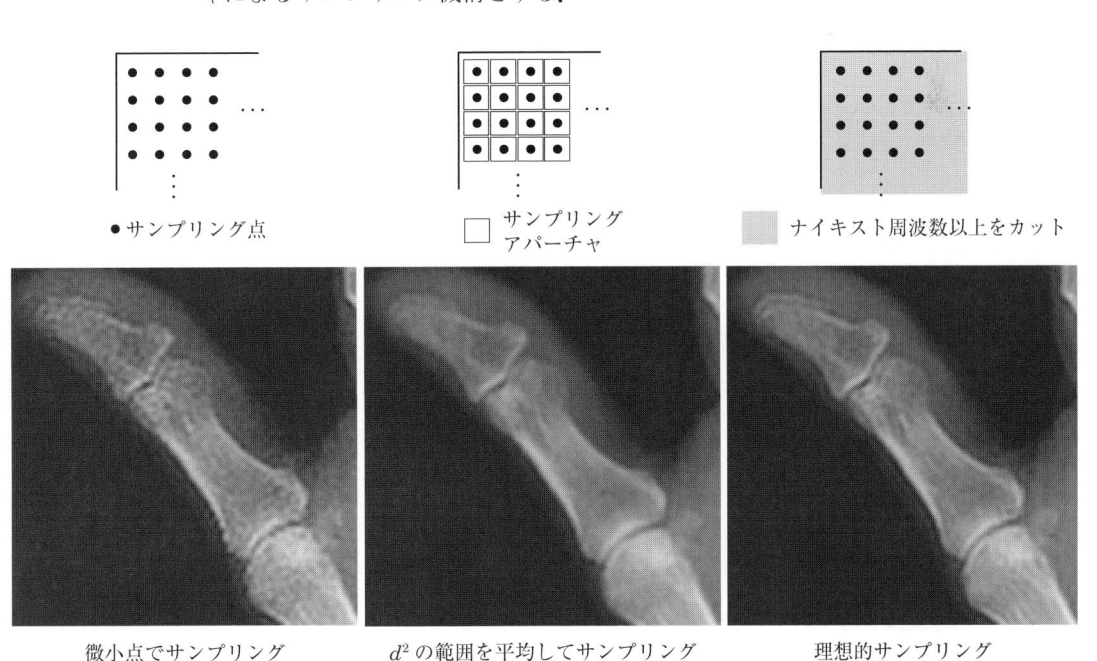

図 1.35 サンプリングアパーチャとアパーチャ効果
エリアシングの影響を顕著にするため，$d = 0.6\,\text{mm}$ でサンプリング．アパーチャ効果でエリアシング誤差は軽減しているが，ボケが顕著

第1章 アナログシステムとディジタルラジオグラフィシステム

〔2〕 サンプリングと空間周波数

サンプリングとその効果をより的確に理解するために,サンプリングと空間周波数成分との関係を把握することが望ましい.

(1) サンプリング定理を満たすサンプリング

図1.36に,サンプリング定理を満たしたサンプリングにおける信号と空間周波数成分の比較を示した.図に示すように,サンプリング後の画像は,点の集合であり,その空間周波数成分は,元信号の空間周波数成分がナイキスト周波数の2倍の周期で繰り返される成分となる.よってこの成分には非常に高い空間周波数成分が含まれることになるが,図で示した点の集合の画像からもその状況が把握できる(1つ1つの点は鋭く,高い周波数成分である).

サンプリング後に点の集合のままでは,観察に耐えないため,実際に画像を観察するときには,点の間を補間することによって画像を復元する.この場合に理想的な復元方法では,ナイキスト周波数 F_{ny} 以上の空間周波数成分をフィルタリングした後(元信号の空間周波数成分のみとして),逆フーリエ変換して元信号を再生する.図1.34,1.35の理想的画像は,この原理にしたがって復元した画像である.ディスプレイによる画像表示においては,サンプリングされたデータがディスプレイのピクセルによってある面積をもって表現されることが上記補間に相当し,これにより不完全ながらも復元される(図1.37).

(2) アンダーサンプリング

図1.38は,アンダーサンプリング($d<1/2f_{max}$)における関係である.サンプリング定理を満たさない場合,ナイキスト周波数が信号の f_{max} より低いため,サンプリング後に現れる繰り返しの空間周波数成分は,お互いが重なり合い,その合

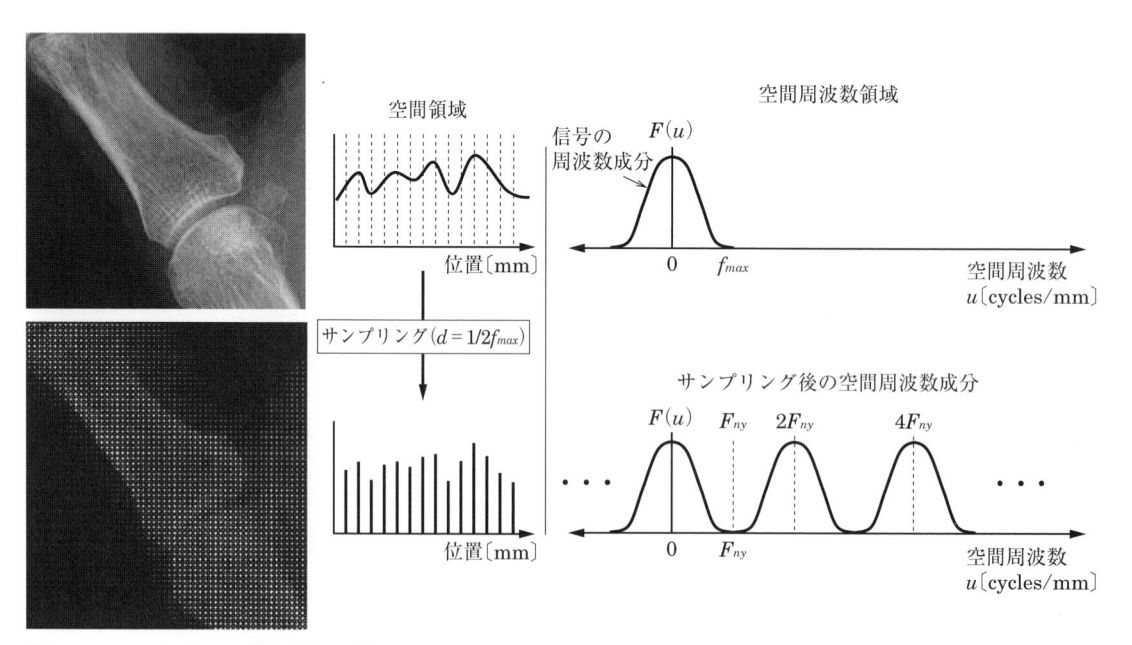

図 1.36 サンプリングと空間周波数
信号のサンプリングによって,データはある値をもつ点の集合となる.その周波数成分は,ナイキスト周波数の2倍の周期で繰り返される周波数成分となる

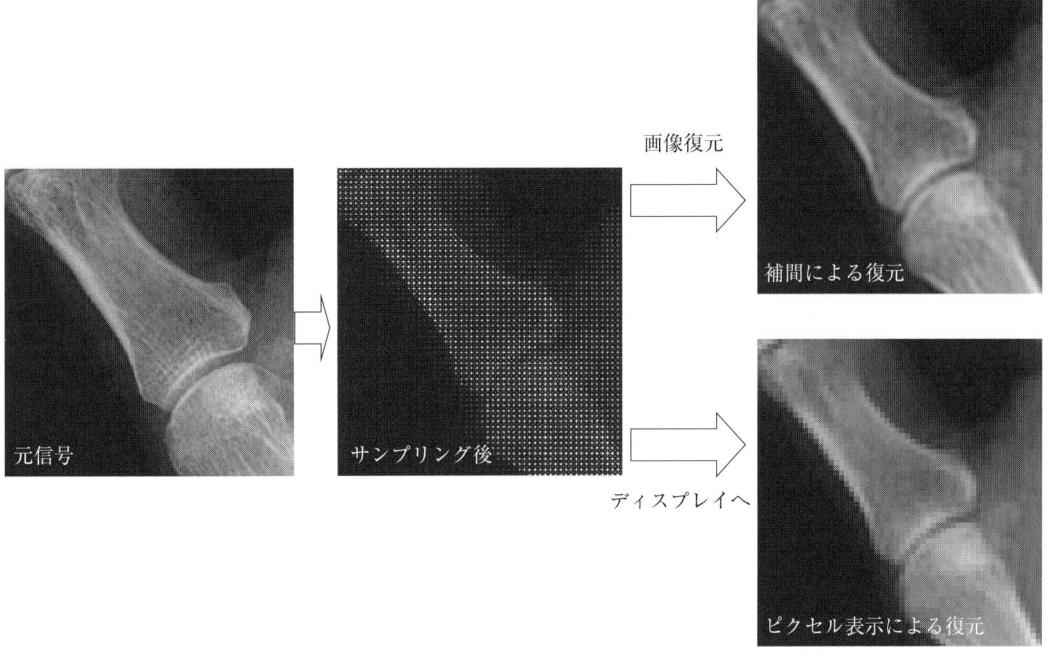

1・5 ディジタルラジオグラフィシステム

図 1.37 サンプリングデータから画像の復元
ディスプレイでは，ある面積をもつピクセルにより観察可能な画像に復元する

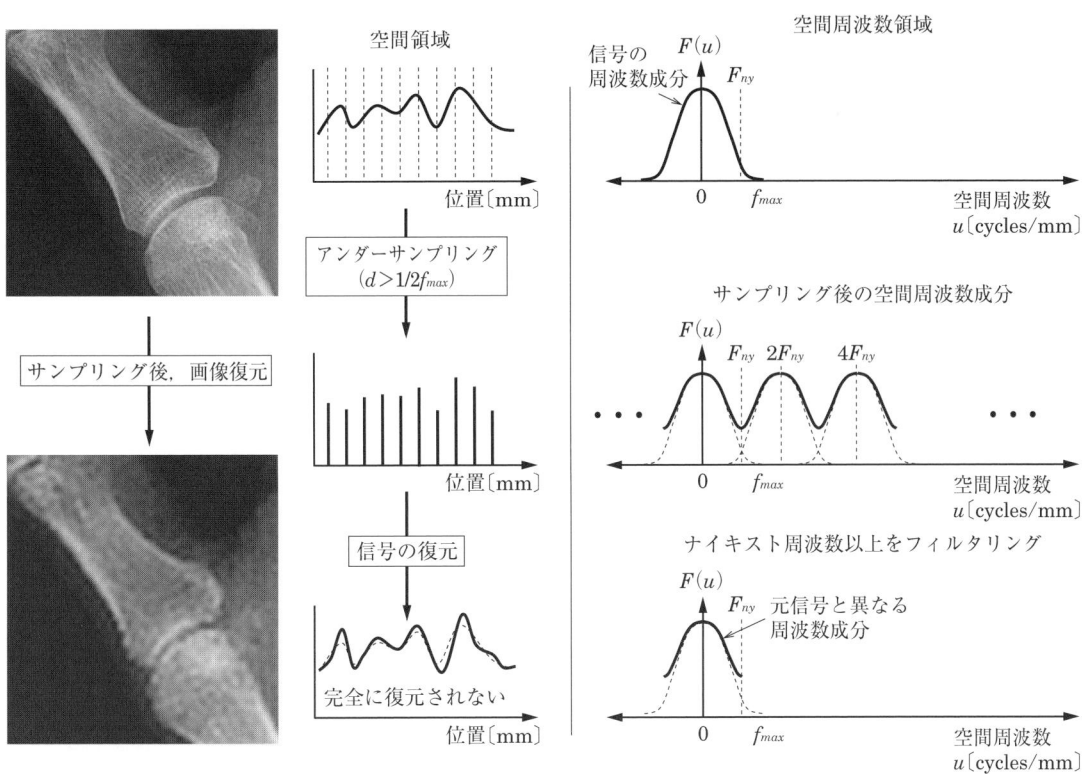

図 1.38 アンダーサンプリングと空間周波数
アンダーサンプリングの状態では，周期で繰り返される周波数成分どうしが重なり，それが誤差となる．復元の際にはその誤差が原因となりアーチファクトを引き起こす（ジャギーなど）

成は元信号の空間周波数成分と異なる成分を示す．画像表示のために，高周波成分をフィルタリングして復元を試みても，すでに変化した空間周波数成分が影響して正確な信号の復元がなされず画像にアーチファクトや誤差が出現する．このように，エリアシングで生じた誤差は補正する手段がなく，エリアシングを防ぐには，元信号の空間周波数成分をナイキスト周波数以下に制限するより方法はない．前項のアパーチャ効果は，元信号のフィルタリングに相当するため図1.35に示したようにエリアシング誤差の抑制において効果的である．

〔3〕 量子化

量子化プロセスは，サンプリングによって採取されたアナログ量を一定間隔の信号レベル（整数）に変換する処理を行う．この変換において，1つの数値の表現に用いるビット数によって，量子化の細かさが決定される．たとえば，4ビットは，16階調，8ビットなら256階調，16ビットは，65 536階調というように，ビット数による2のべき乗分の階調数となる．量子化によって，アナログ信号が整数値に変換されることによりコンピュータで扱えるディジタル値になることから，量子化をもってディジタル化は達成される．

量子化の精度は，ビット数に依存しビット数が増加すればアナログ信号に近くなるが，単にビット数が多いほど精度が向上するわけではない．なぜなら，X線画像には必ずノイズが含まれ，そのノイズによって信号レベルがある範囲で不定となっている以上，それ以上の精度を求めることが非効率的だからである．

たとえば，最大レベル10 000で，それよりやや低い信号値の均一な領域の標準偏差（ノイズ）が10程度あったとする．量子化誤差の標準偏差は，量子化間隔/$\sqrt{12}$となるといわれ，8ビットの場合は$10\,000/256/\sqrt{12}≒11.3$となり，この量子化の精度は十分ではないことがわかる．そこで，10ビットとすれば，量子化誤差は2.8程度と十分に小さくなり，それ以上のビット数は必要ない．実際のDRシステムでは，広い露光量線範囲をカバーしつつ，X線量子ノイズによる変動を考慮して，12〜14ビット（4 096〜16 384階調）に設定される．

量子化が十分でない場合の誤差は，1・4・1項で述べたように等高線状のアーチファクトを示すことがあるが，誤差はどのような分布になっているかを単純に1次元正弦波信号で示したのが図1.39である．また胸部X線画像において，量子化誤差のシミュレーションを行った画像を図1.40に示す．これらから量子化誤差は，量子化間隔に応じた振幅をもち，高い周波数成分を有することがわかる．

〔4〕 画像のデータ量

ディジタル画像を構成する最小単位は画素（pixel）であり，画素値は画像のサンプリングによって求められた各画素のもつ値である．画像は2次元のマトリクスであり，横方法M個，縦方向にN個の場合に，マトリクスサイズは$M×N$となる．サンプリングの後になんらかのサイズ変換処理がなければ，画素間隔（画素ピッチ）は，サンプリング間隔（サンプリングピッチ）と等しい．

画像のデータ量は，マトリクスサイズと階調数を表すビット数から計算でき，マトリクスサイズが$M×N$で，ビット数がkのデータ量は，それらの積となる．例として，$M=N=1\,024$，$k=12$ビット（bit）の場合，データ量は$1\,024×1\,024×12=12\,582\,912$ bitであり，1バイト（byte）が8 bitであることから12 582 912/

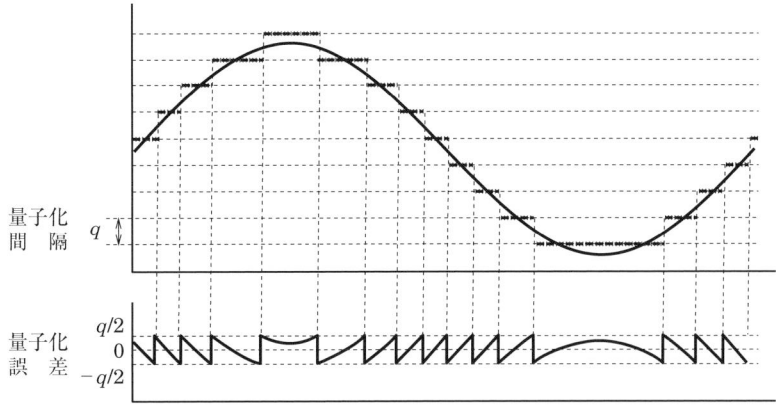

1・5 ディジタルラジオグラフィシステム

図 1.39 元信号波形および量子化後波形と，それら間の誤差
量子化誤差は，2/q の振幅をもち，高い周波数成分（急峻な変化成分）をもつ

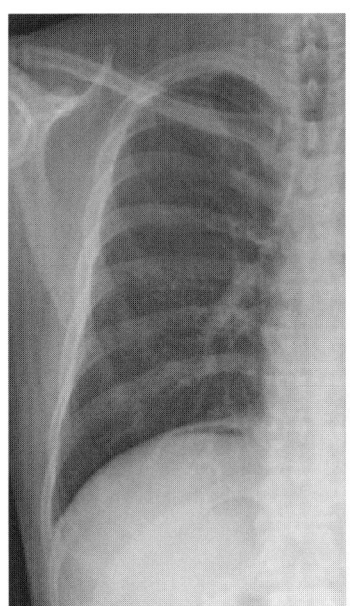

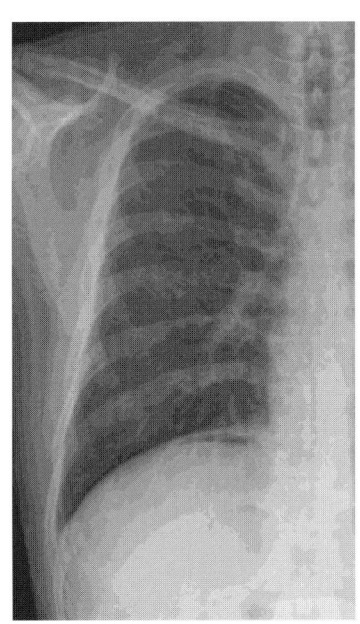

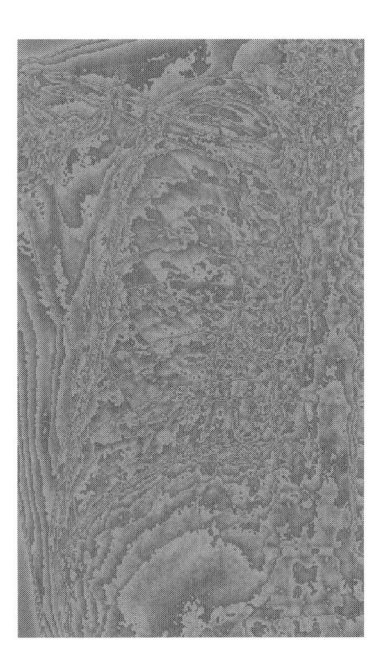

元画像　　　　　　　量子化（16 階調）　　　　　量子化誤差画像

図 1.40 元画像および量子化後画像と，それら間の誤差
量子化誤差が高い周波数成分をもつことが誤差画像からわかる

8＝1 572 864 byte となる．しかし，実際はコンピュータ内のメモリやハードディスクなどの記憶装置に占めるサイズで表現することがほとんどで，その場合の保存の最小単位が 1 byte（8 bit）であることから，階調数 12 bit のデータは，16 bit すなわち 2 byte 分を占めることとなる（階調数が 8 bit 以下では 1 byte）．その結果，保存データ量は，1 024×1 024×16＝1 677 216 bit である．そして，1 024 byte（1 024×8 bit）を 1 キロバイト（kilo-byte：KB）として扱うことが通常であるため，1 024×1 024×16＝(1 024×8×2)×1 024＝2 KB×1 024＝2 048 KB である．さらに 1 024 KB は，1 メガバイト（mega-byte：MB）とするため，2 048 KB＝2

MBとなる．つまり総ビット数を8bitで割りバイト数に変換し，1 024で割ることでKB数になり，さらに1 024で割ることでMB数となる．

世界標準となった医療画像の規格であるDICOM（Digital Imaging and COmmunication in Medicine）規格では，非圧縮の場合のデータ形式は上記1 byte単位となっているため，画像のデータ領域のサイズは上記計算の値と一致する．

1・5・2 CRシステム

前項では，2次元画像であるX線透過信号のディジタル化と，ディジタル化における標本化および量子化のもつ性質について述べた．本節では，X線画像をディジタル化するシステムとして代表的でディジタル化の先駆けとなった，computed radiography（CR）システムについて原理と構成を述べる．

〔1〕 イメージングプレート

CRにおける受像媒体は，輝尽性蛍光体層を持つイメージングプレート（IP）である（図1.41）．この構造は，片面増感紙と同様で，支持体に輝尽性蛍光体が塗布されている．よって，SFシステムと同様に，カセッテに挿入して使用可能である．図1.42に示すように，輝尽性蛍光体にX線が照射されるとその量に応じて，結晶内に捕獲電子が蓄積され潜像が形成される．この潜像は赤色レーザー光を照射することにより，X線量に比例した輝尽性発光として取り出すことが可能であり，これを光電子増倍管で電気信号に変換する．変換された電気信号はA/D変換器によってディジタル値となる．

〔2〕 読み取り装置の構成

図1.43は，CRシステムにおける読み取り装置の構成である．輝尽性発光を励起するためのレーザー光は細い光線束であるため，これを横方向にスキャンしながら，IPをスキャン方向と垂直方向に移動させることにより，全面をスキャン可能である．スキャンの最中には，同時に輝尽性発光を光電子増倍管で電気信号に変換するため，スキャンした信号は時間的に連続した信号となる．これをごく短い定期的間隔でA/D変換器によってディジタル値とすることで，X線画像のディジタル化は達成される．

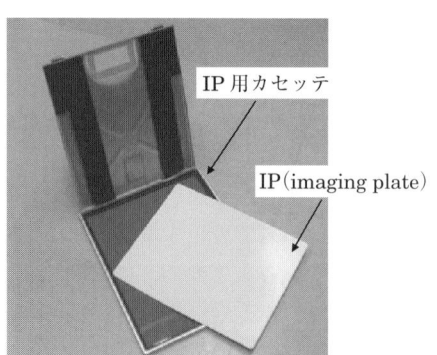

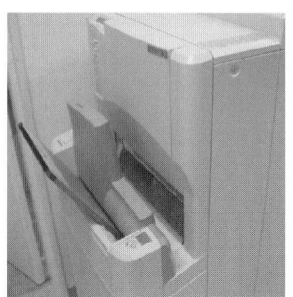

図1.41 CR用のIP，専用カセッテ，およびIP読み取り装置
IPは，専用カセッテに挿入して，従来のSFシステムと同様に使用可能である

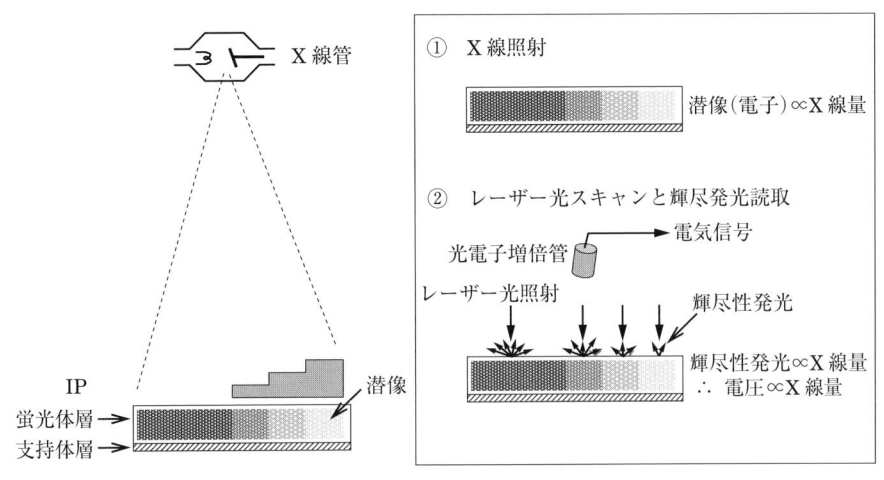

1・5 ディジタルラジオグラフィシステム

図 1.42　イメージングプレートにおける画像の記録と読み出し
イメージングプレートに蓄えられたX線強度分布は，レーザーによって輝尽発光として取り出され電気量に変換される．それらはすべてX線量に比例する

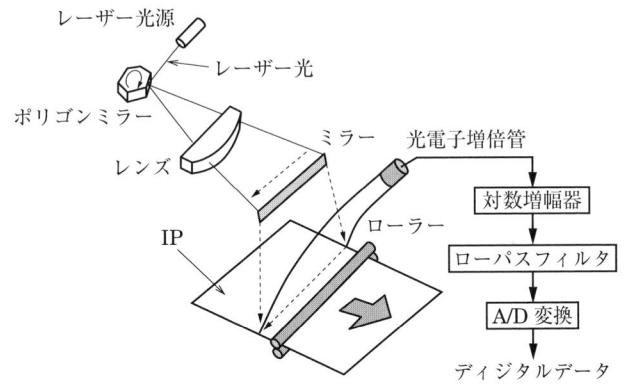

図 1.43　CRの基本構成とディジタル化の概要
IPをレーザー光にてスキャンした時に発生する輝尽発光を光電子増倍管で電気信号に変換する

〔3〕　読み取り機構と画質

　CRの解像特性劣化の主な因子は，読み出しに使用するレーザー光のスポット径と輝尽性発光体層内での散乱であるといわれている．よって，これを考慮して，サンプリング間隔が決定される．サンプリング間隔は，横方向はスキャン中のデータ採取タイミングで，縦方向はIPの送りスピードで設定され，通常はIP上の等しい間隔とされる．

　装置によっては，サンプリング間隔が2種類に可変できるものがあるが，これはレーザースキャン速度や送り速度で可変され，一般にはレーザーのスポット径までを可変する機構とはなっていない．スポット径が変化しないため，この際の解像特性の向上はサンプリング間隔減少によるナイキスト周波数の上昇によって得られ，アンダーサンプリングの程度が改善されるためエリアシング誤差が減少することも画質に貢献する．

〔4〕 対数変換とローパスフィルタ

多くのCRシステムでは，光電子増倍管からの電気信号を対数増幅器によって対数化する．これは，X線透過分布からの信号レベルのダイナミックレンジ（最小信号と最大信号の比）が広いことから，これを扱いやすい信号範囲とするためである．また，1・2節で述べた特性曲線とコントラストの関係からわかるように，露光量の対数化を行うことで，ディジタル画像のコントラストを特性曲線と同様に扱うことができ，直感的に制御可能となる．

ローパスフィルタは，主にグリッド使用におけるモアレ対策のために装備されるといわれている．このフィルタの挿入位置が対数増幅器の後であることから，フィルタが有効に働くのは，スキャン方向（主走査方向とも呼ばれる）のみであり，それと垂直な方向（IPの送り方向，または副走査方向）にはフィルタの効果は無い．そして，このローパスフィルタには，ナイキスト周波数以上の成分を急峻に減衰させる特性をもたせ，エリアシング誤差を軽減する（1・5・1〔1〕(2)エリアシング参照）．

X線撮影において，被写体厚が厚い場合には散乱線除去グリッドが使用されるが，グリッド自体は薄い鉛箔とスペーサの交互の構造であるため，それはX線画像上に縞様分布として記録される．グリッドの密度が高く，その縞模様の周波数がナイキスト周波数以上である場合は，エリアシングのせいでグリッド縞が低い周波数成分に変化し，さらにモアレなどの深刻なアーチファクトを発生させる．また，グリッドの密度が低い場合でも，その縞模様は正弦波とならず，密度に対応した周波数以外に高調波という高い周波数成分を含む場合がある．これに対してもエリアシングが引き起こされればアーチファクトの原因となる．**図1.44**は，その実例を示したグリッド使用方向による画像の比較である．グリッド目を副走査方向とした場合には，エリアシング誤差の影響によるモアレが発生した．よってCRにおいてグリッドを使用する場合は，グリッド目の方向に注意が必要である．

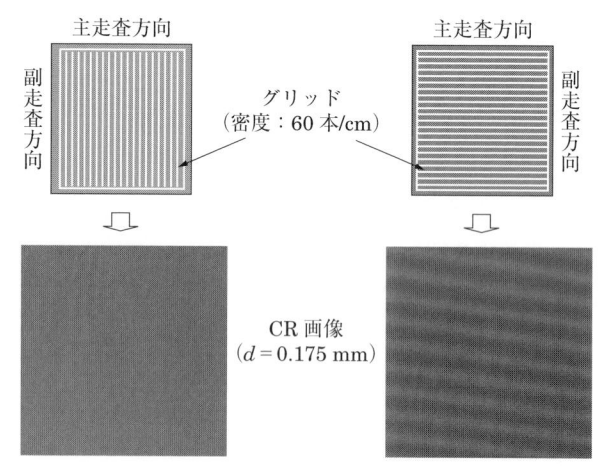

図 1.44 CRにおけるグリッド使用とエリアシング誤差
主走査方向は，ローパスフィルタが効くためグリッド目によるモアレが抑制される

1・5・3　FPDシステム

CRの開発から約10年の時を経て，FPDシステムが開発・実用化された．FPDシステムでは，CRのようにカセッテを用いるのでなく受像面と電気回路を1つのユニットに組み込んでおり，それが平面検出器を構成する（図1.45）．X線の変換方式は，大きく分けて2つあり，1つは蛍光体からの発光を電気信号に変換する間接変換型であり，もう1つはX線を光導電体にて直接電荷に変換する直接変換型である．2つのシステムともに，X線の変換効率が高く高画質化に大きく寄与する．CRのように照射後のレーザースキャンが必要でないため，即座に画像が得られることから，X線透視用に動画の取得が可能なシステムもある．以下に，それぞれの特徴を述べる．

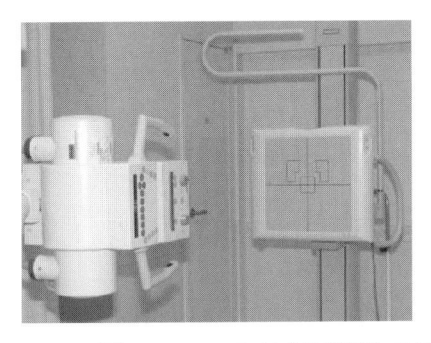

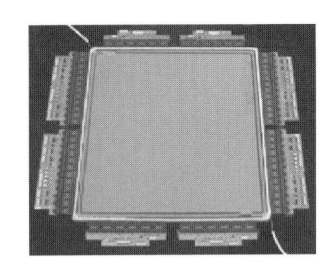

検出器ユニット

図 1.45　FPDによる撮影システムと検出器ユニットの例

〔1〕　間接変換型 FPD

間接変換型 FPD では，受像面は蛍光体層でありX線は光に変換される．蛍光体は，イメージインテンシファイア（image intensifier）で使用されてきたヨウ化セシウム（CsI：Tl）や，SFシステムの高感度システムに用いられる酸硫化ガドリニウム（Gd_2O_2S：Tb）が主である．蛍光体からの光は，フォトダイオードによって電気信号に変換され，蓄積コンデンサで蓄えられる．これを薄膜トランジスタ（thin-film transistor：TFT）によるアクティブマトリクスにより順次切り換えながら読み出し，A/D変換器によりディジタル化する（図1.46）．

〔2〕　直接変換型 FPD

直接変換型 FPDは，アモルファスセレン（a-Se）による光導電体にてX線を直接電荷に変換する．この光導電体はバイアス電極面が隣接しており，ここに印加した高電圧（数kV）により電界下におかれている．よって，X線によって生成した電子と正孔は，それぞれ電極方向に引き寄せられ蓄積コンデンサに蓄えられる．そして間接変換型と同様にTFTによるアクティブマトリクスにより順次切り換えながら読み出した後，ディジタル化する（図1.47）．

〔3〕　変換方式と画質

直接変換型は，X線を直接電荷に変換するため，電荷変換効率と電荷の収集効率が高ければ非常に優れたX線変換効率となる．間接変換型では，X線の光への変換効率やフォトダイオードの変換効率が仮に高くても，蛍光体内で発生する光はさまざまな方向に散乱するため，その回収効率を高めることが難しい．したがっ

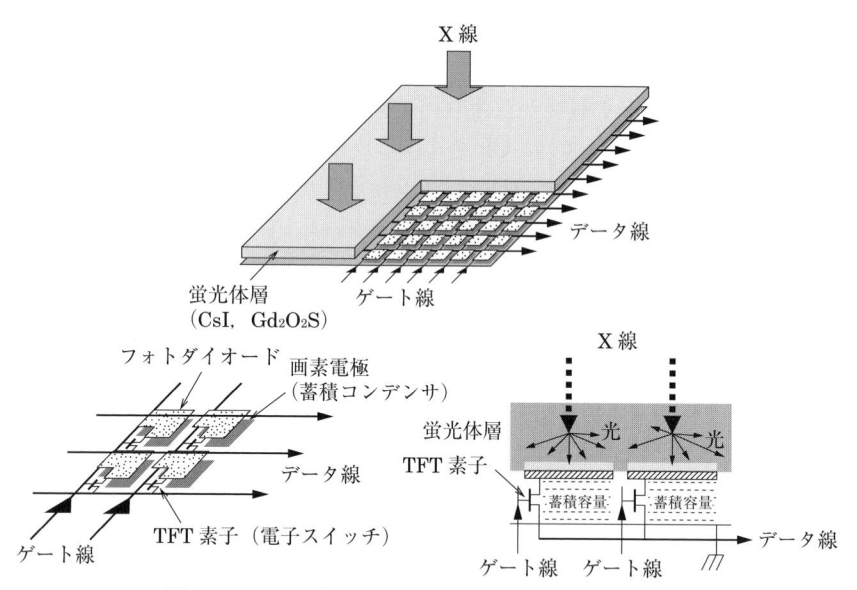

図 1.46　間接変換型 FPD の構造と変換原理の概要

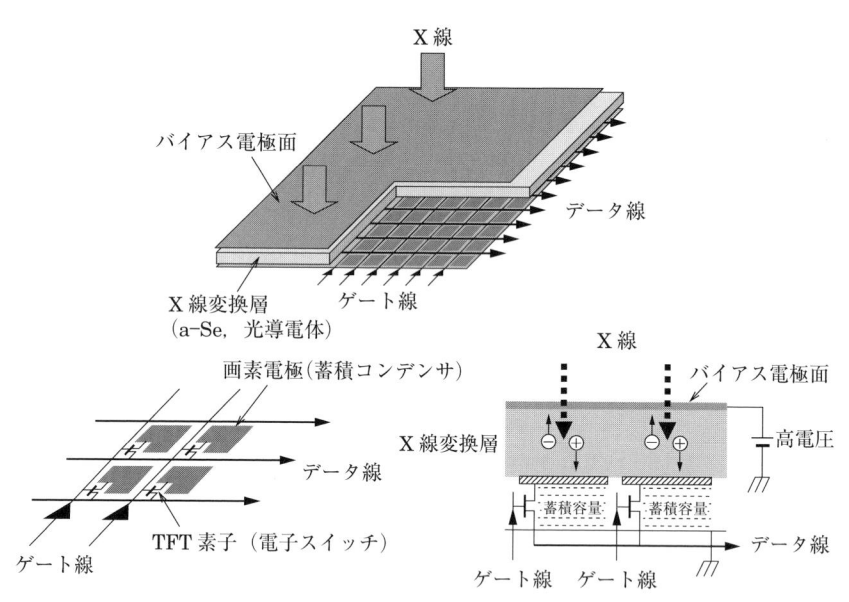

図 1.47　直接変換型 FPD の構造と変換原理の概要

て，お互いを理想的な状態とした場合には，直接変換型が感度の点で有利である．しかし，実際は，各部の変換効率は理想状態に至らず，受像面の線質依存性も影響して結果的に両者の変換効率に大差がないのが現状である．また一般に CR に対しては，双方ともに X 線変換効率は高い．

　2 つの変換方式の決定的な違いは，その解像特性にあり，直接変換型が解像特性において有意に優る．図 1.48 の概念図で示すように，直接変換型では，変換された電荷はバイアス電極により上下に引き寄せられ，この際，電荷の移動は最短距離を進もうとするため，電荷発生位置の直下の画素に確実に到達する．よって，解像

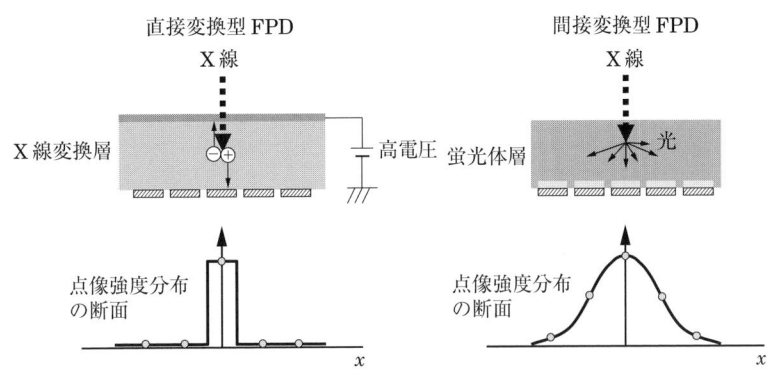

1・5 ディジタルラジオグラフィシステム

図 1.48 直接変換型 FPD と間接変換型 FPD の解像特性の比較
一点に X 線が入射した時の，点像強度分布の断面の例を示した．間接型では散乱した光が隣接する画素に到達するため，分布が広がり解像特性が低下する

低下の因子は，画素電極の面積と形状に依存したアパーチャ効果が主体となる．これに対して間接変換型では，蛍光は蛍光体内で散乱して，発生位置の直下の画素だけなく，近接した画素にも到達する．よって，アパーチャ効果に加えて光散乱の因子が加わり解像特性が低下する．これを軽減するためには，蛍光体層を薄くするのが有効であるが，変換効率の低下を招くという問題がある．

[4] **FPD における標本化と量子化**

FPD の特徴は，レーザーなどによるスキャンによる読み取りではなく，1つ1つの区切られた画素によって X 線強度信号が標本化されることである（図 1.49）．これによって確実に信号を記録伝達できるだけでなく，画素が明確であるために解像特性が向上する．そして各画素に蓄えられた X 線強度情報（この時点でまだア

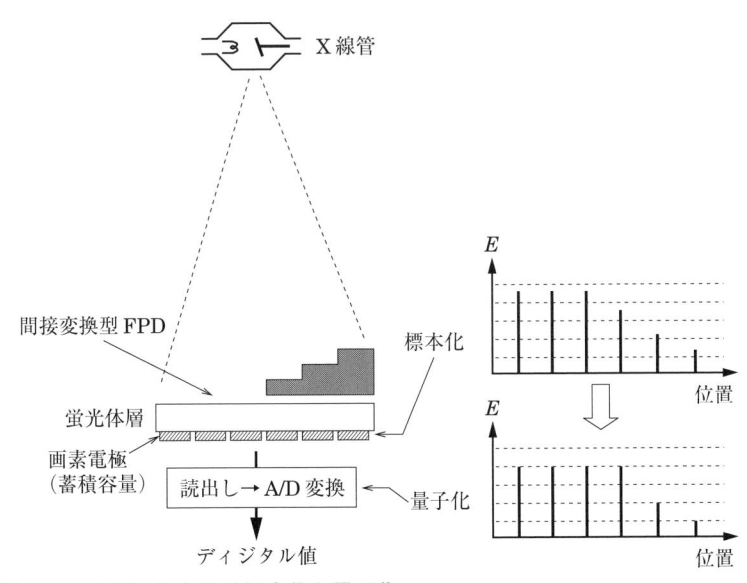

図 1.49 FPD における標本化と量子化
画素で区切られた構造をもつ FPD では，受像と同時に標本化がなされ，TFT による画素読み出しで量子化されディジタル値となる

ナログ信号）をTFTスイッチで切り換えながら読み出しA/D変換することで量子化がなされ，ここではじめてディジタル値となる．CRは，この点で異なり強度信号の記録はIPで行われ，そこには画素が存在しないため（輝尽性蛍光体層のみ）標本化は行われない．CRでは標本化と量子化はレーザーによる読み取りで同時に行われる．

　間接変換型と直接変換型を比べると，間接変換型は標本化の前に蛍光体層が存在し，直接変換型は標本化自体がX線変換を担う．1・5・1項で述べたエリアシング誤差を考慮すると，エリアシング誤差を軽減するためには，あらかじめ信号の高周波成分を減衰することが望ましい．この観点では，間接変換型は蛍光体層で光の散乱を伴うため高周波成分が減衰し（ボケて）エリアシング誤差の減少に寄与する．図1.50に，足部ファントムの足趾骨画像を間接変換型と直接変換型で比較して示す．直接変換型は，シャープな画像であるもののエリアシング誤差に伴うジャギー（ギザギザ）が認められるのに対して，間接変換型ではエリアシング誤差は認められず，やや解像度に劣る．この解像度劣化は，一見問題点とも考えられるが，DRシステムでは画像処理による周波数処理が可能であるため，間接変換型に高周波強調を加えることで解像度を向上させることができ，この問題点をある程度解決可能である．

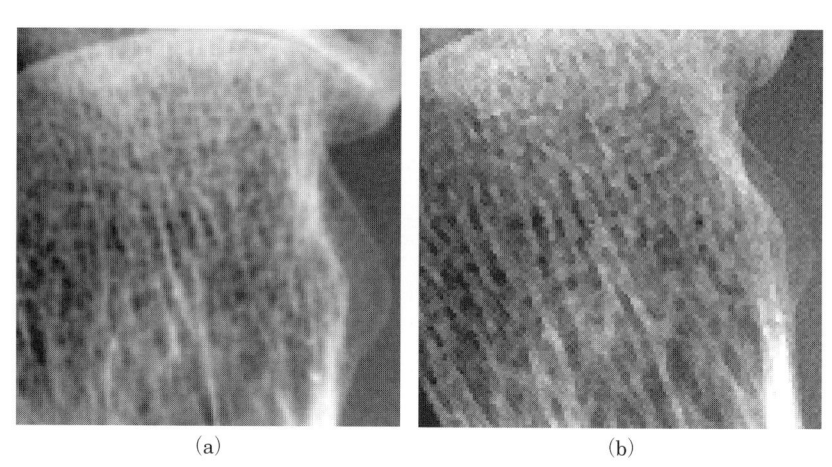

図 1.50　間接変換型FPD（a）と直接変換型FPD（b）の骨画像比較
　　直接変換型では，解像度が高い反面，エリアシング誤差によるジャギーが認められる

1・5・4　ディジタル画像の物理的画質評価

　1・4節の物理的画質的特性で述べた特性を，DRシステムにおいても評価する．図1.51は，各評価項目とその代表的な測定法である．DRシステムは，サンプリングにともなう特殊な性質を有するため，それらを考慮した測定法を適用する必要があり，さまざまな論文で報告されている[7~11]．また，検出器の検出量子効率（detective quantum efficiency：DQE）を測定するための規格として国際電気標準会議（International Electrotechnical Commission：IEC）から発表されたIEC 62220-1[7]においても各項目の推奨される測定法が提案されている．DQEは，

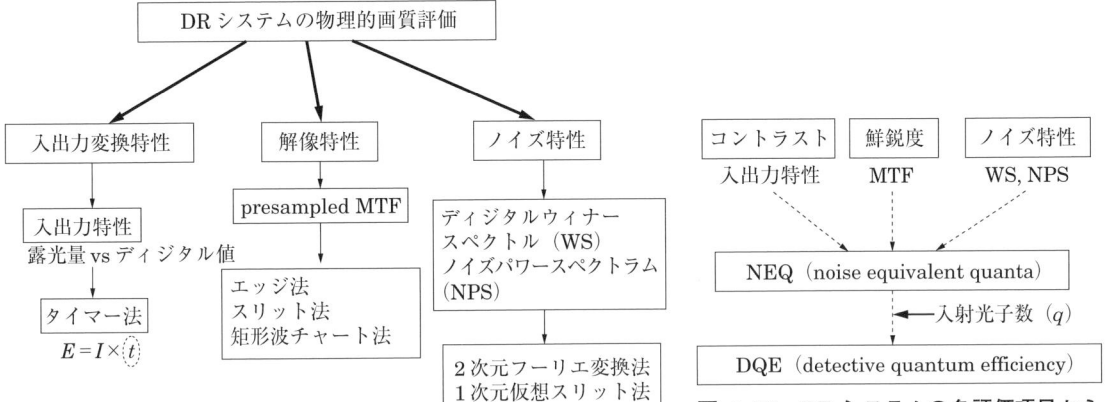

1・5 ディジタルラジオグラフィシステム

図 1.51 DR システムの各評価項目と代表的な測定方法

- DR システムの物理的画質評価
  - 入出力変換特性
    - 入出力特性
    - 露光量 vs ディジタル値
    - タイマー法
    - $E = I \times t$
  - 解像特性
    - presampled MTF
    - エッジ法
    - スリット法
    - 矩形波チャート法
  - ノイズ特性
    - ディジタルウィナースペクトル（WS）
    - ノイズパワースペクトラム（NPS）
    - 2次元フーリエ変換法
    - 1次元仮想スリット法

図 1.52 DR システムの各評価項目から求められる NEQ と DQE

- コントラスト：入出力特性
- 鮮鋭度：MTF
- ノイズ特性：WS, NPS
  - → NEQ（noise equivalent quanta）
    - ← 入射光子数（q）
  - → DQE（detective quantum efficiency）

雑音等価量子数（noise equivalent quanta：NEQ）と並んで物理的特性の総合的画質特性の指標として提唱されており，**図 1.52** に示すように各評価項目を総合して測定する．他には，病変などの検出能の評価として視覚評価や心理物理的評価も重要な評価であり，なかでも receiver operating characteristic curve（ROC 曲線）は，代表的な視覚評価手法でありシステムの性能を評価するために有効に利用されている．視覚評価による評価手法に関しては他書を参照されたい．

〔1〕 コントラスト

アナログシステムでは，特性曲線が X 線の相対強度（相対露光量の対数）に対しての濃度変化を示し，濃度が画像の明度を表すため，特性曲線は最終的な画像出力を反映し，そこからコントラストを直接知ることができる．そして，DR システムでは，特性曲線に該当する特性として入出力（変換）特性がある．**図 1.53** は，CR と FPD における入出力特性の例である．CR では対数増幅器を装備することから一般に"相対露光量の対数"にディジタル値が比例し，多くの FPD では"相対露光量"に比例する特性を示す．そして，これらをディジタル特性曲線[3]と称する場合もある．ただし DR システムでは階調処理が必ず関与することから，入出力特性から出力画像のコントラストを直接判断することはできない．しかし，この特

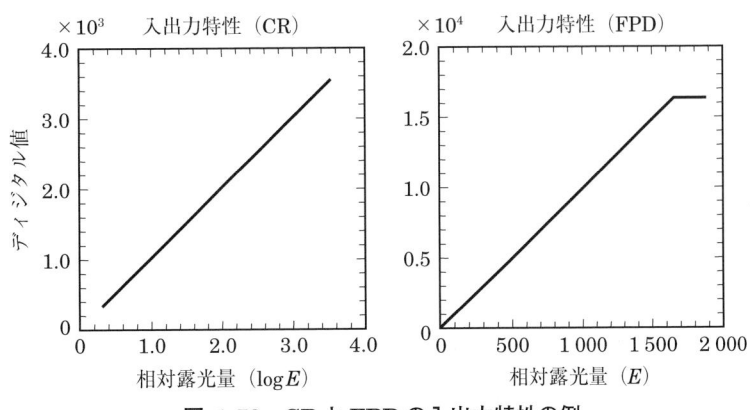

図 1.53 CR と FPD の入出力特性の例

性を測定する意義は大きい．まず，露光量とディジタル値の関係が把握できるため，システムがどれだけの強度範囲に対応できるか（ダイナミックレンジか）を知ることができる．また単位ディジタル値に対する露光量比が判明し，画像処理パラメータの設定のために利用可能である．たとえば，わずかなコントラストの病変を階調処理によりコントラスト強調する場合を考えると，ダイナミックレンジと階調数から，そのシステムのコントラスト強調の許容能力を知ることができる．もし，目的とする強調度に対して十分な階調数がなければ，最終的な出力画像には自然なグラデーションがなくなり，適切な診療画像が得られなくなる．

さらに，システムごとに異なる変換係数によってディジタル値レベルが異なる場合であっても，入出力特性を測定してあれば，露光量に変換して一元的に扱うことが可能となる．この変換は，後に述べる解像特性や粒状性を定量的に評価する上で線形性を確保するために重要である．

〔2〕 解像特性

DRシステムの解像特性は，コストや画像データ量に大きく影響するため，目的に合わせてさまざまな解像特性のシステムが存在する．よって解像特性の測定においては，その特性を知ること自体がまず非常に重要である．そして，測定された結果は，システムの性能において，どこまで小さな物体を解像しうるかという非常に重要な特性を示すため，その測定精度が大きく問われる．DRシステムでは，一般的にpresampled MTFを解像特性の指標とする．presampled MTFは，各空間周波数（以下，周波数）に対する応答特性であるMTFを，サンプリングを伴うDRシステムでも利用可能なように考案されたものである[8]．presampled MTF，MTF_{pre}は，システム受光面のMTFをMTF_i，アパーチャ効果をMTF_{ap}，信号回路のMTFをMTF_eとすると次式の関係で表すことができる．

$$MTF_{pre} = MTF_i \times MTF_{ap} \times MTF_e \tag{1·7}$$

すなわち，presampled MTFは受光部だけでなく，サンプリングを受け持つ部位のサンプリング直前までのアナログ成分としての因子をすべて含む特性であり，標本化によるエリアシング誤差を含まない指標である．したがって，presampled MTFを測定するためには，A/D変換してディジタル値となった後に，いかなる周波数処理もされていない画像データ（いわゆるrawデータ）が必要である．

presampled MTFの測定方法は，辺縁が正確に裁断された金属エッジを用いるエッジ法が代表的であり[9]，1・4・3項で述べたスリット法[8,10]と矩形波チャート法[11]も使用される．すべての方法においてDRシステムで特徴的なのは，それぞれの測定デバイスをわずかに（2〜3°）傾ける点である．これは，碁盤の目のように並ぶ画素に対してわずかに斜めに置くことで，デバイスのアライメントが画素に対して少しずつ変化する効果をねらっており，ディジタルにおける測定の問題点を解決する有効な方法である（図1.54）．

presampled MTFではDRシステムのアナログ成分を測定対象とするためナイキスト周波数以上の特性も示されるが，実際の画像にはサンプリング間隔で決まるナイキスト周波数以上の信号が含まれないことに注意が必要である．図1.55は，あるCRシステムのIPのpresampled MTFである．このCRでは，サンプリング間隔が可変可能であり（スキャン信号に対するサンプリング間隔とIPの送り速

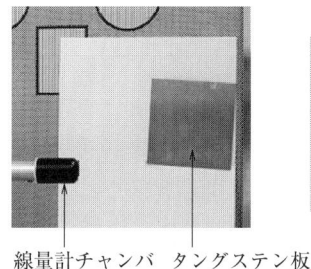

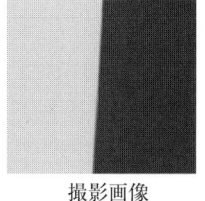

1・5 ディジタルラジオグラフィシステム

図 1.54 エッジ法における金属エッジの配置と撮影画像

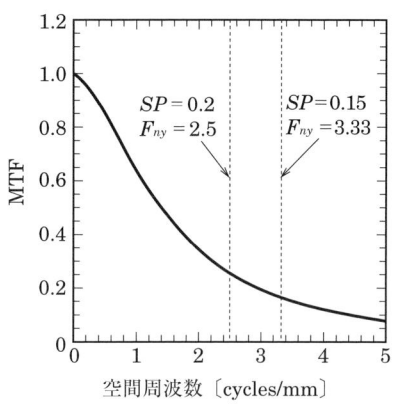

図 1.55 presampled MTF の測定例と各サンプリング間隔に対応したナイキスト周波数

SP：サンプリング間隔〔mm〕
F_{ny}：ナイキスト周波数〔cycles/mm〕

度で調節），各サンプリング間隔に対応したナイキスト周波数も図中に示したように変化する．このように DR システムの解像特性の優劣を判断するためには，MTF のレベルだけなくナイキスト周波数も重要な指標である．

〔3〕 ノイズ特性
(1) ノイズの要因

　DR システムにおける画像ノイズは，検出した X 線量子のゆらぎを主原因とする画素値のゆらぎである．一様な X 線照射を受けた検出器から出力される画像データは，検出効率が 100% の理想的な状態であっても，X 線量子のゆらぎ成分によって必ずノイズ成分を含み，画素値は一様にはならない．そして，検出器の構造ノイズ，信号回路の電気系ノイズ，CR と間接変換型 FPD では光検出における光量子ノイズが加わって画像ノイズとして現れる．現在は，装置の性能向上による量子ノイズ以外の成分がかなり低下してきている．よって，画像のノイズ量は X 線量と検出器自体の量子検出効率（DQE に相当）に大きく依存して変化する．X 線量子の平均値に対するゆらぎの比は，量子数が多くなるほど少なくなり，画像ノイズを低下させる．したがって，量子による以外のノイズ付加が少ない状況であれば検出効率が高いシステムほど検出する量子数が多くなりノイズ特性の良いシステムとなる．ここで誤解を避けたいのは，非常に性能の高いシステム（検出効率が十分に高く，他のノイズ付加がない）であっても，低線量の時にはノイズが少なくはならないことである．X 線量子のゆらぎ成分は，量子数に依存するものであり，線量が低くなれば必ずノイズ（平均値に対する変動割合）は増加する．したがって「高性能＝何時も低ノイズ」とはならない．ただし，検出効率が悪く，付加ノイズが多いシステムとの比較においては，画像ノイズは低下する．

　ノイズの分類としては，なんらかの原因で発生したモアレなどのアーチファクトも本来ない成分であるためノイズとして扱われることもあるが，DR システムの画像評価では，一般にこれらはノイズ特性としての評価対象にはならない．

(2) X線量と表示画像のノイズ

X線量の低下によって表示画像上のノイズが増加する理由を，図1.56に示す．X線量子ノイズだけを考えた場合，X線量子の単位面積当りのゆらぎの確率分布がポアソン分布に従うことから，その変動（ノイズ）は，平均量子数 q に対して $\sqrt{q}$ となることが知られている[12]．たとえば量子数が，100の場合，変動は10であり，量子数が10 000の場合の変動は100である．ここで，変動成分だけを見た場合には，量子数が多い方が変動成分が多い．しかし，実際の画像で線量が多いほどノイズが少なくなるのは，画像表示が平均に対する割合を見るのとほぼ等価だからである．量子数100の場合の平均に対する変動割合は0.1，量子数10 000の場合は0.01であるため，変動割合は，量子数10 000の方が明らかに少ない．画像を表示する場合には，量子数の大小にかかわらず，なるべく同じ輝度で観察しようとする．そのためには，少ない量子数で得られた低いディジタル値には，大きな係数が掛けられ，多い量子数では，小さい係数となり，これは平均値で割る処理と結果的に同様となる．図1.56に示したように，少ないX線ではノイズの変動割合に応じたノイズが表示画素値の変動として現れやすいため，ノイズが目立つのである．

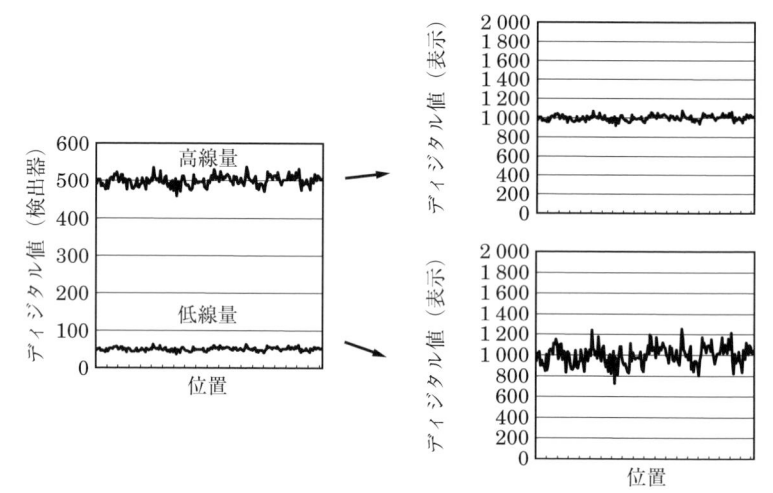

図 1.56 線量によるディジタル値の変動と表示画像上のノイズの関係
低線量は，本来変動成分が少ないが平均との比が高く，その比が表示画像上に高いノイズとして示される

(3) ノイズ特性の測定法

DRシステムのノイズ特性を評価する手法としては，画素値のバラツキを標準偏差で評価するRMS粒状度（root mean square granularity）による方法とノイズパワースペクトル（noise power spectrum：NPS）を求める方法が代表的である．RMS粒状度は，その計算方式からノイズの周波数成分の情報を含まない単一値であるため，簡便法として位置付けられ，たとえば，画像の周波数特性が同一の場合，すなわち同じシステム内でX線量を変化させたときなどの比較には有効である．NPSを求める方法としては，仮想スリットにより得られた1次元ノイズプロファイルをフーリエ変換する方法（仮想スリット法，図1.57），そしてノイズ画像を2次元フーリエ変換してパワースペクトルを求める方法（2次元フーリエ変換

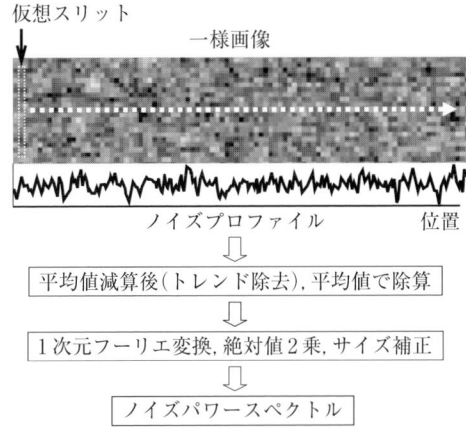

図 1.57 仮想スリットによるNPSの算出手順
仮想スリットは，スキャン方向に1ピクセル幅で数10ピクセルを加算平均する

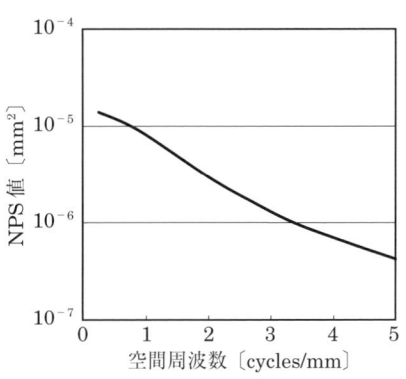

図 1.58 NPSの測定結果例
NPSは空間周波数とノイズパワーとの関係を示しており，NPS値が低いほどノイズが少ない（ノイズ特性が良い）ことを表す

法）がある．NPSは，図1.58に示すように，空間周波数とノイズ成分値（詳しくは「第4章ノイズ特性」参照）との関係を示しており，各空間周波数のノイズレベルとその変化を測定する．DRシステムのNPS測定は，国際規格IECによって推奨されるX線質により一様な照射を行った画像データから測定する．

(4) ノイズの空間周波数成分

X線量子の変動は，検出面に入る直前までは位置的に無相関であるため，量子ノイズはすべての周波数を均等に含むホワイトノイズである．また，被写体の動きや焦点半影などによるボケの影響は全く無関係である．これが検出器において，アパーチャ効果やサンプリング機構の影響を受け周波数特性をもつようになり，一般に高周波になるほどノイズ成分は低下する．ただし，直接変換型FPDでは，画素どうしがほぼ独立してX線検出を行うため，画素間は無相関に近くなりノイズはホワイトノイズ（ナイキスト周波数以下に限られる）に近づく．図1.59は，間接変換型FPDと直接変換型FPDのNPSの測定例である．直接変換型は，ほぼ横ば

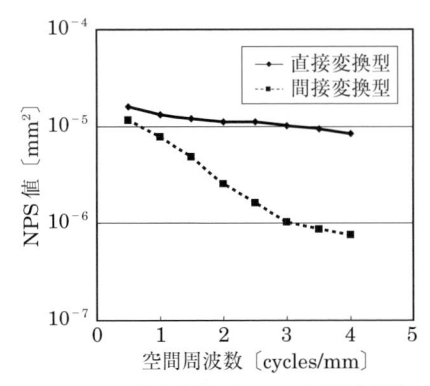

図 1.59 直接変換型FPDと間接変換型FPDのNPS測定結果例

第1章　アナログシステムとディジタルラジオグラフィシステム

いの特性となっておりホワイトノイズに近い特性となっているのがわかる．

〔4〕 解像特性の臨床画像への影響

　解像特性は，基本的にノイズの影響が少ない状態の特性を表す．ノイズによって信号が乱されて，解像可能な最高周波数が制限されて見える場合には，解像特性の低下として扱わない．また，階調処理が低コントラストな部分の信号レベルに位置してコントラストが十分でなく，識別に影響した場合にも同様である．しかし，これらは，臨床画像では十分にありうることであり，これらの場合に，「物理評価と視覚的な画像評価が一致しない」という疑問に直面する．すなわち，非常に高コントラストな物体（スリット，エッジ，矩形波チャートなど）から測定した解像特性が，臨床画像のさまざまな例にそのまま解像可能な周波数とそのレベルを反映しないのである．しかし，解像特性の基本であるノイズの無い状態の特性であることを考慮すれば，以下のような場合に解像特性による評価を臨床画像に適用可能である．

　―高コントラストな対象（骨など）でノイズの影響が無視でき，かつ階調処理が一定の場合
　―低コントラストであっても，非常に低ノイズ（薄い部位．透過性がよく十分な線量）であり，かつ階調処理が一定の場合

　前提条件に，階調処理が一定の場合としているが，この状況を作り出すことは難しくなく，処理条件を統一するだけである．よって，わずかな注意点を守ることで，臨床画像から解像特性の影響を知ることができ，その状態で確認した優劣は確実である．そしてその後に階調処理などを行えば，有効な検討が可能となる．

〔5〕 ノイズ特性の臨床画像への影響

　ノイズ特性と解像特性は一般にトレードオフの関係となっている．X線量子検出効率が同じならば解像特性が高くなると，ノイズ成分はそれに応じて多くなる．よって，解像特性の良いシステムでノイズ画像を見たときには，ノイズ特性の悪いシステムと誤解するかもしれない．また，非常に高コントラストな対象を広いウィンドウ幅で観察したときなどは，低ノイズのシステムと感じる可能性もある．このような場合にも，「物理評価と視覚的な画像評価が一致しない」という疑問に至る．そこで，ノイズ特性はどのような場合にその評価が必要になるかを考えることで，ある程度この疑問は解消される．

　ノイズの影響を受ける画像の性質でもっとも関心が高いのは，淡いコントラストの描出能である．そして，そのような淡いコントラストの物体では，多くの場合は解像特性は要求されず，ノイズ量が主な影響因子となる．よってNPS値により，淡いコントラストかつある程度の大きさのある物体（淡い腫瘤陰影など）の描出能が判断できることになる．もちろん，ノイズ特性を視覚的に確認する場合には階調処理と周波数処理を一定にするのはいうまでもない．

――――――― コラム　ノイズのエリアシング誤差 ―――――――

　X線の量子ノイズは，その変動がお互い無相関であるために，すべての周波数をもつホワイトノイズであり，蛍光体層で多少ぼけたとしても，依然，高周波成分を含む．この高周波成分がナイキスト周波数以上に及んでいることは

想像に難くない．よって，ノイズもエリアシングにより，折り返し誤差を伴い，高周波のノイズは低い周波数となり混合される．また直接変換型ではボケ因子はアパーチャ効果だけであるので，いっそうエリアシング誤差は大きくなると考えられる．このエリアシング誤差を含んだノイズ特性であるNPSをディジタル値からそのまま算出したものとして，ディジタルNPSと呼ぶ場合がある．

解像特性の測定は，エリアシング誤差を含まないpresampled MTFを測定することが推奨されているが，これはエリアシング誤差を含まず実質的な解像特性を測るために有効な手法である．すなわち，presampled MTFの測定結果は臨床画像に良く反映される．そこで，ノイズも，presampled NPSを評価する必要があるように思われるが，これを測定する方法が無く不可能である．しかし，ノイズのエリアシングは，現にノイズ量の変化として観察しえるものであり，これが臨床画像にも実際に反映される[13]．よって，presampled NPSではなく，ディジタルNPSは実質的な特性を見る上で，十分に利用可能であると考えられる．

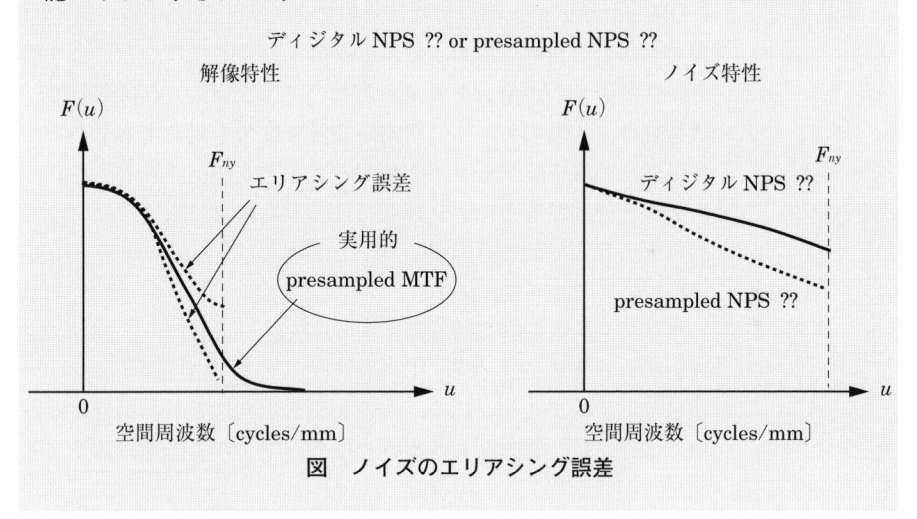

図　ノイズのエリアシング誤差

1・6　ディスプレイ

DRシステムの発達の初期段階では，それをフィルムに記録するレーザープリンタ（ディジタル値で変調したレーザー光でフィルムを感光させる装置）が多用され，画像はディジタルで得たとしても，それをシャウカステンにかけアナログシステムと同様に観察し診断に用いていた．ディジタル技術の発展により，データ通信技術が徐々に発達し，picture archiving and communication system（PACS）と呼ばれる医療画像通信システムに注目が集まるようになった．このPACSにおいては，画像サーバに保存されたディジタル画像をネットワークを通じて呼び出すことが簡単にできることから，これをわざわざフィルムに記録することは非効率的である．そこで，PACSの普及とともに，それまで医療画像表示の主役であったフ

ィルムに代わって，ディスプレイが表示機器の中心となってきた．

現在のディスプレイの主流は，液晶ディスプレイ（liquid crystal display：LCD）[1]であり，それ以前には，ブラウン管を用いたcathode ray tube（CRT）ディスプレイ[1]が用いられていた．ディスプレイ上に表示された画像のことをソフトコピー（soft-copy）と呼ぶ場合が多く，フィルムとシャウカステンの組合せを用いず，ディスプレイだけの観察で画像診断を行うことを，ソフトコピー診断（または，モニタ診断）と呼ぶ．

1・6・1 ディスプレイの諸特性

〔1〕 輝度特性

ディスプレイは一般に，コンピュータと，内部のビデオインターフェースを介して接続され，コンピュータから出力される画像信号をディスプレイが受信し，それを規定の輝度で表示する．ディスプレイの輝度特性（luminance response，階調特性とも呼ばれる）は，図1.60の例に示すように，入力信号レベルに対する輝度の関係を示す特性であり，DRシステムの入出力特性に相当する．

DRシステムの入出力特性は，露光量とディジタル値の基本的関係であるため，出力画像の処理過程におけるルックアップテーブルなどにより階調が変化し，入出力特性そのものが出力を規定するものではない．これに対して，ディスプレイの輝度特性は，入力のレベルに対する表示輝度値を規定するものであるので，これによって表示画像のコントラストや明るさなどが決定される．さらにディスプレイは，内部の変換回路などにより輝度特性の最高および最低輝度だけでなく，その間の階調をある範囲で調節可能であることから，1つのディスプレイにおいてさまざまな輝度特性に設定可能である．

ディスプレイの輝度特性は図1.60のように信号レベルが低い場合に輝度が低く，高い場合はその逆となる．DRシステムの取得画像データは，一般にX線の強い領域でディジタル値が高く，このまま表示画像とした場合には露光量の高い領域が白く描写され，従来から観察されてきたフィルム画像（露光が強ければ濃度が上が

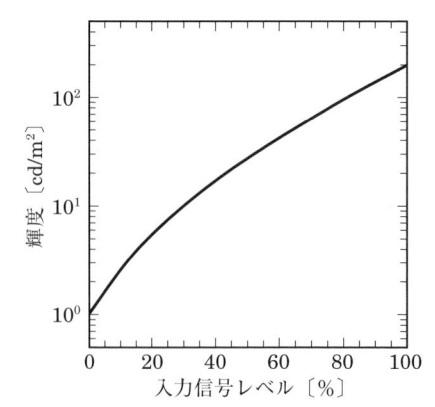

図 1.60 ディスプレイの輝度特性の例
最低輝度 $1\ \text{cd/m}^2$，最高輝度 $200\ \text{cd/m}^2$ に設定した医療用液晶ディスプレイ（DICOM規格準拠）の例

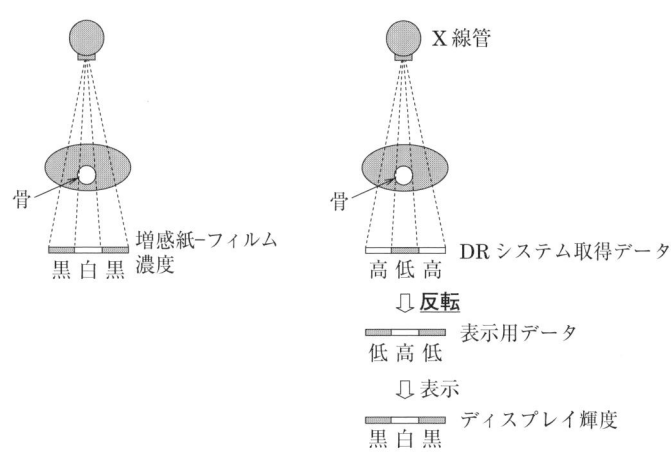

図 1.61 アナログシステムとDRシステムにおける画像の濃淡関係
ディスプレイでは，従来からの白黒関係を実現するために反転処理が加えられる

る）と反転の関係となる．よって，図1.61のように，DRシステムでは，ほとんどの場合画像処理過程で信号値の反転を行い，それを表示画像データに反映させる．なお，X線 computed tomography（CT）や，核磁気共鳴画像法（magnetic resonance imaging：MRI）などの再構成画像では，信号値の高い部分（CTの骨部など）を白く表示するのが通常であるので，DRシステムのような反転処理は施されない．

〔2〕 解像特性

DRシステムにおいての解像特性は，どこまで細かいものまで分解しうるか，またごく小さな点状や線状信号をいかに忠実に再現するかという指標であることは先に述べた．ディスプレイにおいてもこれは同様であり，点状または線状信号や，繰り返し信号などをいかに忠実に表示しうるかで評価可能である．その観点からディスプレイによって解像特性はさまざまであるかというとそうではなく，現状のディスプレイは，コンピュータとディジタルインターフェースを介して接続され，図1.62に示すように画像はピクセルの集合として表示されることから，表示の最小

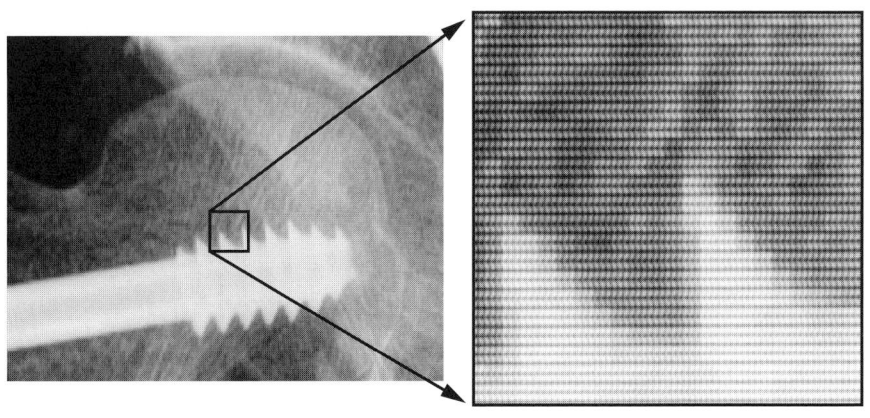

図 1.62 液晶ディスプレイにおける表示画像と画面拡大写真
ピクセルの集合として画像が表示される

単位であるピクセルサイズが解像特性を決めるといっても過言ではない．そして，ピクセルサイズ p〔mm〕のディスプレイは，その表示上のナイキスト周波数 F_{ny} は，$1/2p$〔cycles/mm〕であり，この周波数以上の空間周波数を表現することはできない．さらに，ピクセルサイズ自体は，画像表示のレスポンス（MTF で評価可能）を決めるものであり，サイズが大きくなるほどそのレスポンスは低下する．図 1.63 は，表示ピクセルと MTF の関係を示した図であり，輝度プロファイルが矩形の場合は，F_{ny} における応答は約 0.637（$2/\pi$）である．

ピクセルサイズが大きいディスプレイは解像特性に劣り，ピクセルサイズは表示マトリクスサイズと密接に関係することから，しばしばディスプレイの解像特性はマトリクスサイズ（メガピクセル単位）をもって示される．ただし，ピクセルサイズだけで一意に解像特性が決まるわけではなく，表面構造やピクセル構造によって輝度プロファイルは変化し，MTF がある範囲で変化する．

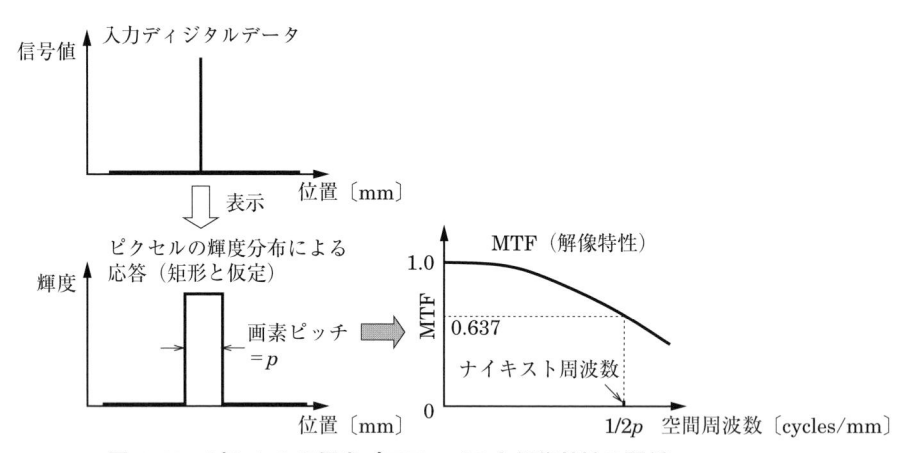

図 1.63　ピクセルの輝度プロファイルと解像特性の関係
ディジタルインターフェースで接続されたディスプレイでは，信号の応答はピクセル輝度分布に依存する

〔3〕　**ノイズ特性**

DR システムのノイズ特性は，一様な領域にて示されるゆらぎであることは先に述べた．これに対して，ディスプレイの画像表示がピクセル単位であることから，そのピクセル構造に起因した不均一性が生じて，その扱いはやや異なる．図 1.64 は，一様画像を表示した液晶ディスプレイの表面拡大写真である．ピクセル構造に起因した周期模様や，若干のランダムノイズが確認できる．この中でピクセル構造によるノイズは，最も顕著であるものの，あくまでも周期模様であるため，DR システムで扱うランダムノイズとは違い，別な考慮として扱うのが一般的である．実際にある程度の観察距離においてはこの周期模様を無視するように観察できることからも理解できる．よって，ディスプレイのノイズを，ランダムノイズ（またはそれに類するもの）とするならば，その原因は，① ピクセル間の輝度のばらつきや，② 表面構造による輝度ムラが主である．

現状では，医療用ディスプレイでは①は非常に小さいことがわかっており，②によるノイズも優れた表面構造の機種によりほぼ解決されつつある．よって，未だ機種によって差があるものの，総じて非常に低いノイズレベルであり，画像表示を損

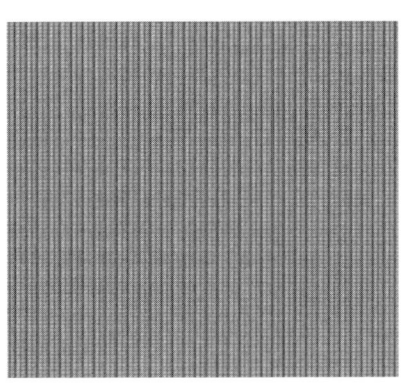

図 1.64 液晶ディスプレイにおける一様画像表示の拡大写真
ピクセル構造に起因した細かな模様（周期模様）と若干のランダムノイズが確認できる

なう可能性は低い．

〔4〕その他の特性

ディスプレイで評価されるその他の特性には，輝度均一性，アーチファクトなどがあるが，品質管理の主な目的とする項目であるため，これらに関しては，他のディスプレイ品質管理のガイドラインや文献を参照されたい．

〔5〕理想的ディスプレイ

ディスプレイは，受動的装置であり，送られてくるディジタルデータを忠実に再現しながら表示することに使命がある．よって，高性能な理想的ディスプレイは，画質を向上させるのではなく，画質劣化を抑えることができる点で優れていることになる．この観点から，ピクセルサイズなどのすべての性能は，表示データを劣化させない因子の度合いと捉えることができる．その中で，輝度やコントラストは，人の視覚刺激に関係して，過度な性能を必要としないことから，現状性能（最高輝度：$10\,000\,cd/m^2$ 以上，コントラスト比：1 000 以上）が不十分とは考えにくい．また，ディスプレイによるノイズ付加も極力抑える必要があるが，〔3〕で述べたように現状のノイズレベルは十分に低くなりつつある．これに対して，ピクセルサイズ（マトリクスサイズ）は，本来自然で滑らかな元画像に対してピクセルごとの表示を余儀なくするものであることから，〔2〕で述べたレスポンスにも対応しそれ自体が主な画質劣化因子である．

よって，理想的ディスプレイの条件は，自然で滑らかな表示を実現する，限りなく小さいピクセル（十分に大きなマトリクスサイズ）であると考えられる．このようなディスプレイでは，ピクセル構造ノイズも無視でき，真に元画像データを忠実に再現可能となる．

1・6・2 CRT ディスプレイ

CRT ディスプレイは，放送機器としては長い歴史をもち，医療においても 1990 年代後半からの PACS の普及初期において，ディスプレイ機器として主役を努めてきたが，今やその役目を終え，医療画像観察ではほぼすべて液晶ディスプレイに置き換わった．しかし，CRT ディスプレイの性質は，液晶ディスプレイの画質を

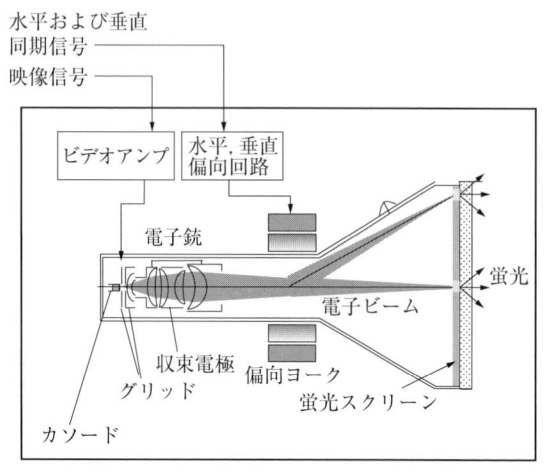

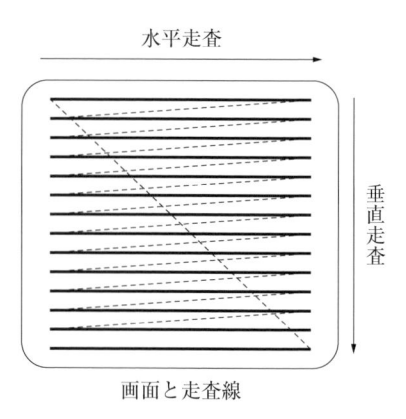

図 1.65 CRTディスプレイの構造と走査線の走査軌跡

論じる上でも予備知識として有効である．

基本的なCRTの構造と画面における走査線の走査軌跡を図1.65に示す．ヒータによって暖められたカソードからの電子ビームはグリッドの電圧変化で強度変調され，電磁偏向によって偏向され蛍光スクリーン上を走査して画像表示を行う．グリッドの強度変調に画像データに応じた変調を行えば，画像の濃淡を表示可能である．このように，電子ビームの走査によって画像表示を行うため，水平の走査方向は連続的な（アナログ的な）表示であり，垂直方向は走査線による離散的な（ディジタル的な）画像表示となる．

〔1〕 CRTディスプレイの輝度特性

CRTディスプレイの輝度特性は，図1.66左のような$\gamma \fallingdotseq 2.2$となるガンマ特性となっている．輝度の対数は，人の感覚に近いといわれていることから，ガンマ特性は，視覚的には，図右に示すような階調特性に近い．よって，CRTディスプレイは，信号レベルに対して非線形なコントラスト変化となっており，低い信号レベルではコントラスト感が強く，レベルが高くなるにつれて低コントラストとなる．

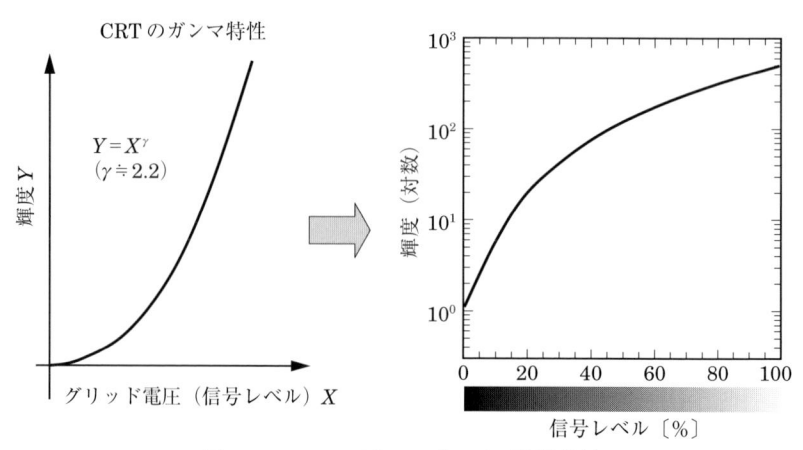

図 1.66 CRTディスプレイの階調特性

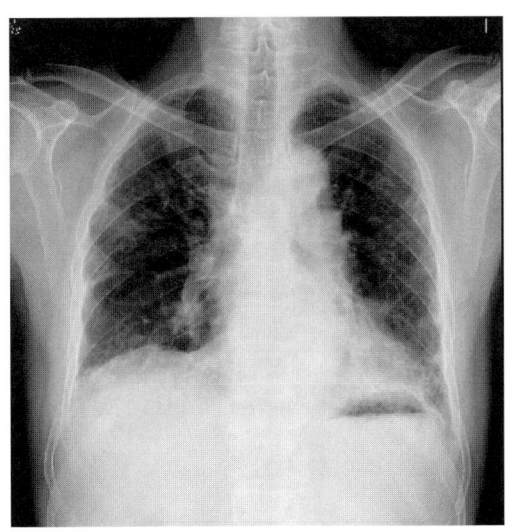

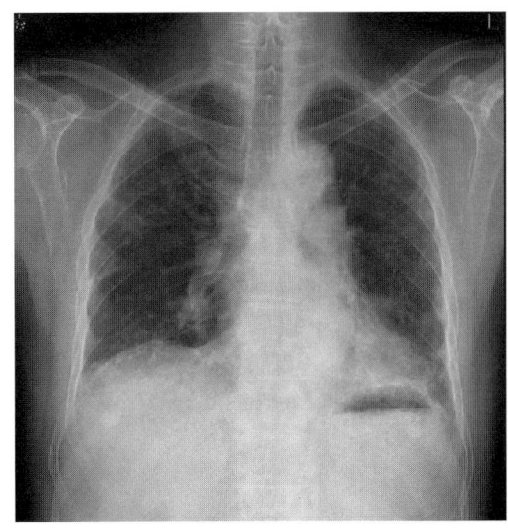

図 1.67 ガンマ特性と直線特性の画像比較
ガンマ特性は，コントラストが高い領域があり，胸部ではこの領域に肺野のレベルを合わせ良好なコントラストを得る

図 1.67 は，ガンマ特性と，輝度の対数に比例する特性の画像比較である．比例特性では，すべてのレベルでほぼ均等なコントラストとなる反面，高コントラストな領域がない．臨床画像では，高いコントラストで観察したい領域を含む画像が多いため，ガンマ特性のコントラストの高いレベルにその領域を合わせることで良好なコントラストが得られる（図では肺野がその領域である）．現在のディスプレイの主流は液晶ディスプレイであり，汎用タイプのものは，従来からのCRTディスプレイの特性に合わせて$\gamma \fallingdotseq 2.2$程度の輝度特性に設定されている．しかし医療画像表示はDICOM規格によって定められた輝度特性とすることになっているため，CRTディスプレイのような非線形な特性ではなく，ほぼ線形な特性（GSDF，1・6・3項参照）が定められた．

〔2〕 **CRTディスプレイの解像特性**

　CRTディスプレイの解像特性は，基本的には電子ビームのスポット形状（蛍光体上での輝度分布）に依存する．したがって，電子ビームの集束度が高くスポットが微小であれば，ビデオアンプの周波数特性が高いことを前提に，高解像度となる．ただし，ディスプレイ画面の有効面積を限られた走査線数で走査する以上，画面を適切に埋めるための走査線の幅（垂直方向）を確保する必要があり，スポットサイズは，そのバランスによって決定される．図 1.68 は，医療用の高解像度CRTディスプレイの解像特性（MTF）である．この特性の周波数軸は，CRTディスプレイの推奨表示ピクセル数におけるピクセルサイズから決まるナイキスト周波数単位である．本来，CRTにはピクセルが存在しないが，コンピュータに接続するために設計されたCRTディスプレイでは，表示画像マトリクスにおけるピクセルを扱う．この図から，ナイキスト周波数1.0でのレスポンスは0.2～0.3で決して高くない．これはスポットの蛍光体上での広がりによるものである．CRTでは，これに加えてビデオアンプの特性なども加わりアナログ的要素が多いため，高い解像

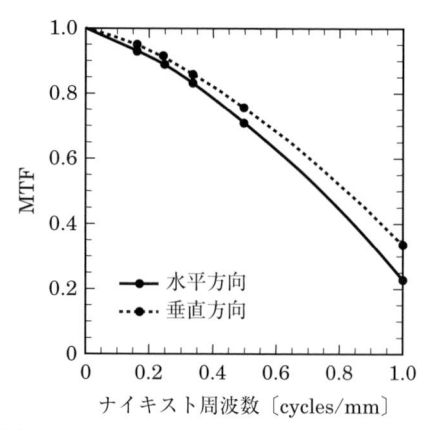

図 1.68 2メガピクセル（1 600×1 200）CRTディスプレイの解像特性

特性とすることが困難である．

1・6・3 液晶ディスプレイ

　CRTディスプレイは，過去に大画面化と高解像度化とともに発展していったが，ブラウン管を装備するため，本体の重量と体積が増していき，またその消費電力も問題であった．よって，フラットな形状をもち，軽量で高画質なディスプレイが切望されていた．そして，これを満たす性能を持つ液晶ディスプレイは短期間に普及し，医療用ディスプレイは，ほぼ完全に液晶ディスプレイに置き換わった．薄型で軽量な液晶ディスプレイは，省スペース性だけでなく，優れた画質特性や長期安定性を有する点でもCRTディスプレイに対して優位な性能をもつ．

〔1〕 液晶ディスプレイの構造

　液晶ディスプレイの表示原理は，偏向板による偏向と，液晶による偏向の制御による透過光制御を基本とする．図1.69に，twisted nematic（TN）液晶の基本構造と光透過制御の原理を示した．TN液晶では，透明電極を有するガラス板の間に

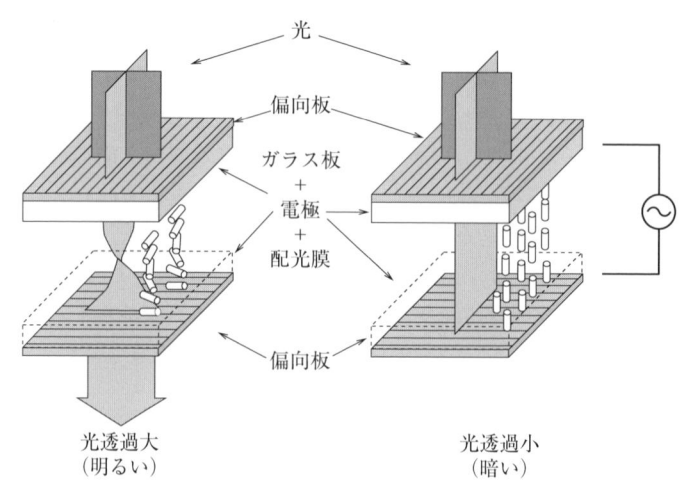

図 1.69　TNタイプ液晶の基本原理

nematic（棒状分子が平行配列した）液晶を挟み込んだ構造であり，上下の偏光板はお互いに90度ねじれた（twisted）偏向方向となるように貼り合わされている．図に示すように，TN液晶に光が入射すると，最初の偏光板で特定方向の振動に制限された光となり，それが液晶に入射する．そしてTN液晶の分子軸方向に沿って回転しながら進み，90度回転した偏向となる．出力側の偏光板は90度の角度をもつために，その偏向は透過し，明るく見える．ここで，上下の透明電極に電圧を印加して液晶を電界下におくと，液晶の軸は電界の方向と平行に（上下方向に）向く．この場合には入力の偏向は，回転せず出力面の偏向方向と違うために光は透過しない．この印加電圧は，ある領域で透過率が連続的に変化するため，印加電圧による濃淡の制御が可能であり，液晶素子を2次元的に多数配置し印加電圧を画素値にしたがって変化させることで，液晶による画像表示が可能となる．図1.70は，TN液晶パネルの基本構造を示した図である．

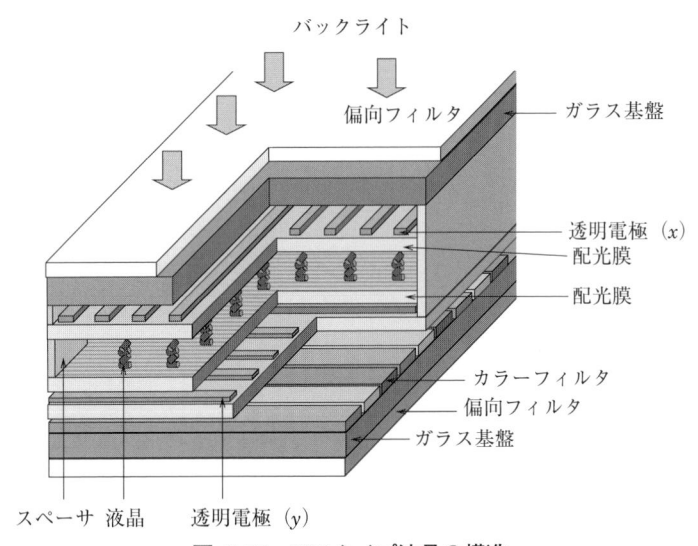

図 1.70 TNタイプ液晶の構造

　液晶パネルは，それぞれの構成要素が層状になっており，この中で重要な役割をするものは，液晶素子と偏光板の他に，透明電極がある．前述のように液晶へは印加電圧が必要であり，そのためには必ず電極が必要となる．この電極の素材に不透明な材質を用いると電極部分が不透過となり画像表示が不可能となる．そこで利用されたのが透明かつ電気をよく通す透明電極である．

　液晶ディスプレイの光源であるバックライトの構造は，図1.71のようになっている．光源としては，冷陰極管が主流であり，一部，色再現性などを目的としてlight emitting diode（LED）を用いたもの，LEDと冷陰極管を併用したものが登場している．汎用の液晶ディスプレイでは高輝度を要求されないため，光源を両サイド（または片側）に配置して光ガイドと拡散板によって均一な面光源を実現する．これに対して高輝度が必要な医療用ディスプレイでは，多数の光源を液晶背面に並べて配置して，均一性を高めながら高輝度を実現する．

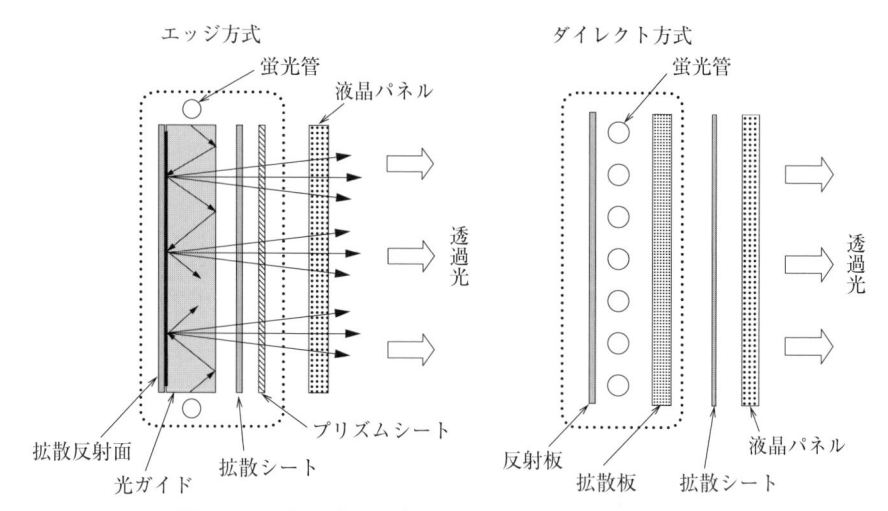

図 1.71　液晶ディスプレイのバックライトの基本構造

〔2〕　液晶の駆動方式

　液晶ディスプレイは画素である液晶素子の印加電圧を制御することで濃淡を表現する．**図 1.72**はその制御回路の概要を示した図である．コンピュータからの画像信号は階調および信号レベル補正回路によって，液晶素子の印加電圧-透過率特性を補正して，適切な画像階調として表示されるようにする．この補正によって，従来のCRTディスプレイで受け入れられてきた$\gamma\fallingdotseq2.2$（1・6・2項参照）の階調特性

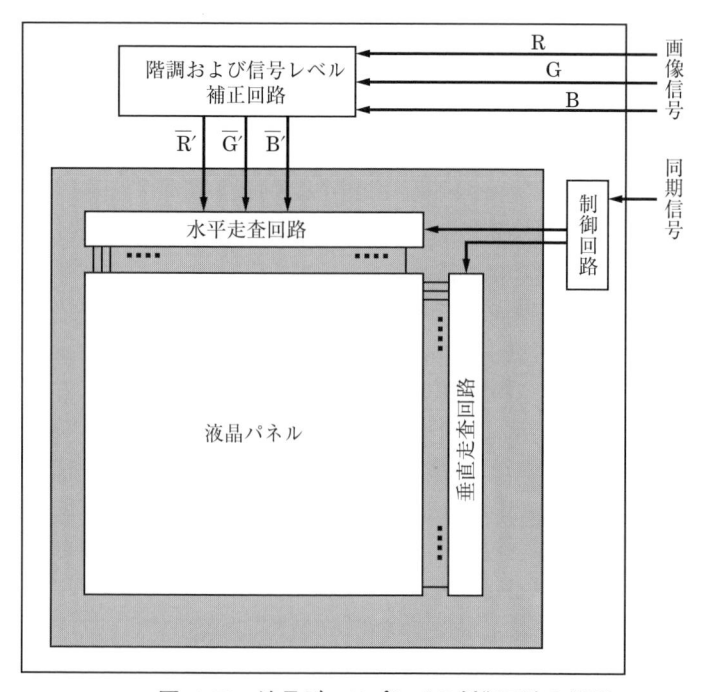

図 1.72　液晶ディスプレイの制御回路の概要

を液晶ディスプレイ上で実現可能であり，医療用ディスプレイでは，DICOM 規格に準じた階調特性に変換することが可能となる．液晶パネル内の各液晶素子に対して印加電圧を与える駆動方式としては，単純マトリクス駆動方式とアクティブマトリクス駆動方式があるが，現在はほとんどが後者の方式で駆動される．

　アクティブマトリクス駆動方式は，液晶素子ごとに TFT を配置して，素子間の信号クロストークを防ぎつつ，素子ごとの印加電圧制御を可能として，高コントラストと高解像度を両立する方式である．この方式は，図 1.73 に示すように，X 電極と Y 電極はごく細い導電線で構成され，各画素の TFT を含む微小な回路を駆動する．また選択された画素のみに信号が印加されるため他の画素への影響がなく，さらに画素が選択されていないときにも，保持容量（コンデンサ）により電圧が印加され輝度がそのまま保持されることから，高輝度化において有利である．

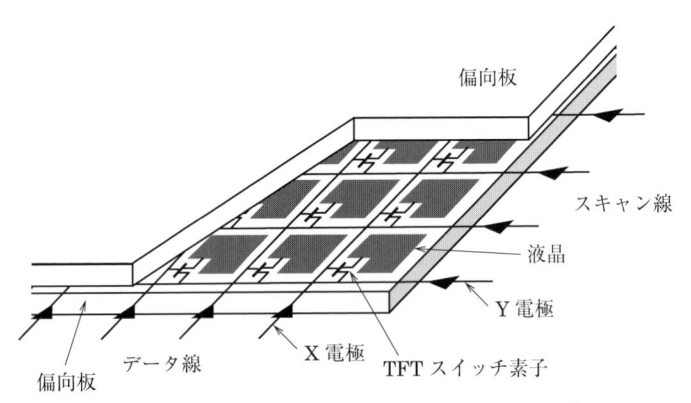

図 1.73　アクティブマトリクス駆動方式の基本構造

〔3〕　液晶ディスプレイの諸特性

　液晶ディスプレイでは，解像度はピクセルのマトリクスサイズによりほぼ決定される．今や液晶ディスプレイは，ディジタルインターフェースが一般的であり信号劣化はほとんどないが，アナログビデオ信号を使用していて入力信号自体の周波数特性が劣る場合にはこの限りではない．よって，解像度の指標としてディスプレイのもつマトリクスサイズが用いられることが多い．たとえば，1 200×1 600 ピクセルまたは，総数の 1 920 000 を簡略化して 2 メガピクセル（mega-pixel：MP）などの表記が一般的である．現在，医療用としての最高のマトリクスサイズは，2 048×2 560（5 メガピクセル）である．

　階調特性や均一性に関しては，医療画像用として設計されたものは製品間の差はほとんどなく，階調数は一般的に用いられる 256 階調（カラーの場合，RGB それぞれ 256 階調）モードだけでなく，1 024 階調以上が可能な製品も多い．ただし最近の研究で，256 階調とそれ以上の間に有意差がないと報告されたことから[14]，現状で十分であると考えられている．また，参照画像や電子カルテに用いる汎用品では階調の連続性などにおいて特性の違いをもつことが多い．

　よって，医療用として製品間に差があるのは，解像度，最高輝度，コントラスト比，視野角特性，ノイズ特性などである．我が国における医療画像用ディスプレイの品質管理規格には，日本画像医療システム工業会の定めた JESRA X-0093-2005

があり，必要な性能評価基準が定められている．

(1) 解像特性

図1.74は，カラーとモノクロの液晶ディスプレイにおける画素構造の拡大写真である．図のようにピクセル構造の境界が明瞭に認識できることから，液晶素子はほぼ独立に駆動されていることがわかり，これが高解像度の所以である．このように，液晶ディスプレイは，1つ1つ明確に区切られた画素（画素内部には機種依存の構造を含む）によって画像表示を行うため，その解像特性は画素ピッチに大きく依存する[15,16]．液晶ディスプレイが画面上で再現できる最大の周波数（ナイキスト周波数）は，画素ピッチをDとすると$1/2D$となる．たとえば，2メガピクセルの液晶ディスプレイが，$D=0.27$ mmであるならば，ナイキスト周波数は1.85 cycles/mmである．このように画素ピッチによって最高周波数が限られるため，画素ピッチが小さくなれば（一般に，総ピクセル数が多くなれば）液晶ディスプレイの解像度は高くなる．図1.75は，5メガピクセルと2メガピクセルのディスプレイにおいて，同じサイズで画像表示をした時の画面の比較である．解像度の高い（マトリクスサイズの大きい）ディスプレイが解像度に勝ることがわかる．

ただしこれは，画像を実物サイズで表示したときの指標であり，ディジタル画像では，任意に表示拡大率を可変できることから，その場合は，ナイキスト周波数だけで解像度を評価できない．今，2メガピクセルの液晶に，サンプリング間隔：

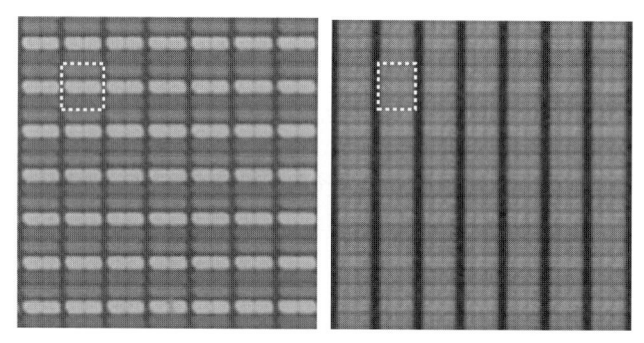

図 1.74 カラーとモノクロ液晶ディスプレイの画素構造の例
点線の囲った領域が1画素

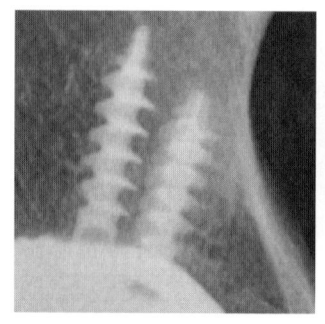

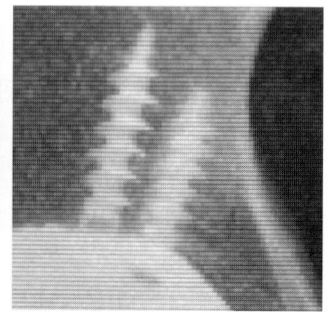

5メガピクセル　　　　2メガピクセル

図 1.75 5メガピクセルと2メガピクセルディスプレイの表示画像の比較

0.135 mm（ディジタル画像のナイキスト周波数は 3.7 cycles/mm），マトリクスサイズ：2 400×3 200 のディジタル画像を表示する場合を考える．この画像を実物サイズで表示した場合は，ディスプレイのナイキスト周波数 1.85 cycles/mm に制限され画像が間引きされるため，ディジタル画像のもつ情報が制限される[17]．しかし，ディジタル画像から 1 200×1 600 の領域を切り出して表示するならば，元の情報はすべて画素に割り当てられ，実質的には高い解像度が確保される．このような表示は拡大表示（または，ピクセル等倍表示）と呼ばれ，ディスプレイの限られた解像度を緩和する手法として多用される．しかし，この拡大表示を解像度の低いディスプレイで用いると図 1.76 に示すように表示範囲が狭まり，全体の画像観察には表示位置の移動が必要となる．

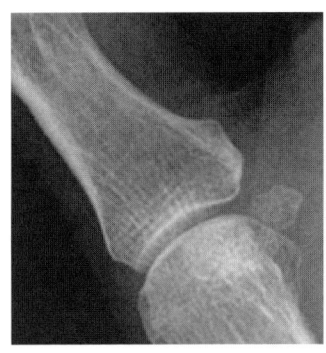

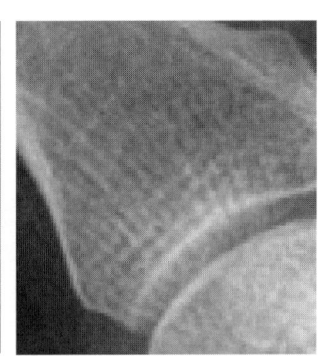

5 メガピクセル　　　　　2 メガピクセル

図 1.76　拡大表示による表示範囲の狭小化
解像度の低いディスプレイで拡大表示を行うと元画像の情報は保たれる反面，観察範囲が狭くなる

(2)　輝度特性

　液晶ディスプレイの最大輝度は，バックライトの最大輝度と液晶パネルの最大透過率に依存する．しかし，常にバックライトを最大に駆動しては，経年劣化による輝度低下が使用後すぐに現れてしまうため，バックライトの駆動レベルを下げるのが通常である．そして，医療画像の診断用としては，300〜500 cd/m^2 で使用されるのが現状である．フィルムを用いた画像観察ではでシャウカステン上にフィルムをかけるため，シャウカステンの輝度が 2 000 cd/m^2，フィルムの低濃度部の濃度が 0.2 であるとすると，その輝度は約 1 260 cd/m^2 となり，通常使用の状況では，液晶ディスプレイはフィルムよりかなり暗い状態となる．しかし，明るさの適正値は周囲環境の明るさと相対的にかかわるため，たとえば，外光が入る大きな窓のある部屋では，液晶ディスプレイの最大輝度はやや不足すると感じられるが，カーテンなどで遮光して，室内照明が主体となるような環境照度（300〜500 lux）では，十分な明るさと感じられる．さらに液晶ディスプレイでは，最大輝度と合わせてコントラスト比が重要視される．コントラスト比は，液晶の透過率制御の範囲であり，画像診断用のディスプレイは 700：1〜1 000：1 が実現されている．これはフィルム濃度差にして 2.85〜3.0 に換算できることから，フィルムの使用濃度範囲が 0.2〜3.5 程度であることを考慮すると，液晶ディスプレイは現状ですでに十分なコントラスト比を有していることがわかる．

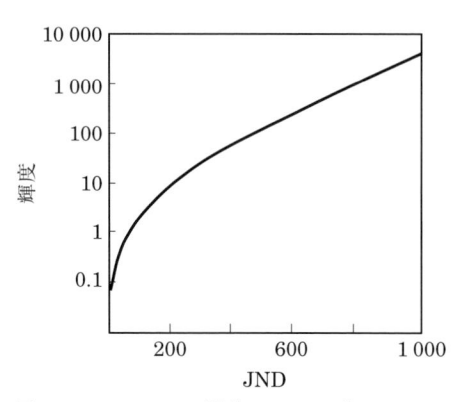

図 1.77　DICOM 規格において定められた階調特性（GSDF）

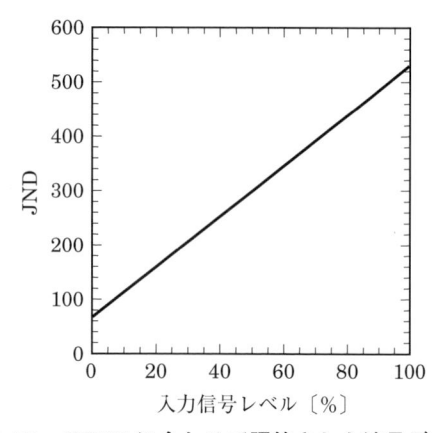

図 1.78　GSDF に合わせて調節された液晶ディスプレイの入力信号レベル-JND 値の関係
最小輝度 = 1.0 cd/m^2，最大輝度 = 300 cd/m^2 の場合を示す．JND は人の視覚的感覚量に近似できるため，視覚的線形性が得られる

　ほとんどの医療用液晶ディスプレイは，内部の LUT を自由に可変できる機能をもつことが通常であるため，その階調特性は，基本的に最大輝度と最小輝度の間で自由な特性に調節可能である．そして，医療画像診断における共通性に配慮して医療画像の規格である DICOM 規格によって，gray-scale standard display function (GSDF)[18] に合わせて調節することが推奨されており，ほとんどの場合，その特性に調節される．先に述べた管理規格，JESRA X-0093-2005[19] では，GSDF を維持するような管理項目を含む．

　図 1.77 は，GSDF を示したグラフであり，この特性は，Barten らの研究[20] に基づき just noticeable differences (JND) という視覚の最小識別域を単位とする値を横軸とした輝度との関係を表している．JND は，視覚的なコントラストに対して線形な値であるため，この関係をもってして，視覚的コントラストが均等となる輝度比を求めることができる．グラフを見ると，低輝度の傾斜が急であり，高輝度の傾斜は低いことから，人の視覚的なコントラストは，輝度比に対して，低輝度で低く，高輝度で高いことが示されている．GSDF に合わせて調整されたディスプレイでは，入力の信号レベルに対して，視覚的に線形に近い感覚量変化となる視覚的線形性 (perceptual linearization) を示すようになり，図 1.78 のように，入力信号の全域にわたって均等なコントラスト感が得られるようになる．GSDF に規定することの意義は，異なる最大輝度やコントラスト比のディスプレイ間でこの線形性を確保することにあり，コントラスト比の違うディスプレイ間で，視覚的コントラストを同じにするものではない．しかし，1 画像内の高輝度領域と低輝度領域でのコントラスト差は解消され比較的安定した画像出力に貢献するため，医療施設内にある多数のディスプレイを用いたさまざまな場面で階調の矛盾を軽減できる．なお GSDF は輝度レベル全域にわたり非線形な特性であるため，GSDF に合わせるための入力信号レベルと輝度の関係は，最大輝度と最小輝度によって変化する．したがって，同一機種内でバックライトの輝度が低下した場合であっても，その都度，LUT を更新して GSDF に合うように再調節する必要がある．

汎用液晶ディスプレイの階調特性は，従来のCRTディスプレイの特性であったガンマ特性に調節されている．これはさまざまな画像に対応するために必要な階調であるが，GSDFとは大きく異なる特性となる．よって，汎用のディスプレイに医療画像を表示した場合は，医療用ディスプレイとは異なる階調特性となる．**図1.79**は，最高輝度 $\gamma \fallingdotseq 2.2$ とGSDFにおける入力信号レベルとJND値との関係の比較である．このようにガンマ特性の場合には，GSDFに比べて低信号レベルでコントラストが高くなる．

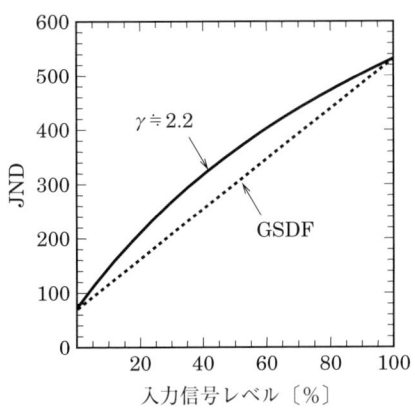

図1.79 $\gamma \fallingdotseq 2.2$ とGSDFにおける入力信号-JND特性

(3) ノイズ特性

液晶ディスプレイのノイズ特性は，主に，画素を構成する液晶素子のバラツキと表面構造に依存する．液晶素子にバラツキがあると，2次元的に均一な入力信号を与えた場合でもそれぞれの画素の示す輝度が異なることで，それがノイズとなる．また表面を構成する材料によってもノイズが付加される場合がある．今やコンピュータとディスプレイの接続はディジタルインターフェースを介することが一般的になり，アナログ信号の伝達には見られたノイズ混入は皆無である．よって液晶ディスプレイのノイズは，X線画像のように画像ごとに変化するものでなく，画面の位置によって固定である点で異なる．たとえば，ディスプレイの表面に反射防止のアンチグレアフィルタ層がある場合は，そのフィルタは非常に細かい凹凸面を形成して，それがノイズ源となる[21]．このフィルタ層は，構成要素であるためノイズの位置的分布は常に変化しない．**図1.80**は，アンチグレアフィルタ層の有り無しによるディスプレイ画面の比較である．アンチグレアフィルタ層により，液晶を透過してきた光が乱され，細かい粒状を呈していることがわかる．またアンチグレアフィルタ層なしの場合は，均一性が高く，もう1つのノイズ要因である液晶素子のバラツキ自体が非常に小さいことがわかる．したがって，液晶ディスプレイの主たるノイズ要因は表面構造によるものであると考えられる．ただし，画素構造によって，画素の隙間が観察されるため，この構造自体を本来の画像表示に不必要な物としてノイズとして扱う場合もある．**図1.81**は，液晶画面を撮影した画像から，画素構造を消去するシミュレーションで作成した画像である．画素構造が消去された画像は，視認性が高く画質が向上したように見える．一般に解像度の高いディスプ

第1章　アナログシステムとディジタルラジオグラフィシステム

　　　アンチグレアフィルタ層有り　　　アンチグレアフィルタ層無し

図 1.80 アンチグレアフィルタ層の有り無しによる均一画面の比較
画像はピクセル構造（ピクセル間の隙間）によるブロックノイズを取り除いてある

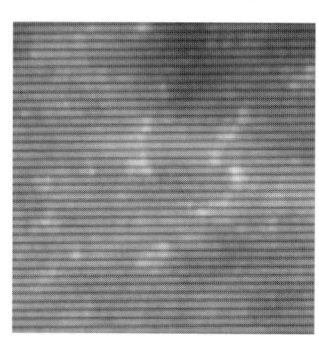

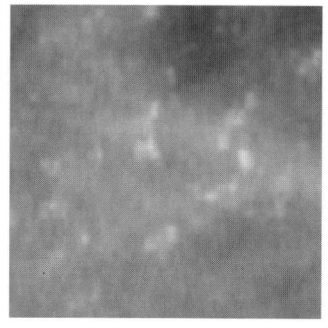

図 1.81 液晶ディスプレイの画面におけるピクセル構造消去のシミュレーション
ピクセル構造を消去することで画像の視認性は向上する

レイほど，画素ピッチが細かいことから画素構造による繰り返しパターンの空間周波数が高くなり，視認しにくくなることから画素構造ノイズが減少する．

(4) 視野角特性と動作モード

　液晶ディスプレイでは，液晶素子に電圧を印加することで液晶分子の配列方向を変化させて，光の透過率を制御する[1]．この配列方向は，観察する方向と影響し合うため輝度の視野角依存性が生じるという問題がある．**図 1.82** は TN 液晶における視野角依存の発生機序を示した図である．この視野角依存性は機種によってさまざまであり，液晶の駆動方式や画素構造に深くかかわる．一般に斜めからの画像観察が問題であり，輝度低下だけなく，輝度レベルによって視野角特性に違いがあると階調に変化を来たし，場合によっては階調が反転するなど医療画像観察では問題である．またカラー画像の場合は色調が視野角によって変化して画像観察の支障となる．液晶ディスプレイの視野角改善手法には，液晶素子を分割するマルチドメイン化や，液晶動作モードの変更による方法があるが，詳しくは専門書にゆずる．マルチドメイン化は，1画素の液晶素子内に液晶の向きの違う複数の領域をもうけて，視野角依存を相殺する方式である．また液晶動作モードでは，vertical align-

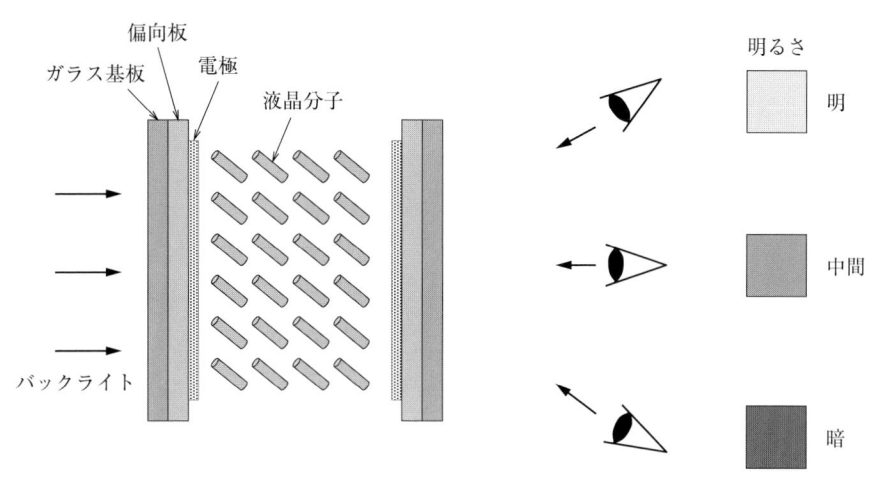

図 1.82 TN液晶における視野角特性の発生機序

ment（VA），in-place switching（IPS）方式が視野角改善に有効であり，特にIPS方式が優れた特性をもつ．VA方式は，視野角改善とともに高いコントラスト比も提供する．

1・6・4 ディスプレイの発展

　液晶ディスプレイは，高解像度化，高輝度化，高コントラスト化において進歩してきた．それとともに，液晶によらないディスプレイとして，放電による発光を利用したプラズマ（plasma）ディスプレイや，有機化合物中の励起子による発光を利用した有機 electro-luminescence（EL）ディスプレイなどが登場してきた．しかし，未だ高解像度と大画面を両立するには問題があり，今後の発展やディスプレイの新方式の開発が望まれている．

　ディスプレイ装置は表示装置であり，画像を生成する他の医療機器からの画像を忠実に再現することを目的としており，この"忠実表示"が実現されれば，そのディスプレイは理想的ディスプレイとなる．

　ディジタルシステムは，X線強度分布をサンプリングしたデータであり，限られたマトリクスサイズの画素からなることは1・5節で述べた．しかし，このマトリクスを表示するために理想とするディスプレイのマトリクスサイズは，実は，元画像に等しいマトリクスサイズではない．本来，元としたX線強度分布は，アナログ量でありピクセルによる区切りはない．サンプリングは強度分布を離散的に採取するが，そのデータによって再現したい分布は元のアナログ量を極力再現した連続的な分布である．図1.83は，サンプリングしたデータからの表示において，サンプリング間隔と等しい画素サイズで表示した場合と，それより十分に細かいピクセルで表示した場合の違い（シミュレーション画像）を示している．前者では，サンプリングしたデータがディスプレイの画素に1対1で割り当てられるため，劣化が無いと勘違いされる場合がある．この画質低下を緩和するには，ピクセルサイズを小さくするしか方法はなく，理想は無限小サイズである．しかし，無限小画素は非現実的であるため，人の視覚の高周波数特性を上回る小さな画素サイズであるな

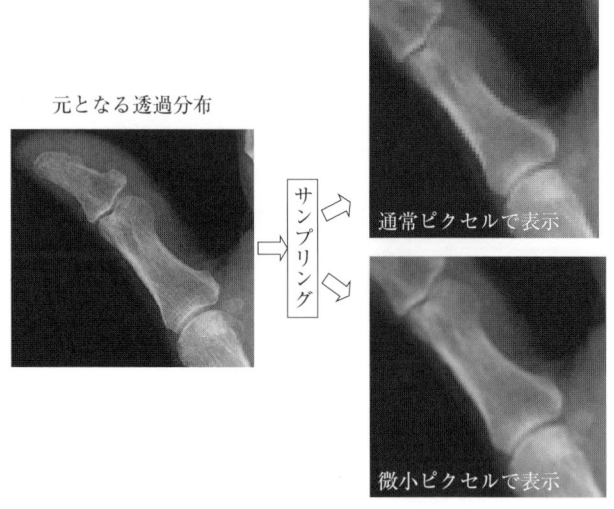

図 1.83　ディジタルデータの表示におけるピクセルの影響

らば，観察者への情報量低下は最小限となる．先に述べたように，輝度レベルやコントラスト比は現状でも十分であることから，画素サイズとマトリクスサイズ（必要な画面サイズを提供するため），すなわち解像特性の向上が医療用ディスプレイの今後の発展の目標となる．

◎参考文献

1) 岡部哲夫，藤田広志：医用画像工学 第2版，医歯薬出版，2004
2) 高橋正治，高橋 隆：図解 診療放射線技術実践ガイド，文光堂，2006
3) 金尾 要：写真に関する基礎知識，富士エックスレイ株式会社，1977
4) 内田 勝：放射線画像工学，オーム社，1986
5) 市川勝弘：基礎講座―ディジタルラジオグラフィの物理的画質評価法―総論，869-876，日放技学誌，65(6)，2009
6) 桂川茂彦：医用画像情報学，南山堂，2002
7) IEC 62220-1：Medical electrical equipment – Characteristics of digital X-ray imaging devices – Part 1：Determination of the detective quantum efficiency International Electrotechnical Commission, 2003
8) Fujita H, Tsai DY, Itoh T, et al.：A simple method for determining the modulation transfer function in digital radiography, 34-39, IEEE Transactions on Medical Imaging, 11, 1992
9) Cunningham IA, Fenster A：A method for modulation transfer function determination from edge profiles with correction for finite-element differentiation, 533-537, Med. Phys, 14(4), 1987
10) 井手口忠光：基礎講座―ディジタルラジオグラフィの物理的画質評価法―解像特性（スリット法），1109-1117，日放技学誌，65(8)，2009
11) 國友博史：基礎講座―ディジタルラジオグラフィの物理的画質評価法―解像特性（フーリエ解析を用いた矩形波チャート法による presampled MTF 測定），1561-1567，日放技学誌 65(11)，2009
12) 石田隆行編，石田隆行，松本政雄，加野亜紀子，下瀬川正幸著：よくわかる医用画像工学，オーム社，2008
13) Dobbins JT：Effects of undersampling on the proper interpretation of modulation transfer function, noise power spectra, and noise equivalent quanta of digital imaging systems, 171-181, Med Phys, 22(2), 1995
14) Krupinski EA, Siddiqui K, Siegel E, Shrestha R, Grant E, Roehrig H, Fan J：Influence of 8-bit vs 11-bit digital displays on observer performance and visual search：a multi-center evaluation, 385-390, Journal of the Society for Information Display, 15, 2007
15) Katsuhiro Ichikawa, Yoshie Kodera, Hiroshi Fujita：MTF measurement method for medical displays by using a bar-pattern Image, 831-837, Journal of SID, 14(10), 2006
16) 市川勝弘：医療用ディスプレイの画質評価，51-56，ディスプレイ，13(11)，2007
17) 市川勝弘，モニタの選び方，67-73，RadFan，3(8)，2005
18) NEMA：Digital Imaging and Communications in Medicine (DICOM), Part 14. Grayscale Standard Display Function, PS 3.1-2003, 2003
19) 日本画像医療システム工業会：JESRA X-0093-2005 医用画像表示用モニタの品質管理に関するガイドライン，2005
20) Barten PGJ：Contrast Sensitivity of the Human Eye and Its Effects on Image Quality, Bellingham, WA：SPIE Press, 1999
21) Katsuhiro Ichikawa, Mikio Hasegawa, Naohiro Kimura, Yoshie Kodera, Akihiro Takemura 1, Kosuke Matsubara 1, Aya Nishimura：Analysis method of noise power spectrum for medical monochrome liquid crystal displays, 201-207, Radiol. Phys. Technol. 1(2), 2008

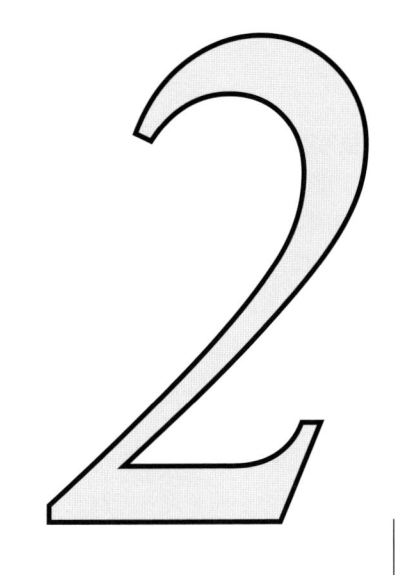

第2章
入出力特性

2・1 入出力特性の基礎
2・2 タイムスケール法による入出力特性の測定方法
2・3 一般撮影装置とマンモグラフィ装置の測定例
2・4 臨床における入出力特性の評価
演習（入出力特性）

第2章
入出力特性

2・1 入出力特性の基礎

ディジタルラジオグラフィ（DR）システムでは，被写体を透過したX線がディテクタで吸収され，さまざまな過程を経た結果としての画像が形成され，それをわれわれが観察する．その過程の中では，いくつかの階調処理が施され，その中でルックアップテーブル（LUT，6.1.1項参照）は，出力画像の階調を決める変換テーブルとして作用する．DRシステムにおける入出力特性（入出力変換特性ともいう）は，そのような階調処理を受ける前，すなわちサンプリング直後のX線量または露光量とディジタル値の関係を示した特性である．また，文献によってはこの特性を"ディジタル特性曲線"と定義することもある[1]．

本章では，第1章で述べた入出力特性の基礎を踏まえ，DRシステムの入出力特性を理解する上で必要な基礎知識と測定理論および測定法などを順を追って解説する．

2・1・1 アナログシステムの特性曲線

アナログシステム（増感紙-フィルムシステム：SFシステム）の場合の入出力特性は，特性曲線（characteristic curve）またはH-D曲線（Hurter & Driffield curve）と呼ばれ，画像特性を示す重要な因子の1つである．アナログシステムの場合，フィルムの特性曲線によって，画像コントラストが大きく左右されるため，その目的に応じたさまざまなタイプの特性曲線のフィルムが使用された．

特性曲線は，横軸に相対露光量の対数をとり，縦軸に濃度（透過率の逆数の対数）をとったグラフとして表される．相対露光量で表す理由は，露光量が濃度形成に寄与したX線量であり，その量はX線質や蛍光スペクトルの違いによって異なり，線量計の指示値のような絶対測定が困難であるためである．

ここでアナログシステムのX線量と濃度変化について考えてみる．X線量が2，4，8倍と変化した時，X軸の相対露光量は $\log 2 \approx 0.3$，$\log 4 \approx 0.6$，$\log 8 \approx 0.9$ のように0.3間隔となり，特性曲線の傾き（ガンマ，gamma，γ）が2の場合（$y=2x$），それぞれ濃度は0.6，1.2，1.8となる．よって特性曲線の直線部では，濃度は露光量に比例するのではなく，増加比率に比例する．また，一般的に特性曲線はシグモイド（S字）カーブを描き，その特性曲線のどこに露光範囲が位置するかで，その傾きが異なり，濃度の変化やコントラストが異なる．これを，簡略化したモデルを図2.1に示す．距離を，50 cm，100 cm，200 cmと変化させ露光すると，距離の逆二乗則により，相対露光量は200 cmを1とすると，100 cmは4倍，50 cmは16倍となる，このような相対露光量が，特性曲線の足部に位置するか，直線部に位置するかによって図に示すようにコントラストは大きく異なる．

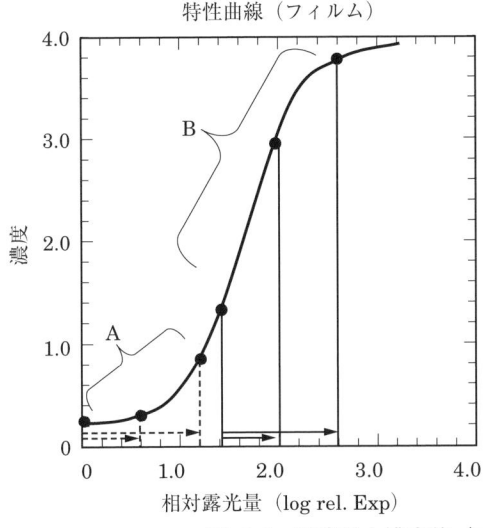

図 2.1 露光量と濃度差（コントラスト）の関係

A（足部に位置した場合）

距離〔cm〕	200	100	50
相対露光量（E）	1	4	16
相対露光量（$\log E$）	0	0.6	1.2
濃度	0.2	0.3	0.9

B（直線部に位置した場合）

距離〔cm〕	200	100	50
相対露光量（E）	1	4	16
相対露光量（$\log E$）	1.4	2	2.6
濃度	1.4	3	3.8

2・1・2 DR システムの入出力特性

〔1〕 DR システムの処理過程と入出力特性

DR システムの入出力特性は，露光量と raw データにおいて示されるディジタル値の関係であることは先に述べた．よって，この特性は，ディテクタの入射 X 線量に対するデータ応答を表しており，システムの直線性，階調的な分解能，およびダイナミックレンジなどの情報がこの特性から得られる．そして，CR システムのように入出力特性が非線形の場合や，バイアスがある場合には，presampled MTF や normalized NPS（NNPS，第 4 章参照）を測定するために，入出力特性からの有効露光量変換に利用される．

ここで，FPD の画像処理過程の 1 例を図 2.2 に示す．ディテクタに入力された

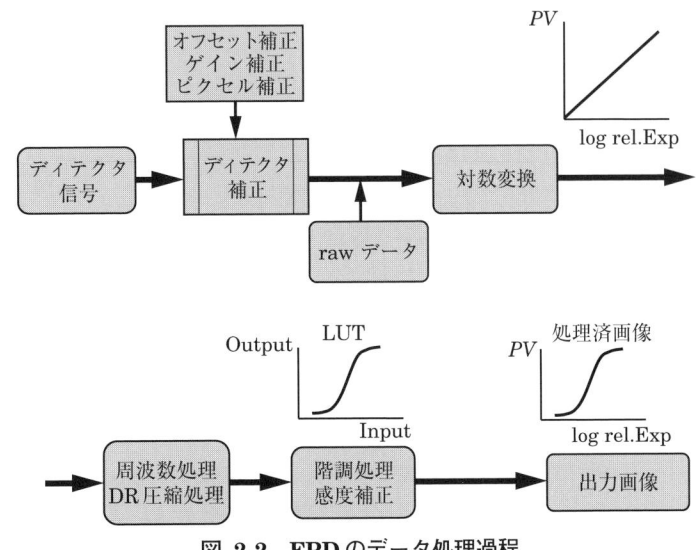

図 2.2 FPD のデータ処理過程

第2章 入出力特性

信号はA/D変換後，ゲイン補正などのいくつかの補正処理が施される．そして対数変換がなされ，周波数処理などを施した後LUTによって階調が調節される．この過程の中で入出力特性にて扱うrawデータとは，ゲイン補正などを施した後のデータであることが多い．

〔2〕 入出力特性のための画像データ

現在，市場に提供されているフラットパネルディテクタ（flat panel detector：FPD）の出力可能なrawデータは，大きく分けて3つのタイプ（①～③）があるとされる．①は，IEC 62220シリーズ（IEC 62220-1，IEC 62220-1-2，IEC 62220-1-3）が定める"RAW DATA"の形式[2~4]であるが，ディテクタ補正がされておらず，測定に用いる場合，独自に補正処理を行う必要がある．②はIEC 62220シリーズが"ORIGINAL DATA"として定めるデータ[2~4]であり，補正済みであり入出力特性としては扱いやすい．③は対数変換された画像データであり，各画質測定においては有効露光量変換をしなければならない．また，DRシステムによっては，周波数強調処理が掛かっているデータしか得られないシステムもあり，線形性が担保されていないため，物理評価には使用できない．したがって，あるシステムでrawデータを利用する場合，どういった処理が加えられたデータであるかを確認する必要がある．

装置からrawデータに該当するデータが取り出せない場合，周波数処理などの画像処理をすべて外し，直線階調のLUTをかけた出力画像を用いる場合[5~7]もあるが，rawデータと同じ特性をもつかを確認する必要がある．DICOM出力画像の中には，マンモグラフィシステムに実装されているDICOM 3.0 P.S 3.3の"FOR PROCESSING"というタイプの画像がある．上記②や③と同等な画像の場合が多いが，IECシリーズのような補正処理の規定はない[8]．

IEC 62220シリーズで，ディテクタ補正前の画像データ，つまりA/D変換直後の何ら補正をされていない画像データとして定義される"RAW DATA"は，物理評価を目的とした場合には以下の補正が許されている[2~4]．

- ・欠損ピクセルの置換
- ・平面フィールド補正
- ・照射ムラに対する補正
- ・ピクセルのオフセット補正
- ・ピクセルのゲイン補正
- ・スキャンにかかわる均一性補正
- ・幾何学的な歪みの補正

上記の補正をした画像を"ORIGINAL DATA"とIEC 62220シリーズでは定義しており，上記の補正処理を行った画像データをMTFや雑音等価量子数（noise equivalent quanta：NEQ）などの測定目的に使用可能である．また，CRシステムなどA/D変換前にLogアンプにより対数変換されているシステムや，出力可能な画像データが，すでに対数変換されている場合は，有効露光量変換により，露光量に対し線形な画像で計測するよう求めている．上記とは別に，IEC 62220シリーズでは，"LINERLIZED DATA"を定義[2~4]しており，これは，ORIGINAL DATAのディジタル値を単位面積当りの入射フォトン数に変換した画像データで

あり，IEC 62220 シリーズではこのデータを解析画像として使用するとされている．しかし，検出量子効率（detective quantum efficiency：DQE）を求める際，計算式が一般的な理論式と異なることや，計算が煩雑となるため，本書では，すべて ORIGINAL DATA に相当する画像データを raw データとして取り扱う．

〔3〕 入出力特性の形式

DR システムには，大きくわけてディジタル値が露光量に比例する入出力特性をもつシステム（以下，リニアシステム）と，露光量の対数に比例するシステム（以下，Log システム）がある．Log システムはデータ収集過程で Log アンプ回路を介するため，その特性となる．

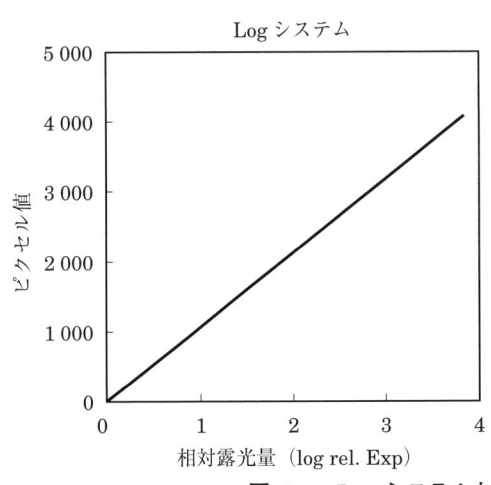

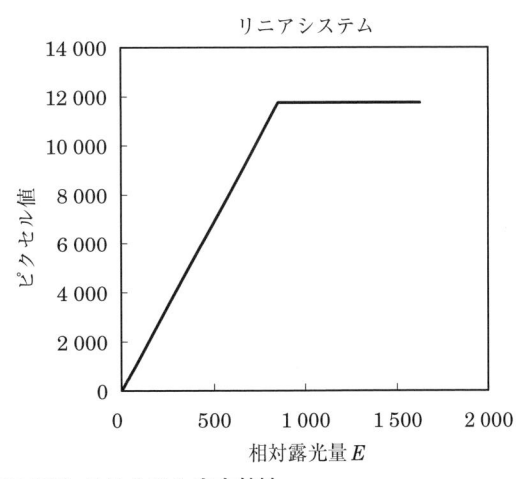

図 2.3 に，Log システムとリニアシステムの入出力特性の例を示す．Log システムはアナログシステムと同様に x 軸を相対露光量の対数，または相対 X 線量の対数で表し，y 軸をディジタル値で表す．つまり，アナログシステムの場合と比べ，濃度がディジタル値に置き換わったのみであるため，対比しやすい．リニアシステムの場合は，x 軸を露光量または X 線量の真数で表し，y 軸をディジタル値として，その関係は露光量と比例関係をもつ．

一般的な DR システムの raw データは 10～16 bit の階調をもっており，その階調数は 1 024～65 536 である．CR は Log システムであることが多く，階調数は 12 bit 程度とされている．FPD はリニアシステムであることが多く，対数変換後の低信号値の量子化誤差を押さえるため，階調数は 14～16 bit と CR より多めに設定されている．

DR システムは，ダイナミックレンジが広いため，各手法において一連のデータ収集（タイムスケール法ではタイマ変更のみ）で得られる露光量範囲が狭く，ダイナミックレンジ全域を測定できないことがある．このような場合は，距離の変更やフィルタ厚の変更などで，露光量レベルを大幅に変化させ，2 本の入出力特性を測定し，それを繋ぎ合わせて，ダイナミックレンジ全域の入出力特性を得る必要がある．図 2.4 は，Log システムの繋合せの例である．図のように 2 本の入出力特性は，露出レベルを変更した分，平行移動するため，その露光量の比率から平行移動

図 2.3 Log システムとリニアシステムの入出力特性

第2章　入出力特性

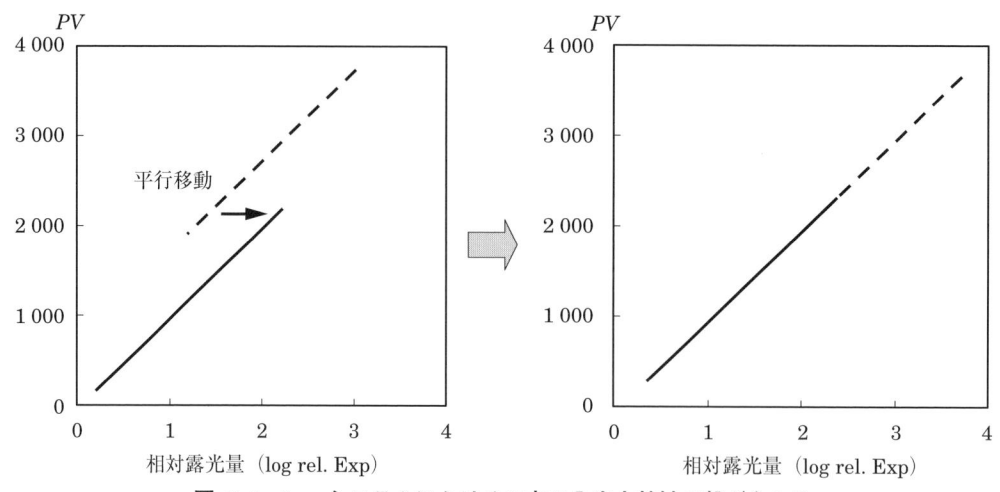

図 2.4　Log システムにおける2本の入出力特性の繋ぎ合わせ

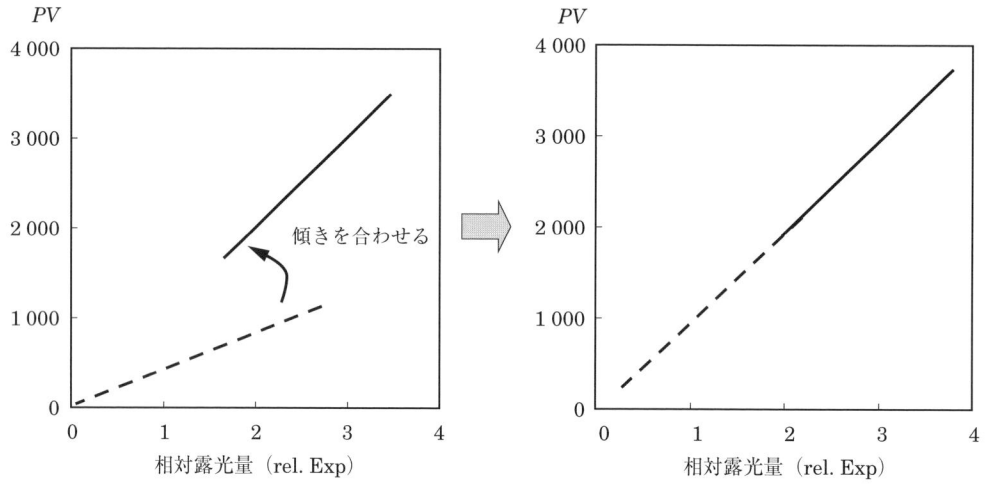

図 2.5　リニアシステムにおける2本の入出力特性の繋ぎ合わせ

分（対数グラフ上で比率演算は平行移動）を求め，繋ぎ合わせる．リニアシステムの場合は，図 2.5 のように露出を変化させると，入出力特性の傾きが変化するため，同様に露光量比率を求め，傾きを補正することで繋ぎ合わせる．

〔4〕　入出力特性を用いたディジタル画像の線形化

　presampled MTF や NNPS の計算をする場合，データの線形性が重要であり，リニアシステムであれば，ディジタル値をそのまま使用することが可能である（バイアスなどがない場合）．そして Log システムの場合は，入出力特性の傾き G を用いて，以下の式にてディジタル値 PV を有効露光量 E に変換（線形化）できる．

$$E = 10^{PV/G} \tag{2・1}$$

　入出力特性を測定した結果，図 2.6 のように切片が 0 でなくなる場合もあるが，x 軸が対数であることからも，有効露光量変換の際には傾き G だけ考慮すれば良い．

　FPD はリニアシステムであることが多く，基本的に露光量変換の必要はなく，

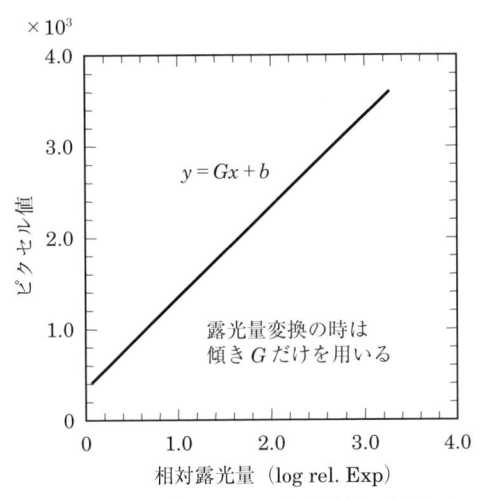

図 2.6 Log システムにおける露光量変換

(グラフ中: $y = Gx + b$、露光量変換の時は傾き G だけを用いる)

ディジタル値をそのまま用いて presampled MTF や NNPS の測定に利用可能である．しかし，X 線量が 0 でディジタル値が 0 とならない，いわゆるバイアスや，低露光部の非直線性がある場合には注意が必要である．図 2.7(a) のように入出力特性が直線でありながら切片が 0 でない場合には，切片分をディジタル値から減算してから利用する．また，図 2.7(b) のように低露光部に非直線がある場合には，その入出力特性を用いて露光量変換を行う必要がある．これらを無視して解析する場合は，低露光量域を解析に用いる presampled MTF のスリット法やエッジ法の誤差を招き，NNPS では，平均値に対する変動成分の比に誤差を生じるため，精度が低下する．

(a) すべての画像データに対し，切片値 b を減算する．($y = ax + b$, $b \gg 0$)

(b) 入出力特性により露光量変換を行う．

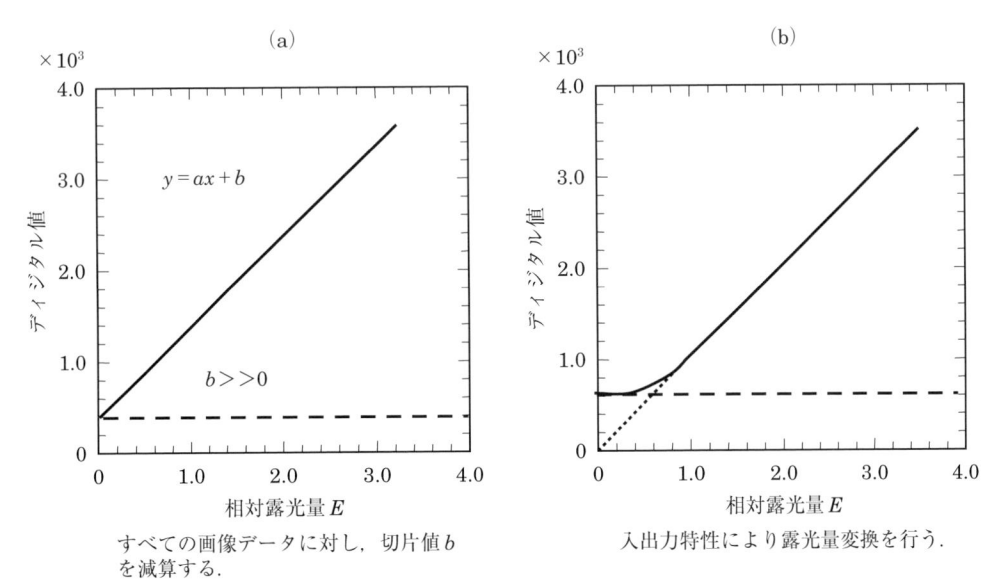

図 2.7 (a) 未露光時にピクセル値が 0 とならない（バイアス）
(b) 低露光部が非線形

〔5〕 DRシステムの入出力特性の測定方法

表2.1に入出力特性の各測定方法と特徴を示す．これらはアナログシステムと同様の方法であるが，いくつかの新たな問題点がある．

タイムスケール法は撮影時間を変化させて露光量を変化させる手法であり，DRシステムは相反則不軌が起こらないため問題なく，最も使用しやすい手法である．データ収集の際には，露光量を測るために（モニタするために）線量計を用いる．その場合に，低露光量域からの画像データを取得するために短時間タイマの使用が余儀なくされ，線量計の検出感度ぎりぎりの極低線量となった場合に，測定誤差の低下を招く危険性がある．タイマ値をそのまま露光量として用いることもあるが，短時間の場合にはその精度も問題となり，低露光量域の露光量の精度の確保は時として難しい．このような場合，付加フィルタなどを増すなどして，短時間タイマ値をさけるようにしたり，モニタ線量計をX線管側に近づけるなどして，総合としての精度を向上させる必要がある．また，装置によっては，1照射ごとに自動的に感度補正を行う可能性もあるため，X線量とディジタル値の関係を十分注意して計測する必要がある．詳細については2・2節で後述する．

距離法は，距離の逆二乗則を用いて測定する手法である．距離の逆二乗則は，点線源により発生したX線強度は距離の2乗に反比例するという法則であり，距離D_1の照射線量I_1と，距離D_2の照射線量I_2には

$$\frac{I_2}{I_1} = \left(\frac{D_1}{D_2}\right)^2 \tag{2・2}$$

の関係が成り立つ．実際の測定では，照射口にアルミニウムなどのフィルタを用いて低エネルギー成分をカットし，空気による減弱の影響を抑える工夫が必要である[9]．距離法はダイナミックレンジの広いDRシステムに対しては，数10m必要となることもあり，また，DR装置によっては，焦点-受像間距離（source-image receptor distance：SID）の変更が不可能なシステムや，いくつかの決まったSIDしか，選択できないシステムも存在するため，ディジタルマンモグラフィやX線-TV装置，X線発生器と一体型のFPDシステムでは，適応しにくい測定方法である．

ブートストラップ法は，アルミステップを，1倍露光と2倍露光で撮影し，各ステップの信号値を測定する（露光量比が明確であれば，2倍でなくともよい）．それぞれのステップの信号値を図2.8のようにプロットし，階段状に作図すること

表 2.1 ディジタルX線画像システムの入出力特性の測定方法とそれぞれの特徴

タイムスケール法	タイマにて露光量（t）を変化 ・表示タイマと露光量のリニアリティ（短時間領域） ・線量モニタが必須
距離法	距離の逆二乗則を利用して露光量（I）を変化 ・広いダイナミックレンジを得るためには，数10メートルの距離が必要． ・距離が可変できない，または制限のある装置への対応
ブートストラップ法	アルミステップを，露光量を変化させて撮影（例：1倍と2倍） ・露光量範囲が不十分 ・入出力特性取得のための作図が複雑

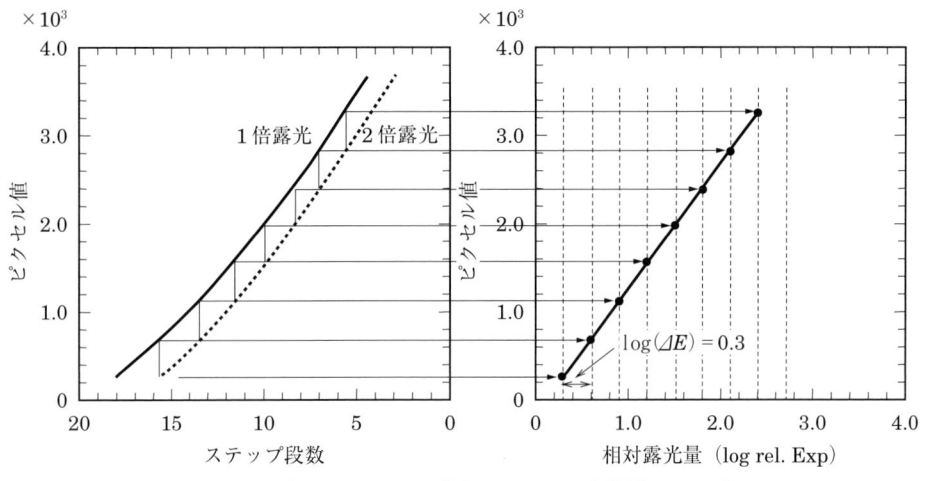

図 2.8 ブートストラップ法による入出力特性の作図法

で，入出力特性が得られる．この方法は 2 本のステップの同じ段の露光量比が常に 2 倍であることを利用する方法で，露光量比が 2 倍の場合は対数の相対露光量軸で 0.3 間隔（$\log_{10} 2 \approx 0.3$）のデータが得られる．アルミステップの厚み差で露光量範囲が決まるため，十分な範囲を得るのが困難であり，撮影は簡単だが入出力特性を得るための作図が複雑である．**図 2.9** は，ブートストラップ法用に工夫したアルミステップであり，ステップの下に幅 1 cm 高さ 5 cm の鉛のスリットを装着し，散乱線を低減する工夫を施し露光量範囲を広くしてある．

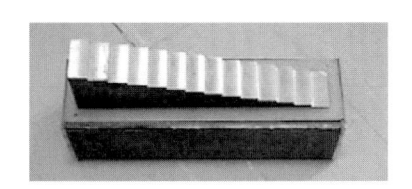

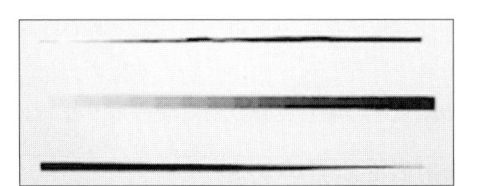

図 2.9 ブートストラップ法用アルミステップと撮影画像

〔6〕 **ディジタルマンモグラフィにおける入出力特性**

マンモグラフィ装置では，SID が固定であるため，距離法は不可能であり，また，ヒール効果などによる照射野内の X 線強度のムラが大きく，ブートストラップ法では，アルミの配置位置に注意が必要である．したがって，タイムスケール法が最も簡便で精度の高い測定方法となる．しかし，ほとんどのマンモグラフィ装置は，タイマのみの可変が困難であり，mAs 値での制御となるため，測定点ごとで管電流が異なる恐れがある．よって，X 線量のモニタリングは必須である．

第2章 入出力特性

以上をまとめると,入出力特性に用いるデータやデータの取得には以下の条件が必要である.
・階調処理や周波数処理のされる前の raw データ
・または,すべての処理を off にしたデータ(raw データと同等であることを確認)
・バイアス,低露光部の比直線性は要補正
・Log システムは G の精度が重要(切片は無視可)
・ダイナミックレンジ全域の測定(2つの露光レベルの繋合せ)
・低露光部のタイマ精度,線量計精度に対する考慮

2・2 タイムスケール法による入出力特性の測定方法

2・2・1 測定前の準備

精度よく入出力特性のデータを取得するために,事前にさまざまな準備をしておく必要がある.まず,CR リーダタイプや FPD では,カバー,グリッド,フォトタイマ(自動露出機構,auto exposure)など,ディテクタ前面にある一次 X 線を吸収(散乱)するものを可能な限り除去する.SID を測る場合に,特にディテクタ表面の距離を正確に測定する.一般撮影装置の FPD ではディテクタ表面はカバー面から約 10 cm,FPD タイプのマンモグラフィでは約 2 cm 離れているため,カバー面やマンモグラフィの天板表面で SID を計算すると誤差を生じる.また,測定で用いる線量計は定期的に校正されたものを使用し,測定する X 線発生器の繰り返し精度や表示値(タイマ値など)と X 線量の関係も把握する.特に X 線出力が安定していない場合は,実験精度や信頼性に直接影響するため十分注意を要する.X 線発生装置によっては同一 mAs 値でも管電流が変更される機器もあり,注意を要する.よって極力 mAs 値制御は避け,タイマ制御測定を行う.

データ取得の前には,ディテクタのキャリブレーション補正やイメージングプレート(imaging plate:IP)の(残像の)消去を行う.また,キャリブレーション補正は一連のデータ取得の間は行わないようにし,データ取得は一定のテンポでかつ一連で行うことが良い.特に CR のカセッテタイプはフェーディングによる信号値の減衰を考慮して曝射から読み取りまでの時間をほぼ一定にする.

2・2・2 X 線質と入射表面線量の決定

実際の画像データ取得の前に,X 線質や X 線量をあらかじめ測定する.臨床条件での評価をする場合,その目的に合わせた X 線質を用いれば良いが,MTF と NNPS を測定して,DQE まで算出するには,IEC 61267 と IEC 62220 シリーズに規定されている線質を使用する必要がある.これらの規定では,一般撮影領域は,RQA 5 などの9種類の X 線質が示されており,マンモグラフィ装置では RQA-M 2 などのモリブデンターゲット/モリブデンフィルタ(Mo/Mo)用の4種類とその他数種類の X 線質が推奨されている[10].**表 2.2** と **表 2.3** に IEC 62220-1,IEC 62220-3 で規定される RQA の線質[2,4]と,IEC 62220-1-2 に規定されているマンモグラフィの RQA-M の X 線質[3]について示す.これらの線質は人体透過後の線質

表 2.2　一般撮影領域で推奨される線質（IEC 62220-1）より

基準線質 (IEC 61267)	管電圧〔kV〕	半価層〔mm Al〕	付加フィルタ厚 〔mm Al〕	フォトン数 〔1/(mm²·μGy)〕
RQA 3	50	4	10.0	21 759
RQA 5	70	7.1	21.0	30 174
RQA 7	90	9.1	30.0	32 362
RQA 9	120	11.5	40.0	31 077

表 2.3　マンモグラフィ領域で推奨される線質（IEC 62220-1-2）より

基準線質 (IEC 61267)	管電圧〔kV〕	半価層〔mm Al〕	付加フィルタ厚 〔mm Al〕	フォトン数 〔1/(mm²·μGy)〕
Mo/Mo (RQA-M 1)	25	0.56	2	4 639
Mo/Mo (RQA-M 2)	28	0.60	2	4 981
Mo/Mo (RQA-M 3)	30	0.62	2	5 303
Mo/Mo (RQA-M 4)	35	0.68	2	6 325
Mo/Rh	28	0.65	2	5 439
Rh/Rh	28	0.74	2	5 944
W/Rh	28	0.75	2	5 975
W/Al	28	0.83	2	6 575

と同等となるような厚みのアルミニウム付加フィルタを用いるため，アルミニウムからの散乱線の影響を極力少なくする工夫が必要である[10]．この IEC 62220 シリーズでは，X 線質ごとで入射フォトン数が記されており，その線質を用いれば，X 線照射線量から入射フォトン数を求めることができ，DQE を求める際に非常に有用である．

2・2・3　半価層による X 線質の決定

〔1〕　一般撮影領域

　一般撮影装置は RQA 3, 5, 7, 9（50～120 kV）の 4 種類の X 線質が規定されている．IEC 62220-1 で示されている幾何学的配置図を図 2.10(a) に示す．線量計はディテクタ表面と同一距離に配置し，SID は少なくとも 1.5 m 以上確保，X 線管球側に付加フィルタと半価層用フィルタを配置し，ディテクタ面の照射野サイズを 160×160 mm 以上とする．そして，X 線管球と線量計の間に 2 枚の鉛絞りを配置し，線量計に近い鉛絞り（B 3）は線量計から 12 cm に設置する．この鉛絞りは実験結果に影響なければ取り除いても良いとされている．さらに，後方散乱の影響を抑えるために壁や床からは，少なくとも 450 mm 以上離す．線量計から後方 450 mm に 4 mm の鉛板を置いた時の後方散乱の影響は 0.5% 以下と検証されており[2,4]．もし，C アームのように X 線束からディテクタを取り除くことができない場合は，図 2.10(b) のように線量計は X 線管球とディテクタの間に，ディテクタから 450 mm 離して配置し，付加フィルタやディテクタからの散乱線の影響を避

第2章 入出力特性

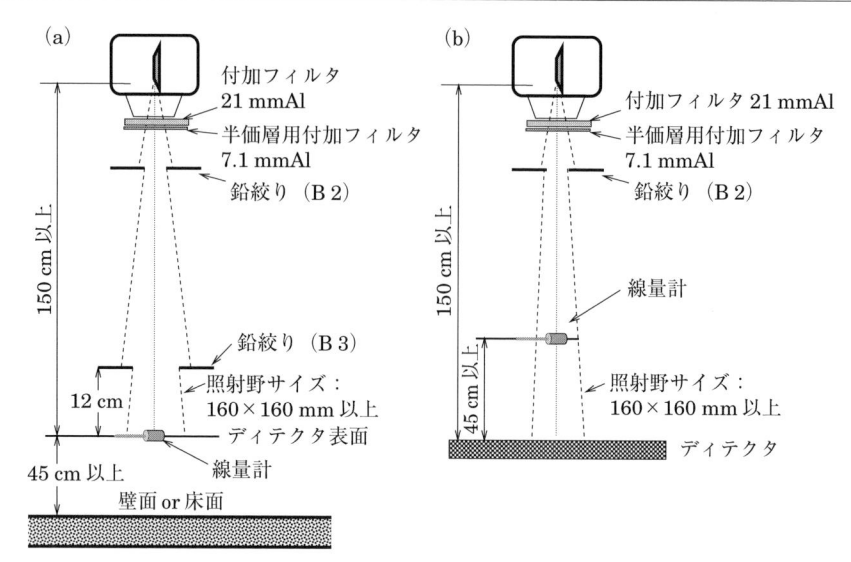

図 2.10 IEC 62220-1（RQA 5）の半価層測定時の配置図
（a）ディテクタを取り除くことが可能な場合
（b）ディテクタをX線束から取り除けない場合

けるようにする．また，測定時にどうしても取り除くことが困難な付属品は，できるかぎりX線質ごとに吸収率を求め，入射表面線量を補正する．これらを考慮した上での半価層（half-value layer：HVL）の測定の手順を以下に述べる．

半価層測定手順

1. 後方散乱などに注意して線量計を適切に配置する．
2. 管電圧を基準電圧（RQA 5 では 70 kV）から 5 kV 程度下げる．
3. 基準のアルミフィルタ（RQA 5 では 21 mm 厚）を付加して線量測定（I_0）．
4. 半価層用のアルミフィルタ（RQA 5 では 7.1 mm 厚）を加えて線量測定（I）．
5. I/I_0 が 0.5 か？，でなければ，電圧を 1 kV ずつ増加させ線量測定（I_0 と I）を繰り返す．
6. I/I_0 が 0.5 以上となれば終了（許容範囲：0.5±0.015）．最も 0.5 に近い管電圧を選択．
7. 以後の撮影をその管電圧で基準アルミフィルタだけ付加した状態で行う．

〔2〕マンモグラフィ領域

マンモグラフィ領域では，Mo/Mo のための RQA-M 1～RQA-M 4（25 kV，28 kV，30 kV，35 kV）と，Mo/Rh，Rh/Rh，W/Rh，W/Al 用の 4 種類の線質が規定されている．IEC 62220-1-2 で示されている幾何学的配置図を**図2.11**(a)に示す．マンモグラフィでは，胸壁側に X 線量強度分布のピークがあるため，線量計の中心を胸壁側の中心から 60 mm の位置に置く．ほとんどのマンモグラフィ装置の SID が 600～700 mm であり，各装置の SID に等しい距離に線量計を設置する．X 線管球側に 2 mmAl の付加フィルタと半価層用のアルミフィルタ（RQA-M 2 では 0.6 mm）を配置し，鉛絞りは X 線管球近傍に配置するが，画像データ取得時にその前面でモニタリング線量計を設置することも考慮し，やや X 管球から離すとよい．そして，ディテクタ表面にて，胸壁側から 60 mm を中心とした 100×100 mm の照射野にする．加えて，後方散乱の影響を抑えるため 250 mm 以

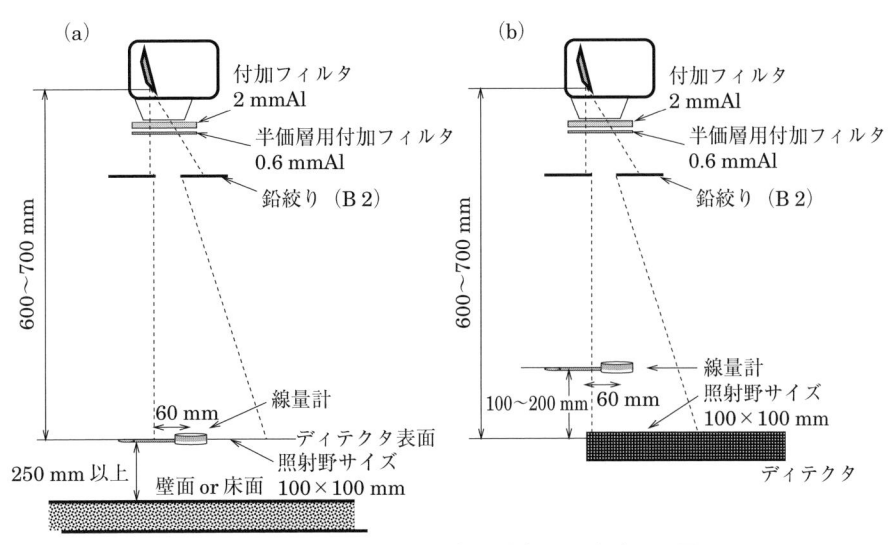

図 2.11 マンモグラフィ装置（**RQA-M2**）の半価層測定時の配置図
  （a）ディテクタを取り除くことが可能な場合
  （b）ディテクタをX線束から取り除けない場合

上壁や床から線量計を離して設置する．しかし，ほとんどのマンモグラフィ装置では，ディテクタをX線束から取り除くとこが不可能なため，図2.11(b) の配置となる．ディテクタからの散乱線を考慮し，ディテクタ面から100～200 mm 離して線量計を設置する．半価層となる管電圧を決定するために，一般撮影領域と同様に基準管電圧から数 kV 低い電圧から，順次測定し，線量比が 0.5 にもっとも近い管電圧を求める．

RQA-M2（HVL＝0.6 mm）以外のX線質の半価層のアルミ厚は小数点第2位まで指定されているため（例：W/Rh＝0.75 mm），実際に入手困難な場合が多い．そこで半価層の前後 Al 厚で測定を行い，式（2・3）により半価層を求める[11]．

$$\mathrm{HVL}\,[\mathrm{mmAl}] = \frac{t_b \ln(2E_a/E_0) - t_a \ln(2E_b/E_0)}{\ln(E_a/E_b)} \qquad (2\cdot3)$$

ただし，E_0：付加フィルタなしの場合の線量，E_a：$E_0/2$ より少し大きい線量，E_b：$E_0/2$ より少し小さい線量，t_a：E_a が得られた時のアルミ厚，t_b：E_b が得られた時のアルミ厚，$E_a > E_b$，$t_a < t_b$ である．

例として W/Rh ならば，0.7 mm と 0.8 mm のアルミ厚で線量測定し，線量比が 0.5 の前後となるかを調べる．そして 0.5 の前後となった管電圧で式（2・3）により半価層を求め，その中でもっとも 0.75 mm に近い管電圧を選択する．

2・2・4 入射表面線量の測定

入出力特性は，相対露光量とディジタル値との関係であるため，それだけを求めるためには，ディテクタの入射表面線量を求める必要はない．しかし，入出力特性測定の際に作成する一様照射のデータは，NNPS の測定に用いることが可能であり，さらにそこから DQE の算出に利用できる．この際に，それぞれの raw データがどれだけの入射表面線量によるものかがわかっていれば，入射量子数が算定でき

第2章　入出力特性

利用価値が高い．よって，入出力特性の測定に先だって，入射表面線量測定を行うことが望ましい．

幾何学的配置は図2.10(a)で示したX線質の測定と同一とする．ただし，図2.10(a)の配置が不可能な場合は，図2.10(b)の配置として，線量をモニタリングする．そのモニタリング線量とディテクタ表面線量の関係は，距離の逆二乗則の関係から，次式となる．

$$\frac{DSD}{MD} = \left(\frac{d_{MD}}{d_{DSD}}\right)^2 \tag{2・4}$$

ただし，d_{MD}：モニタ線量計のX線焦点からの距離，d_{DSD}：ディテクタの距離，MD：モニタリング線量，DSD：ディテクタ表面線量．

よって，それぞれの距離を正確に測り，補正係数を求めモニタリング線量から表面線量に換算する．

2・2・5　入出力特性用画像データの取得

〔1〕　一般撮影領域

一般撮影領域の測定配置は**図 2.12**(a) のように設定する．モニタリング線量計は，鉛絞りの前の照射野内に配置する．IEC 62220 シリーズでは，あらゆる実験配置は同一で行うこととされており，そのため，入出力特性の画像取得時の測定配置はモニタリング線量計の位置以外は他の配置から変更しない．測定点数は，リニアシステムとそれ以外のLog システムでは異なる．IEC によると，リニアシステムではディテクタの直線性が確認されていれば，測定点は 5 点でよく，基準となる X 線量，その X 線量の 1/3.2 倍と 3.2 倍，およびゼロレベルとプラトー値である．ここでいう基準となる X 線量は DR システムごとに装置メーカによって推奨され

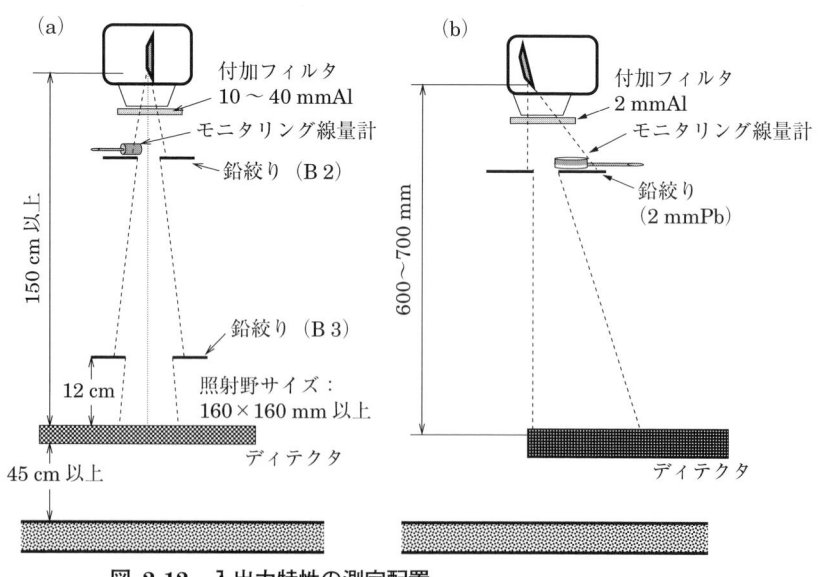

図 2.12　入出力特性の測定配置
(a)　一般撮影装置（IEC 62220-1 より）
(b)　マンモグラフィ装置（IEC 62220-1-2 より）

る X 線量のことをいい，CR などで基準線量として用いられる 1 mR（$2.58×10^{-7}$ C/kg）がそれにあたる．しかし，初めて測定を行う装置では，リニアな特性とされる場合でも，全体の入出力特性の形状を把握するために，5 点のみの評価では不十分であると考えられる．IEC 62220 シリーズでは，リニアシステム以外の計測ピッチを $\log \Delta E = 0.1$ 以下，つまり露光量比が約 1.26 倍以下で計測することとしている[2~4]．しかし，ダイナミックレンジが 10^4 の DR システムの場合であるなら，測定点が少なくとも 40 点と非常に多くなるため，臨床現場での測定では必要に応じ，測定間隔を変更しても構わないと思われる．

　実際の測定では，モニタリング線量を測りながらタイマを変化させて照射し，画像データを複数取得する．低線量から測定を開始し，各測定点につき 3 回または 5 回測定し，平均する．エッジ法やスリット法を用いた presampled MTF の測定や低線量の NNPS を測定する場合，低露光の入出力特性データが必要となるため，直線性などの特性を確認するためにも，低線量域の精度確保は重要であるが，線量計の感度の影響による精度低下が懸念される．この場合の有効な方法としては，モニタリング線量計の X 線管からの距離を近づけ，モニタ線量を十分にする．システムによっては，未露光時でも暗電流などの影響によるオフセットディジタル値を有することがあり，必要に応じて，低線量域だけの測定を別途行う必要が生じる場合もある．

　タイムスケール法にて，タイマの設定可能な範囲のみで DR システムのダイナミックレンジすべてをカバーすることは困難であり，その場合は，距離を変化させて，露光レベルを変化させ，2 つの入出力特性を測定し，それを繋ぎ合わせる．また距離が可変できない装置では，フィルタ厚を変化させる．この場合，X 線質が変わるため，照射線量と入射量子数の関係を用いることができない．よって RQA 5 などの，規定の線質のフィルタにて，NNPS などに利用する十分な線量範囲を規定のフィルタでデータ取得し，それ以外の線量域はフィルタ厚を変化させて測定する．

　照射野は，IEC では，$160×160$ mm^2 以上とすることとされている．ただし，測定結果に影響しない範囲で，条件変更してもよく，NNPS 用のデータとしても使用可能なように配慮するのが望ましい．入出力特性の測定には照射野中心の $100×100$ ピクセルの平均ディジタル値を求めるのみである．データ取得間隔は，FPD の残像の影響をなくすため，十分に開ける．例として，ある間接型 FPD のマンモグラフィ装置では，残像影響が 60 秒程度ある．この場合は測定間隔をそれ以上に余裕をもった間隔とする．また，CR のカセッテタイプでは，フェーディングの影響を一定にするため，曝射から読み取りまでの時間を一定にするように測定を行う．照射後すぐに読み取り処理をせず，1 分程度の間隔で読み込ませた方がフェーディングの影響による誤差は少なくなる．

〔2〕　マンモグラフィ領域

　マンモグラフィでの幾何学的配置図は，図 2.12(b) のように設定する．そして，線形性が確認されているリニアシステムの測定点は，標準線量を基準として，標準線量の 2 倍，1/2 倍と，ゼロレベルとプラトー値でよいとされている．一般撮影装置と同様に log システムでは，$\log \Delta E = 0.1$ 以下の間隔の露光量とされているが，必要に応じて調節する．低線量の問題などは一般撮影領域と同様に存在するため，

第2章 入出力特性

精度確保に心がける．また，装置によっては，ディテクタ前面に天板（グリッドは除去）を装着しなければ，X線出力ができない装置がある．このような場合には，測定線質ごとの天板の吸収係数を測定し，取得した線量を補正する．

2・3 一般撮影装置とマンモグラフィ装置の測定例

以下に，一般撮影装置とマンモグラフィ装置の実際の測定配置や照射条件などの例をあげる．なおこの実測例にて取得したデータは，「演習（入出力特性）」（後述）にて使用される．

2・3・1 RQA 5による一般撮影装置の実測

〔1〕 半価層の測定

半価層の測定は，図2.13(a)のような配置で行った．管電圧約70 kVにて，第一半価層が7.1 mmAlとなるX線質を決定する．照射野は160×160 mmとした．管球側の鉛絞りは省略した．使用機器は以下である．

CR：REGIUS model 170　（Konica Minolta）
カセッテ：四切サイズ
　　　　　（サンプリングピッチ：175 μm，マトリックスサイズ：1 430×1 722）
X線発生器：Optimus 50　（Philips）
電離箱線量計：Radcal model 9015　10X5-6
固有ろ過（X線管と多重絞りの固有ろ過＋付加フィルタ）：2.85 mmAl
付加フィルタ（RQA-5）：21 mmAl
半価層用Alフィルタ：7.1 mmAl

管電圧66，70，73，77 kVにて，半価層測定用付加フィルタの有無により，照

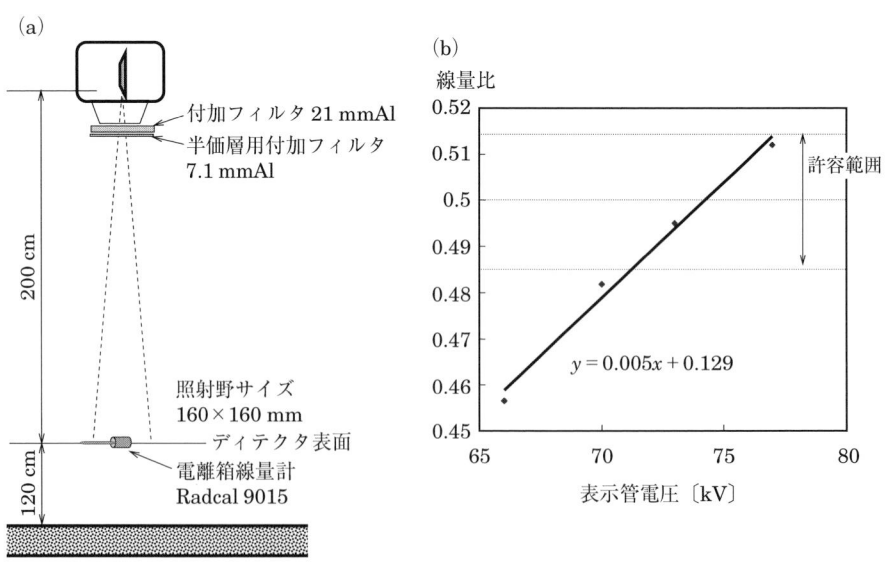

図 2.13　半価層測定の実測
(a)　実測時の配置図
(b)　測定結果（0.485〜0.515が半価層の許容範囲）

2・3 一般撮影装置とマンモグラフィ装置の測定例

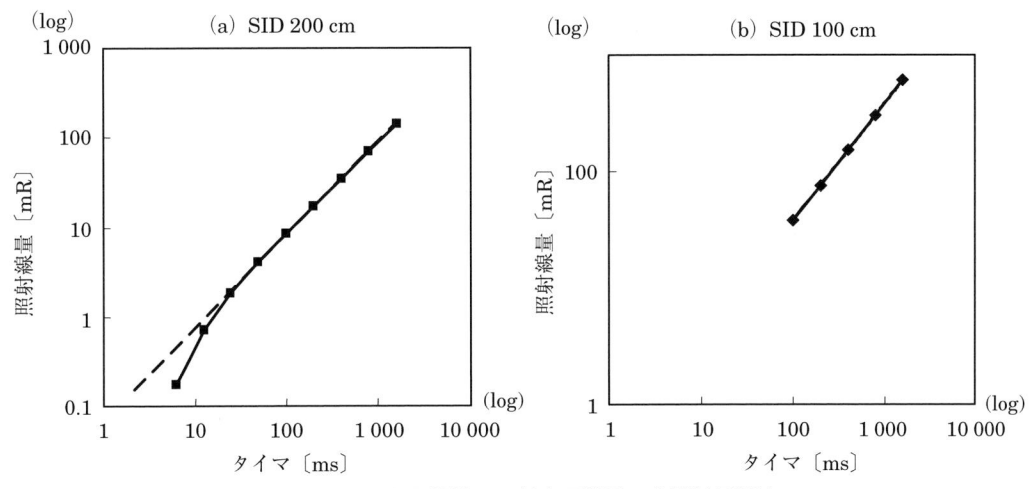

図 2.14 入出力特性の入射表面線量の実測結果測定

射線量を3回ずつ測定し，その比を求めた．測定条件は管電流 500 mA，タイマ 80 ms と一定とした．測定結果を図 2.13(b) に示す．この X 線管の場合は RQA 5 の線質は 74 kV で得られた．IEC 61267 E では線量比は 0.5 ± 0.015 の精度で良いとされており，この例では約 6 kV の範囲が許容された．

〔2〕 入射表面線量の測定

図 2.13(a) と同様の配置として，RQA 5 となる 74 kV にて，SID を 200 cm，100 cm と変化させ，低露光レベルと高露光レベルを測定した．それぞれの測定点の露光量比は，2倍（対数軸で $\log 2 = 0.3$ 間隔）とし（タイマを2倍ずつ変化），3回ずつ測定し，平均した．図 2.14 は結果であり，タイマと照射線量の関係を両対数で表したグラフである．SID 200 cm の低露光時（図 2.14(a)）では直線性は崩れており，低タイマ時の X 線出力波形の誤差か，線量計の感度不足が考えられる．SID 100 cm 時には照射線量とタイマとの直線性が確認できた．

〔3〕 画像データの取得

図 2.15(a) の測定配置のように，RQA 5 の線質にて入射表面線量測定に使用したタイマにて，試料を3枚ずつ作成した．この時，X線量計にてモニタリングし，X線出力にばらつきがないことを確認した．なお，後述の演習では，画像データは各3回の取得のうちの1つずつとした．

2・3・2 RQA-M 2 によるマンモグラフィ装置の実測

半価層および入射表面線量の測定は，図 2.16(a) のような配置で行った．半価層および入射表面線量の測定に際し，ディテクタへの線量計の焼き付きを防止するため，ディテクタ面上に 0.5 mmPb を配置した．RQA-M 2 の規定である管電圧約 28 kV にて，第一半価層が 0.6 mmAl となる X 線質の決定を行った．使用機器は以下である．

　間接変換型 FPD：Senographe 2000 D（GE）
　　　　　　　　（サンプリングピッチ：100 μm,
　　　　　　　　マトリックスサイズ：1 914×2 294）

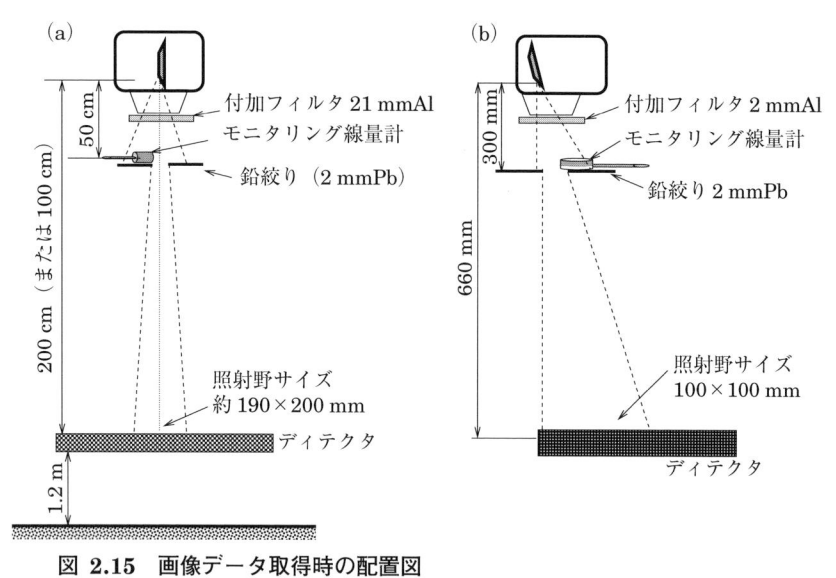

第2章 入出力特性

図 2.15 画像データ取得時の配置図
(a) 一般撮影装置（SID 200 cm），(b) マンモグラフィ装置

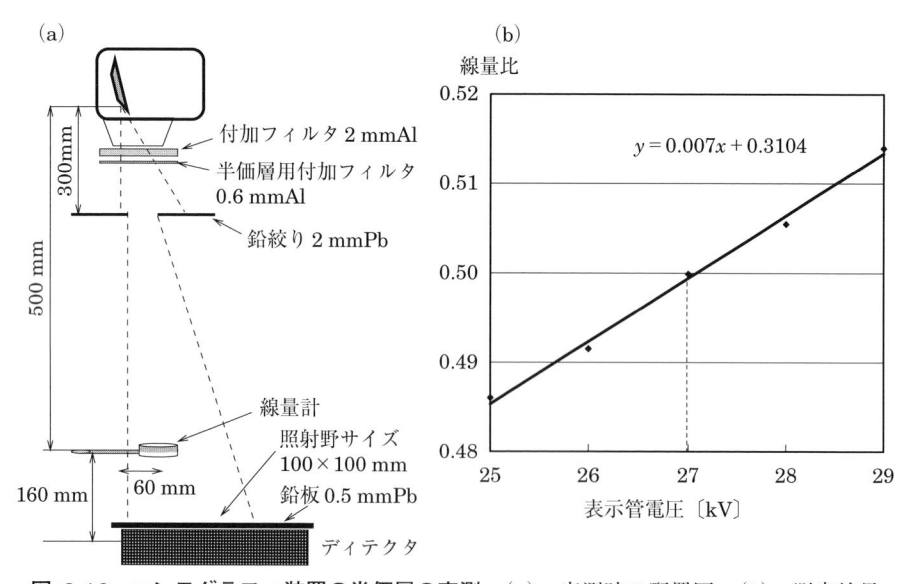

図 2.16 マンモグラフィ装置の半価層の実測　(a) 実測時の配置図　(b) 測定結果

電離箱線量計：Radcal model 9015　10X5-6 M
総ろ過（X線管と多重絞りの固有ろ過＋付加フィルタ）：0.03 mmAl
付加フィルタ（RQA-M 2）：2 mmAl
半価層用Alフィルタ（RQA-M 2）：0.6 mmAl

〔1〕 半価層の測定

図 2.16(a) の配置にて，管電圧を 25 kV から 29 kV と変化させ，mAs は，80 mAs 一定とした．半価層測定用付加フィルタの有無により，照射線量を3回ずつ測定し，その比を求めた．図 2.16(b) に示すように，この装置の RQA-M 2 の X 線質は，27 kV で得られた．

〔2〕 入射表面線量の測定

RQA-M 2の線質（管電圧27 kV，2 mmAl）にて，低露光から高露光まで，露光量を倍ずつ変化させ（タイマを2倍ずつ変化させ），3回ずつ測定し，平均した．**図2.17**はその結果について，タイマと吸収線量を対数軸にて表したグラフである．タイマと露光量の直線性が確認できた．

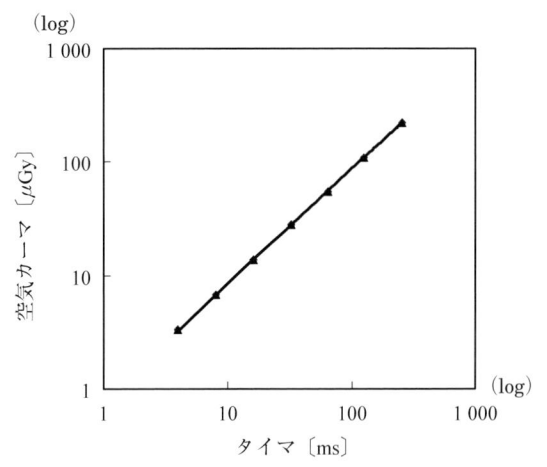

図 2.17 マンモグラフィ装置の入射表面線量の実測結果（線質：**RQA-M 2**）

〔3〕 画像データの取得

図2.15(b) に示した測定配置とした．RQA-M 2の線質にて入射表面線量測定に使用したタイマを用いて照射し，画像データを3枚ずつ作成した．この時，X線量計にてモニタリングし，X線出力にばらつきがないことを確認した．

=== コラム　天板による吸収率の測定 ===

ディテクタ表面の天板は測定時に装着した状態でなければならない．したがって，天板による吸収率を測定しなければ入射表面線量を正確に測定できない．装置によってこの構成はさまざまだが，実例として本章の演習で使用したマンモグラフィ装置の例を述べる．

この装置では，グリッドなしとグリッド付きの2つの専用天板がある．天板がないとX線照射ができないため，グリッドなしの天板をはずし，グリッド付き天板を装着する．取り外したグリッドなしの天板を図2.16(a) の配置において，線量計の前面に置き，同一X線質，X線量にて照射し天板の有無での比率を測定する．使用した装置では天板によるRQA-M 2のX線吸収率は0.84であった．また，2 mmAlフィルタなしの場合の吸収効率は0.71であった．装置によっては，天版取り外しが不可能な場合がある．この場合は天板を含めたディテクタシステムとして扱うしかないが，ディテクタ表面までの距離は正確に求める必要がある．

2・4 臨床における入出力特性の評価

入出力特性はDRシステムの露光量に対するディジタル値のレスポンスであり,MTFやNNPSの測定のために線形性の確認をしたり,露光量変換に利用するなど重要性は高い.また実際の装置の特性を知る上でもその測定が有効であることが多い.以下に,リニアシステムにおける低露光領域の特性測定の例を示す.

2・4・1 リニアシステムのバックグラウンドのディジタル値の評価

〔1〕 目 的

リニアシステムにおいて,未露光時にディジタル値が存在すると,露光量とディジタル値の比例関係が崩れてしまい,線形性が成り立たず,ディジタル値のままでは,presampled MTFやNNPSの解析ができない.今回,演習に使用するリニアシステムの試料では,入出力特性の近似式の切片は,約57と大きく,この結果では,未露光のディジタル値,すなわちバイアスがあることになる.しかし,鉛により遮蔽して露光をほぼ0とした場合には,ディジタル値が約1となった.低露光域の特性は,presampled MTFやNNPSの精度確保のためには重要であり,その真偽を確かめる必要がある.そこで,極低露光量に対しての入出力特性を測定評価の例を述べる.

〔2〕 使用機器

間接変換型FPD:Senographe 2000 D (GE)
　　　　　　　　(サンプリングピッチ:100 μm,
　　　　　　　　マトリックスサイズ:1 914×2 294)

電離箱線量計:Radcal model 9015　10X5-6 M

固有ろ過 (X線管と多重絞りの固有ろ過+付加フィルタ):0.03 mmAl

付加フィルタ:5 mmAl

〔3〕 方 法

(a) 図2.10(b)と同様な配置にて,付加フィルタとして5 mmAlのみ装着する.管電圧27 kVにて,mAs値を変更しながら,入射表面線量を測定する.

(b) 図2.15(b)と同様な配置にて,付加フィルタのみを5 mmAlに変更し,(a)で測定した条件で撮影をする.

〔4〕 結 果

図2.18に示すように,未露光時のディジタル値(切片)は約1となり,極低光の入出力特性の直線性が確認できた.したがって,今回使用したDRシステムは線形システムであることが確認され,極低線量によらず測定した入出力特性の切片は,測定誤差であることが判明した.

2・4・2 Logシステムにおける低線量時の入出力特性

Logシステムでは,presampled MTFやNNPSの測定時の露光量変換に,入出力特性の傾きGを使用する.よってその精度が重要となる.以下に,傾きの精度の確認の例を述べる.

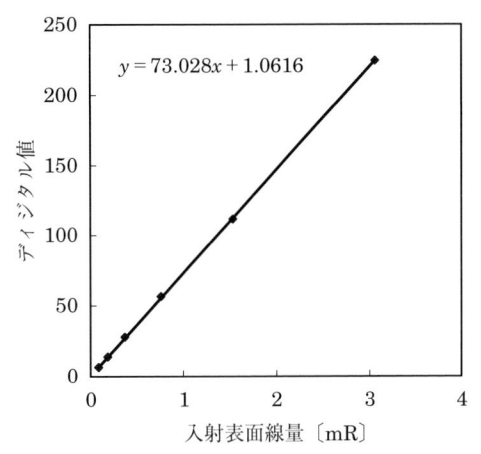

図 2.18 極低露光における入出力特性

〔1〕 目　的

　入射表面線量を測定する場合に，線量計の検出感度下限付近の値を使用して測定することもあり，その領域での特性測定誤差を検討する．実験では，測定点のすべてを用いて入出力特性を作成した場合と，低線量のみを除いた場合の入出力特性の傾きを比較する．

〔2〕 使用機器

　　CR システム：REGIUS model 170（Konica Minolta）
　　CR カセッテ：大角サイズ（サンプリングピッチ：87.5 μm，
　　　　　　　　　　　　　　　マトリックスサイズ：4 020×4 020）
　　X 線発生器：Optimus 50（Philips）
　　電離箱線量計：Radcal model 9015　10X5-6
　　固有ろ過（X 線管と多重絞りの固有ろ過＋付加フィルタ）：2.85 mmAl
　　付加フィルタ（RQA 5）：21 mAl

〔3〕 方　法

(a) 図 2.13(a) と同様な配置にて，RQA 5（74 kV）にて，mAs 値を変更しながら，入射表面線量を測定する．

(b) 図 2.15(a) と同様な配置にて，(a) で測定した条件で撮影をし，入出力特性をすべての測定点で求めた場合（a）と，低線量の 2 点を除いて求めた場合（b）を比較する．

〔4〕 結　果

　図 2.19 に示すように，入出力特性の傾きはすべての測定点を用いた（a）と低線量 2 点を除いた（b）で異なった．これは，低線量側の測定精度が低下していることを示している．この結果では，測定点の選択範囲のみで傾きが約 1% 異なる結果となった．傾きが 5% 異なると NNPS で約 10% の誤差が生じるなど，その測定精度の影響は大きい[12]．

第2章 入出力特性

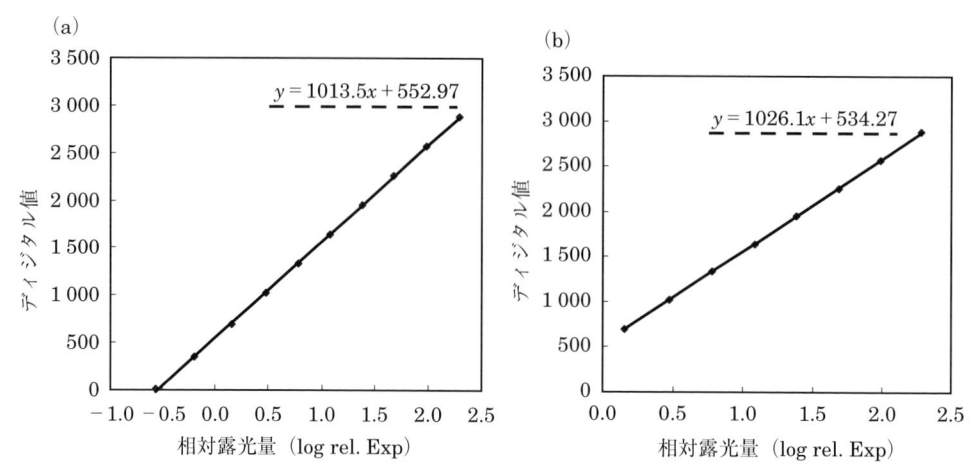

図 2.19 Logシステムにおける低線量時の測定誤差による入出力特性の傾きへの影響
 (a) 測定点すべてで計測
 (b) 低線量の2点を除いて計測

◎ 演習（入出力特性） （使用データのダウンロード先は目次の最終頁を参照）

入出力特性の演習を始める前に，この演習ではフリーソフト"Image J"とマイクロソフト社製"Excel"を使用する．

入出力特性の演習用 Excel シートは「演習シート_入出力特性（Log システム）.xls」と「演習シート_入出力特性（リニアシステム）.xls」の 2 つに分かれており，測定対象のシステムごとで適切なシートを利用する．演習結果は，「演習済」として各システムの Excel ファイルの 2 枚目に添付してあり，参考にしてほしい．

DR システムのなかで，一般的には CR システムは露光量が対数で線形となる「Log システム」の場合が多く，海外のメーカの FPD は露光量の真数で線形となる「リニアシステム」の場合が多い．

また，入出力特性を 1 本のみで測定する場合は，Excel シートの「低露光」のセルのみを用いて解析する．

〔1〕 画像の表示方法

DR システムの raw データは，さまざまな形式で保存されているため，DICOM 形式のみの表示方法では対応できないことがある．演習に使用する DR システムのファイル形式での Image J の画像表示方法ついて述べる．

(1) DICOM 形式（または，準拠したヘッダが付与されたファイル）

① DICOM 形式のヘッダが付加されているデータであれば，「File」→「Open...」から目的の画像ファイルを選択すれば，画像表示することが可能である（図 1(a)）．なお，DICOM 形式のように「Open...」で画像表示が可能であれば，Image J のメニューバーに，ドラッグアンドドロップをしても，画像表示が可能である．

② フォルダ内の複数の画像を一括で開く場合（図 1(b)）．（フォルダ内のファイルを同一フ

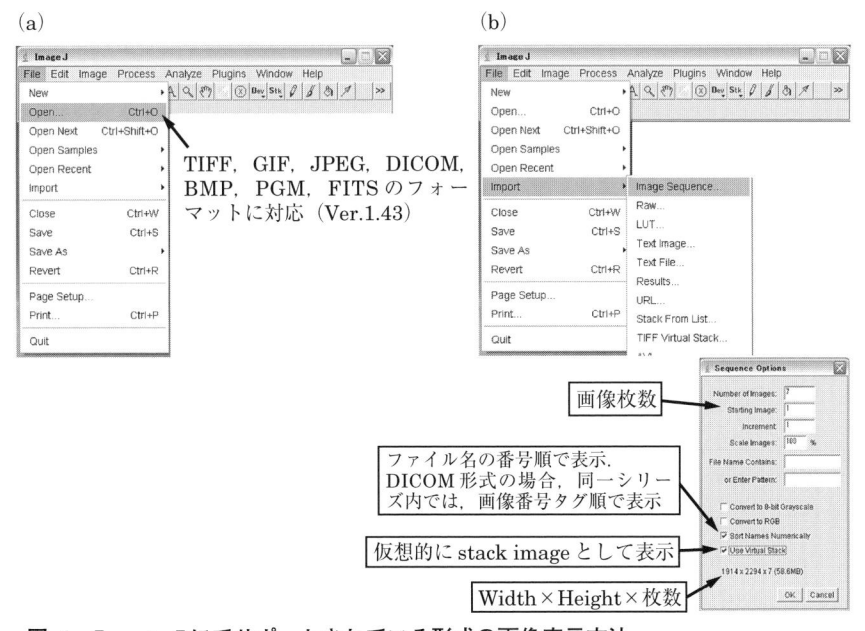

図 1　Image J にてサポートされている形式の画像表示方法
(a) 1 画像のみ選択して表示する方法
(b) フォルダ内すべての画像を表示する方法

第2章 入出力特性

ォーマットにて一括で表示する場合に有用である).

「File」→「Import」→「Image Sequence...」を選択し,フォルダ内のファイルを1つ選択する.

"Sequence Options"を確認して,"OK"をする.

(2) Image J がサポートしていないフォーマットや raw データの画像（図2）

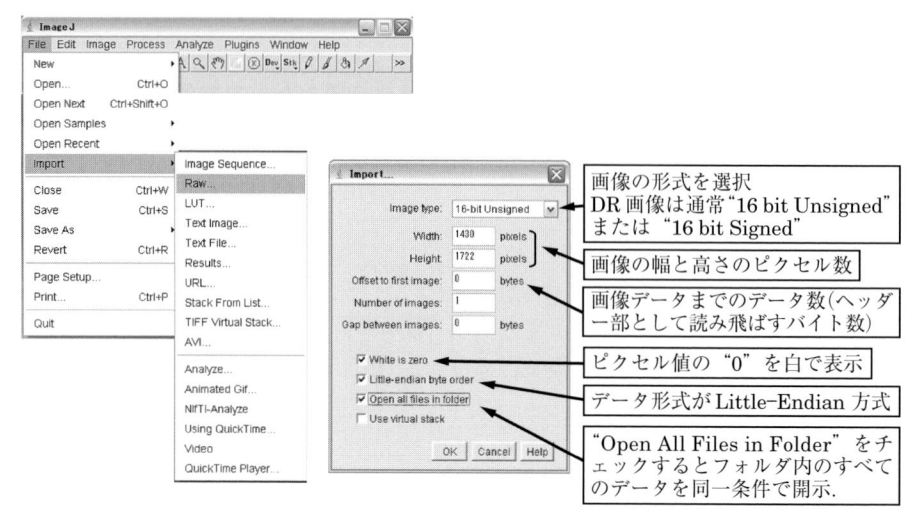

図2 "Raw"での画像の表示設定方法

"Open"で表示することが不可能な DR システムの画像は,「File」→「Import」→「Raw...」を選択し,以下の各表示条件を入力して画像を表示する.

"Image Type"の選択は,一般的な DR システムの階調数は 10〜16 bit であり,1つのディジタル値で2バイト使用するため"16 bit"を選択する.また,正のディジタル値のみの設定では"Unsigned",ディジタル値にマイナスの値を設定している場合は"Signed"となる.これを間違えると一部のディジタル値が大幅に異なり,ヒストグラムは大きく崩れた形状となる.

次に,画像の縦（Height）と横（Width）のマトリクス数を入力する."Width"と"Height"が DIOCM 画像と同一のピクセル数であれば,DICOM ヘッダのタグ（0028,0010）"Rows",（0028, 0011）"Columns"の値を入力する.しかし,DICOM 画像と raw データのマトリクスが異なる場合もあり,その時はメーカに確認しなければ,わからない場合が多い.

"Offset to first image"は,ファイル内にヘッダがある場合,画像データ領域までの読み飛ばすバイト数を指定する.

"Number of images"と"Gap between images"は,1つのファイルの中に複数画像が存在する場合に使用するが,DR システムの画像などファイルに1画像のみの場合は,デフォルトのままでよい.

以下のチェックボックスは適用する場合にチェックする.

"White is zero"は,DR システムの場合,低露光量部の低いディジタル値を,グレースケールの白色として表示する.

"Little-endian byte order"は,ディジタル値のデータを複数のバイトを用いて扱い,メモ

リ上に配置する場合，小さい桁から先のバイトに配置する方式であり，Intel方式ともいう．逆の方式はBig-endian byte order（Motorola方式）という．

"Open all files in folder"は，フォルダ内のすべての画像を同一条件で一括表示する（ただし，ImageJやPCのメモリ，Javaの仮想メモリを超えれば，表示不可能となる）．

"Use virtual stack"は，すべての画像を表示せずに仮想的なスタックイメージによって，メモリの負荷や制限を低減させる表示方法である（rawデータの場合は表示不可能な場合もある）．

〔2〕 Logシステム（CR）演習手順

演習試料について

Logシステムの演習データは，一般撮影用のCR撮影装置であるRegius Model 170（Konica Minolta）（サンプリングピッチ，0.175 mm）を使用した．

・低露光；SID 200 cm（演習用）/10画像（RQA-5）
・高露光；SID 100 cm（演習用）/5画像（RQA-5）

ImageJでの演習手順

(1) 画像表示（演習データはヘッダがないため"Raw"を使用）

「File」→「Import」→「Raw...」

画像データは「第2章 入出力特性」→「入出力特性演習Logシステム」→「Logシステム画像」→「SID 200 cm（演習用）」を開き，ファイルを1つ選択する．

図3の読み込み条件を指定して画像を表示させる．

"Open all files in folder"をチェックするとフォルダ内のすべてのデータを同一条件で表示可能

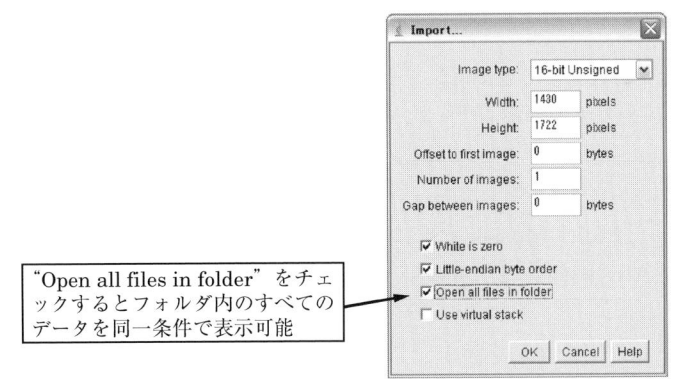

図3 画像表示（実習データはヘッダがないため"Raw"を使用）

表示画像の下段にスクロールバーが表示され，画像をスクロールして表示することが可能となる．

(2) ディジタル値の測定

"ROI Manager"にてディジタル値を測定する前に，"Results"のデフォルト設定では"Display Label"（ファイル名称など）の表示項目が含まれていないため，「Analyze」→「Set Measurements...」にて"Display Label"にチェックを入れる（ただし，インストール後，初回のみでよい）．

1) 「Analyze」→「Tools」→「ROI Manager...」にて，"ROI Manager"を起動する（図4(a)）．
2) "ROI Manager"の「More≫」→「Open...」にて「4 CR_100 x 100 RoiSet. zip」を読み

第2章 入出力特性

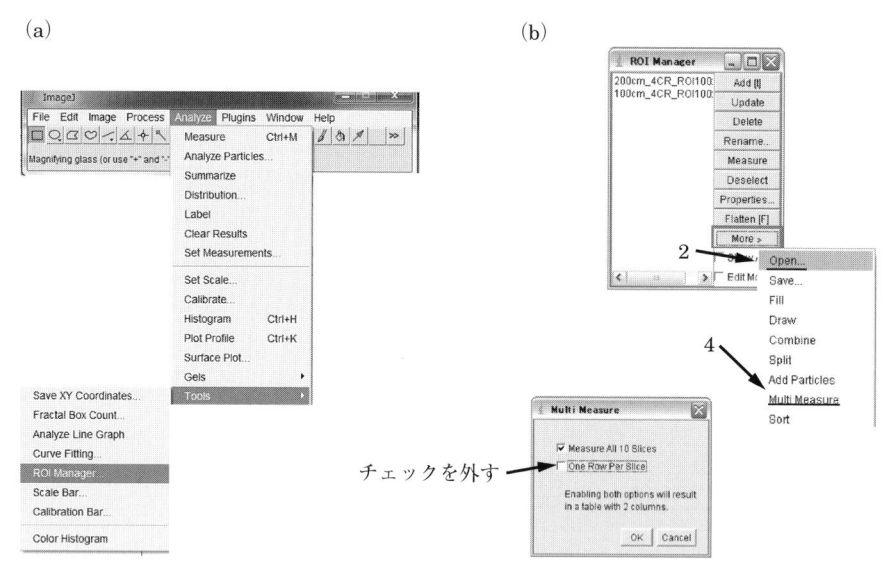

図4 (a) **ROI Manager** の表示　(b) **ROI Manager** での設定した **ROI** の読み込み方法と **Multi Measure** による測定方法

込む（図4(b)）．

注）IEC 62220-1では照射野中心の100×100ピクセルを測定する．独自でROIを設定する場合は，"Specify"を用いて画像上にROIを設定後，"ROI Manager"の"Add [t]"にてROIを登録する．

「4 CR_100 x 100 RoiSet. zip」は，「第2章　入出力特性」→「入出力特性演習 Log システム」→「Log システム画像」フォルダから選択する．

3) "ROI Manager"上の「200 cm_4 CR_ROI 100 x 100」を選択し，測定画像にROIを表示させる．

4) 「More≫」→「Multi Measure...」にてディジタル値（平均値）を測定する．（条件設定は，"Measure All（画像枚数）Slices"のみチェックを残し，"One Row Per Slice"のチェックを外す．）

「SID 200 cm」の測定結果を**図5**(a)に示す．独自に画像データを取得した場合，ファイル名により測定結果の表示順序が異なる場合があるため，意図した順序で表示されたかを確認する．順序が異なれば，測定結果を並び替えするか，1枚ずつ測定する．

5) "Results"の「File」→「Options」を選択し，"Copy column headers"にチェックを入れる（図5(b)）．ただし，インストール後の初回のみでよい．（Image J Ver 1.44 では「Results」→「Options...」から同様に"Copy column headers"にチェックを入れる）．

"Results"の測定結果をすべて選択してからコピー（「Edit」→「Select All」，「Edit」→「Copy」）し，「第2章　入出力特性」→「入出力特性演習 log システム」の Excel ファイル「演習シート_入出力特性（Log システム）.xls」の「演習用（Log システム）」シートの[A 1]を選択して，結果を貼り付ける．なお，[　]はセルの番地を示す．

6) 高露光用試料「SID 100 cm（演習用）」も同様に「演習手順（1）画像表示」に戻り，ディジタル値を測定する．ただし，"ROI Manager"で設定するROIは「100 cm_4 CR ROI 100 x 100」を使用し，「演習用（Log システム）」シートの「SID 200 cm（演習用）」の

(a)

(b)

チェックを入れる →

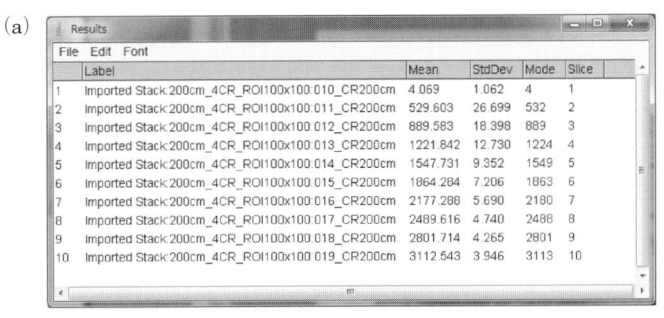

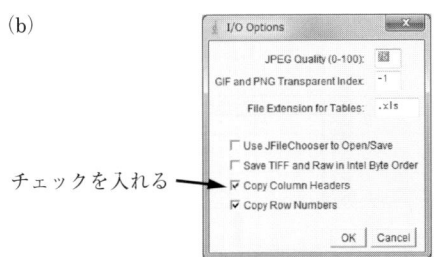

図 5 (a) **SID 200 cm の測定結果,**
(b) **Results の Options の設定画面（Image J Ver 1.43）**

下段［A 13］を選択して，測定結果を貼り付ける．

Excel での演習手順（Log システム）

⓪ 入射表面線量の補正

1) SID 200 cm，100 cm の入射表面線量とモニタリング線量から距離の逆二乗則による各補正係数 $f(d) = \{(モニタリング線量)/(入射表面線量)\}^{0.5}$ を求める（図 6(a)）．$f(d)$ が一定であれば，線量計の感度は安定しており，補正の必要はない（図 6(c)）．しかし，各測定点の $f(d)$ が一定でない場合は，係数がほぼ一定の範囲のみを平均し，低線量での線量計の感度不良による影響を補正する（図 6(b)）．なお，今回は 100～800 ms；［O 11：O 14］の範囲を平均し，補正係数 $f(d)$ に用いた．

注） IEC 62220-1 では照射野中心に 100×100 ピクセルを測定する．独自で ROI を設定する場合は，"Specify" を用いて画像上に ROI を設定後，"ROI Manager" の "Add［t］" にて ROI を登録する．

2) 補正係数 $f(d)$ を用いて，モニタリング線量から各入射表面線量を求める．

注） モニタリング線量計の配置は管球から 50 cm であり，SID 200 cm の場合，距離の逆二乗則から係数 $f(d)$ は 4 となるはずであるが，より大きな値を示したのはモニタリング線量形と他の器具との距離が近く，そのため多重絞りや鉛絞り（板）からの散乱線の影響を受けたと考えられる．また，入射表面線量の測定では，照射野中心にて測定可能であるが，モニタリング時は照射野中心から外れた箇所にて測定しなければならず，X 線強度の異なる箇所で測定せざるえないため，これも補正係数に影響すると考えられる．

① 低露光と高露光データの貼り付け

1) 補正した入射表面線量を相対露光量のセル（低露光［V 5：V 13］，ただし，［V 4］は 0 ms のため，相対露光量は 0 となる．高露光［AA 4：AA 13］）に「形式を選択して貼り付

第2章 入出力特性

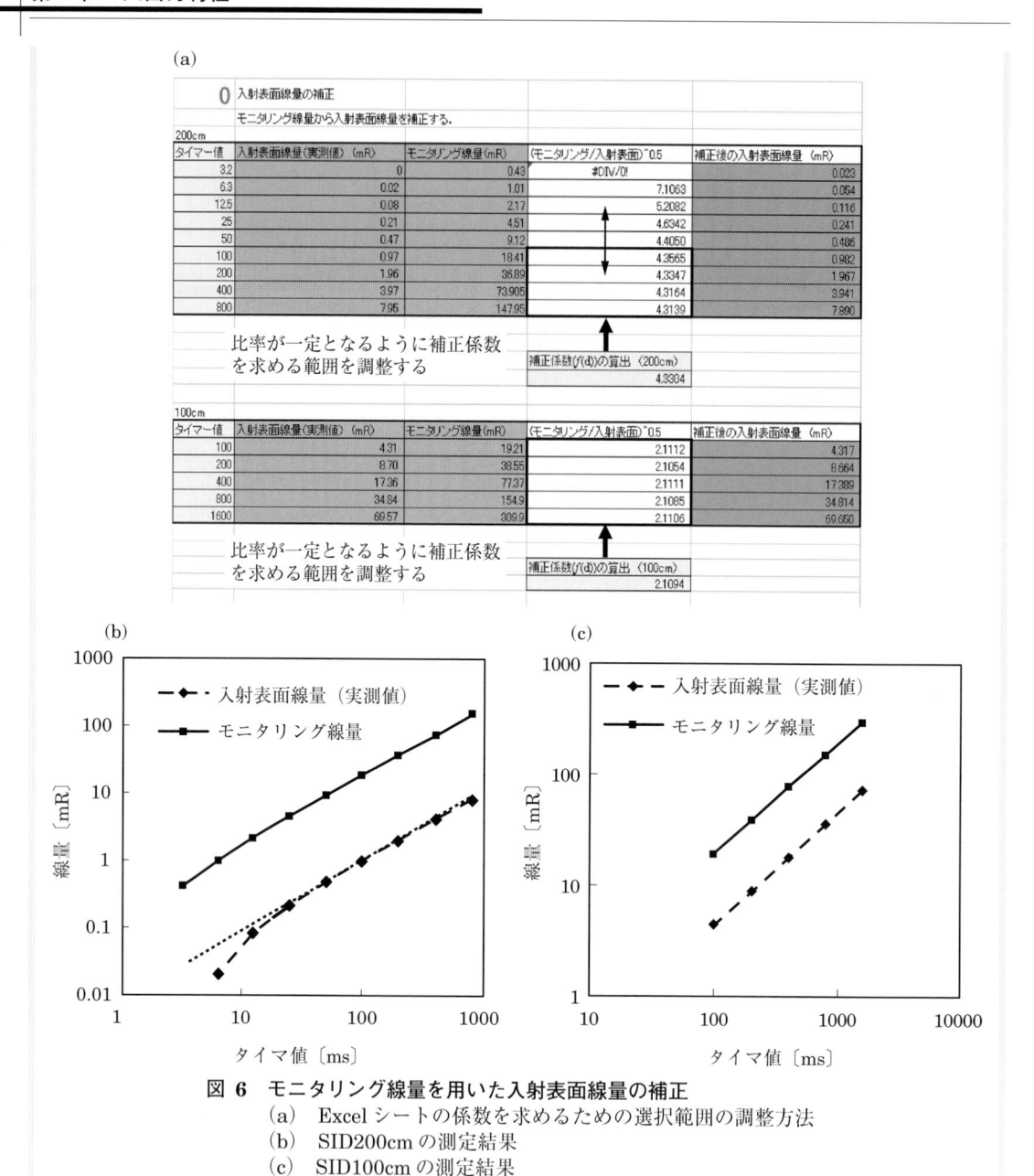

図6 モニタリング線量を用いた入射表面線量の補正
  (a) Excelシートの係数を求めるための選択範囲の調整方法
  (b) SID200cmの測定結果
  (c) SID100cmの測定結果

け」の「値」のみ貼り付ける．次に，Image Jにて測定した結果からディジタル値(Mean)を，低露光のSID 200 cmは［X 4：X 13］の範囲に，高露光のSID 100 cmは［AC 4：AC 13］に「形式を選択して貼り付け」の「値」のみ貼り付ける．

低露光のSID 200 cmと高露光のSID 100 cmの測定結果をグラフで確認する（図7(a)）．双方とも直線性が高いことがわかる．図7(b)はモニタリング線量にて補正をしていない入射表面線量でのグラフであり，露光部の直線性が崩れている．これはDRシステムの入出力特性を示しているのではなく，図6(b)のように低露光部での線量計の感度低下による測定誤差である．したがって，画像データ取得時にモニタリングを行わない場合は，直線性の高い領域のみを選別して使用する必要がある．

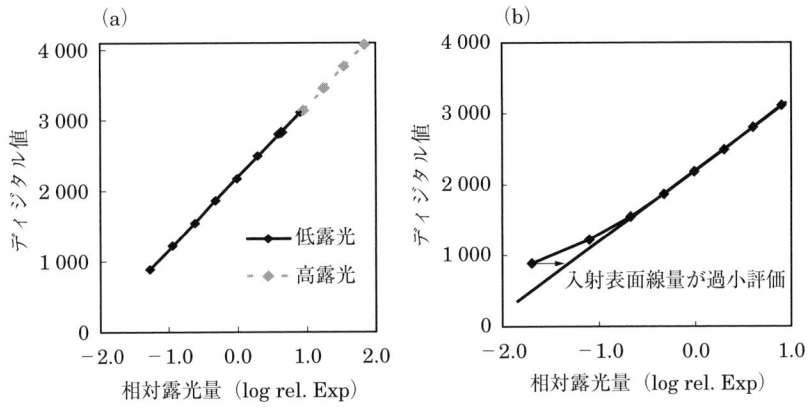

図 7 低線量域における線量計の感度低下による入射線量の補正
(a) モニタリング線量にて入射表面線量の補正を行ったデータ
(b) 入射表面線量の補正をしていない低露光部のデータ

2) ①のグラフを確認し，直線部分と認められる部分のみを下の表「低露光 [V 22：X 31], 高露光 [AA 22：AC 31]（図 8）」に「形式を選択して貼り付け」の「値」のみ貼り付ける．
モニタリング線量にて補正を行った演習データは，すべての測定データが使用可能である．
② 変更倍率を手入力による低露光と高露光の重ね合わせ

Log システムにおける異なる露出の入出力特性の繋ぎ合わせを理解する（注；測定結果には反映されない）．

変更倍率 [AI 19] に適当な値を入力すると，低露光のデータに変更倍率が掛かり，グラフが平行移動する（図 9）．

図 8 低露光と高露光データの相対露光量とディジタル値の貼り付け

第2章 入出力特性

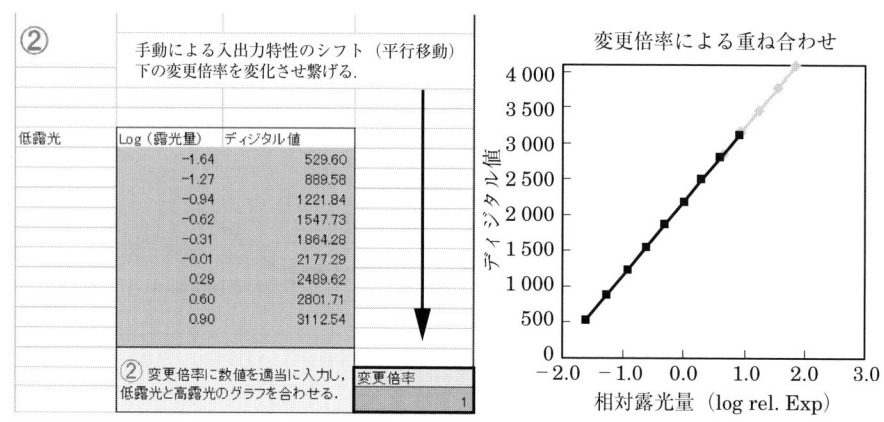

図 9 変更倍率の手入力による低露光と高露光の重ね合わせ

③-1 低露光の近似式（直線近似）を求め，その傾きと切片を該当セルに入力

グラフ表示されている近似式の係数を傾き［AH 46］と切片［AJ 46］に入力する（**図 10**）．

近似曲線の表示方法；プロットされたグラフを右クリックし，「近似曲線の追加」を選択する．「種類」を「線形近似」とし，「オプション」から「グラフに数式を表示する」を選択する．

③-2 仮想露光量と変更倍率の算出（**図 11**）《自動》

1) 低露光の近似式，$Y=aX+b$（X：露光量（対数），Y：ディジタル値）から，高露光のディジタル値（Y）に対する X を求め，10^X の計算から線形にした仮想露光量を求める．

2) 仮想露光量（線形にした値）と，元の露光量との露光量比を求め，高露光量の変更倍率とする（**図 12**）．図 10 のグラフはほぼ平行であるため，各点はほぼ同様の値となる．

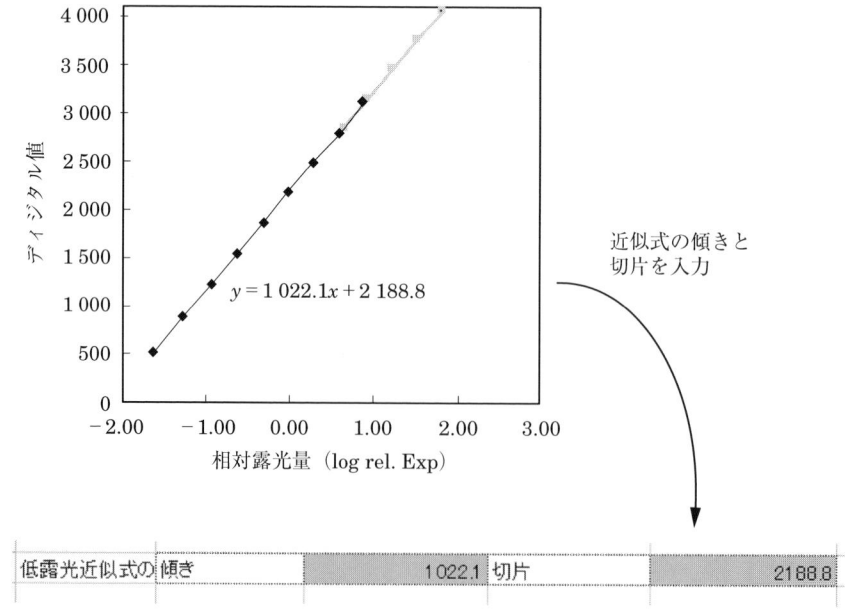

図 10 低露光の近似曲線（近似直線）を求めて，その傾きと切片を入力する

演習（入出力特性）

低露光量の入出力特性の傾きと切片

	低露光近似式の	傾き		1022.1	切片		2188.8
高露光		露光量	ディジタル値	仮想露光量	仮想露光量/露光量		
		4.32	2834.66	4.28	0.99		
		8.66	3146.08	8.64	1.00		
		17.39	3457.12	17.41	1.00		
高露光を補正する		34.81	3768.79	35.14	1.01		
		69.65	4077.24	70.41	1.01		

高露光量の測定した露光量とディジタル値

高露光量のディジタル値から求めた低露光の入出力特性上の仮想露光量

実測の露光量と仮想露光量の露光量比

高露光の入出力特性曲線のシフト量

平均変更倍率量　→ 1.002

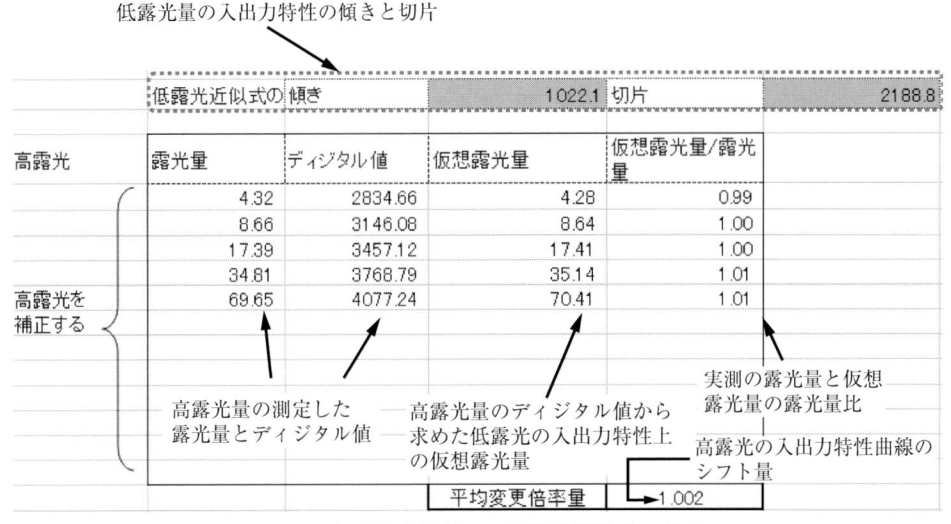

図 11　仮想露光量値から平均変更倍率の算出

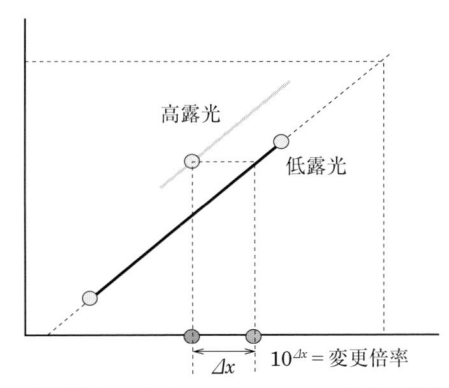

図 12　変更倍率による Log システムの露光量補正の概略

$10^{-\Delta x}$ = 変更倍率

3) 各ディジタル値の露光量比を平均し，平均変更倍率とする．
④ 平均変更倍率による高露光の露光量の補正《自動》
高露光のすべての露光量に平均変更倍率を掛け，高露光を平行移動させる．
⑤ 低露光と補正後の高露光の入出力特性を合成する（図 13）《自動》
 1) 低露光と，補正した高露光を合成して，露光量順に並べ替えて，合成後のグラフとする．
 2) 完成したグラフから近似式を求める．
⑥ ダイナミックレンジ（D）の推定（図 14）
 1) グラフ⑤の近似式の係数を傾き［AQ 42］と切片［AQ 43］に入力する．
 2) ⑤の近似式から，未露光のディジタル値 Y［X 4］（演習では 4.07）と，最大ディジタル値（12 bit の Log システム（演習データ）では 4095）での各露光量（対数値），最小値（X_{min}）と最大値（X_{max}）を求める．
 3) X_{max} と X_{min} の差から，推定ダイナミックレンジ（D）を求める．
⑦ 入出力特性を第 1 象限で表示《自動》
グラフの第 1 象限に入出力特性を表示するために，傾きのみを［AS 50］に入力する（図 15）．

第2章 入出力特性

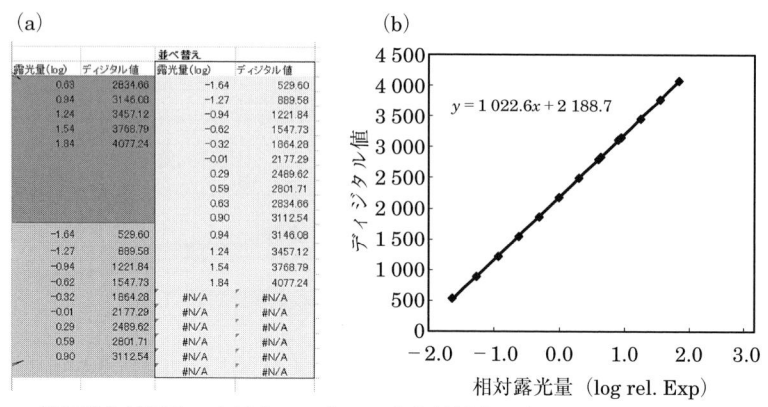

図 13 低露光と補正後の高露光の2本の入出力特性を1本に合成する
(a) 低露光と補正後の高露光の2つの測定結果を露光量順に並べ替え合成する
(b) 1本のグラフに表示

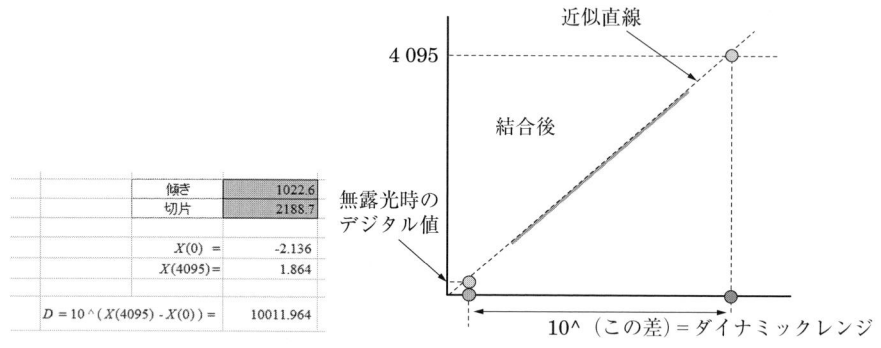

図 14 ダイナミックレンジの推定

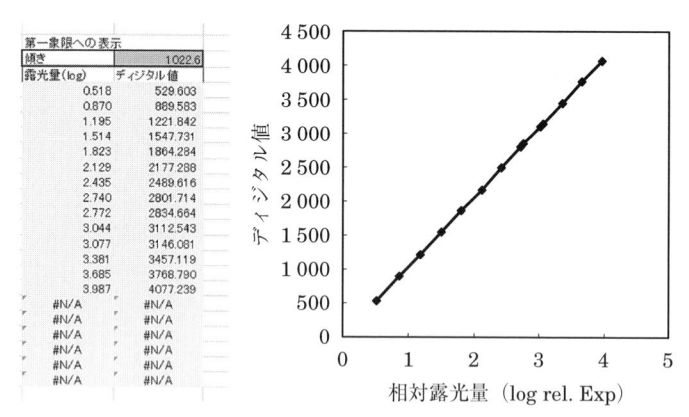

図 15 入出力特性を第1象限で表示

〔3〕 リニアシステム（FPD）演習手順

演習試料について

リニアシステムの演習データは，間接変換型 FPD のマンモグラフィ装置である Senographe 2000 D（GE）（サンプリングピッチ；0.1 mm）を使用した．

・低露光；2 mmAL ＋(演習用)/8 画像（RQA-M 2）

・高露光；AL-（演習用）/5 画像

Image J での演習手順

(1) 画像表示

演習データは DICOM 形式の画像であるため「File」→「Open...」で表示可能であるが，フォルダ内のすべてのデータを同一条件にて，一連で表示させるため，演習では"Image Sequence"を用いる．

「File」→「Import」→「Image Sequence...」（図 16）

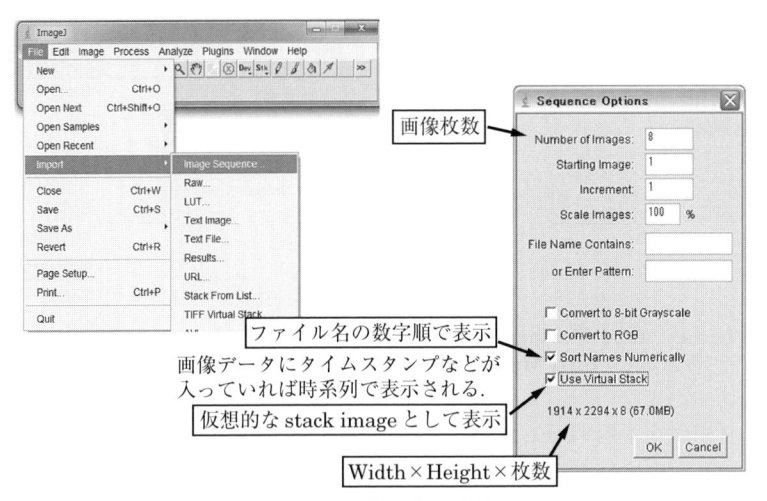

図 16　画像の表示方法

演習用画像データは「第 2 章　入出力特性」→「入出力特性演習　リニアシステム」→「リニアシステム画像」→「2 mmAL＋（演習用）」のフォルダを開き，ファイルを 1 つ選択する．

"Sequence Options"を図 16 と同様に（"Sort Names Numerically"，"Use Virtual Stack"にチェック）し，"OK"をする．

表示画像の下段にスクロールバーが表示され，画像をスクロールして表示することが可能となる．

(2) ディジタル値の測定

"ROI Manager"にてディジタル値を測定する前に，"Results"のデフォルト設定には"Display Label"（ファイル名称等）の表示項目が含まれていないため，「Analyze」→「Set Measurements...」にて"Display Label"にチェックを入れる．ただし，インストール後，初回のみでよい．

1) 「Analyze」→「Tools」→「ROI Manager...」にて，"ROI Manager"を起動する（図 17(a)）．

2) "ROI Manager"の「More≫」→「Open...」から「2000 D_ROI 100 x 100.roi」を読み込む（図 17(b)）．

「2000 D_ROI 100 x 100.roi」は，「第 2 章　入出力特性」→「入出力特性演習リニアシステム」→「リニアシステム画像」フォルダから選択する．

3) "ROI Manager"に表示される「2000 D_ROI 100 x 100.roi」を選択し，測定する画像上に ROI を表示させる．

第2章　入出力特性

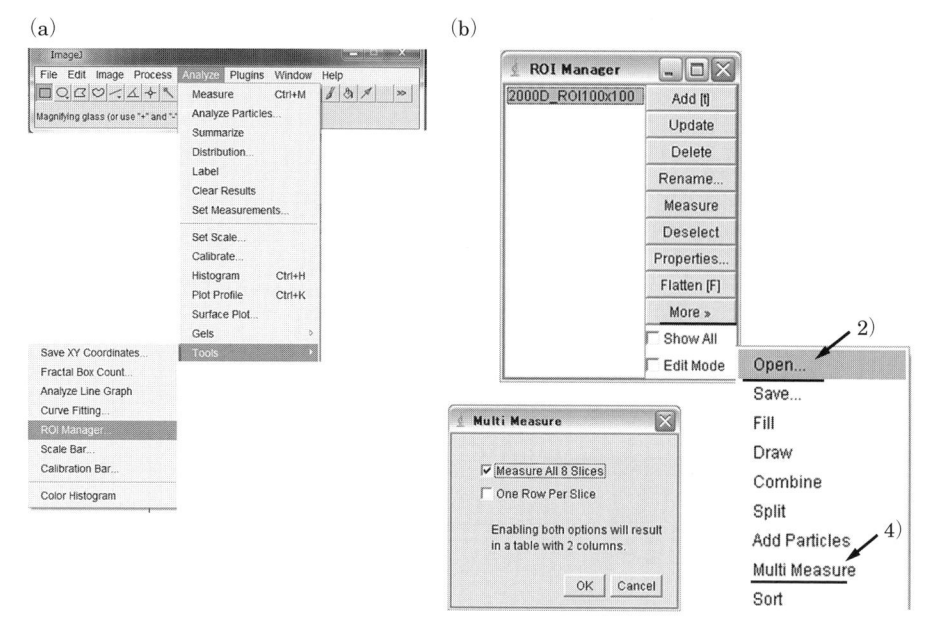

図17　(a)　ROI Manager の起動方法　(b)　ROI Manager での ROI の読み込み方法と Multi Measure による測定方法

注）マンモグラフィ用の IEC 62220-1-2 では，胸壁側の中心より 60 mm を測定中心とする．この ROI の設定は今回の演習データを取得した装置に対応したもので，独自で ROI を設定する場合は，"Specify..." を用いて画像上に ROI を設定後，"ROI Manager" の "Add [t]" にて ROI を登録する．

4)　「More≫」→「Multi Measure...」にて，ディジタル値（平均値）を測定する．
　　("Measure All（画像枚数）Slices" のみチェックを残し，"One Row Per Slice" のチェックを外す．）独自で画像データを取得した場合，ファイル名により測定結果の表示順序が異なる場合があるため，意図した順序で表示されたかを確認する．順序が異なれば，測定結果を並び替えするか，1 枚ずつ測定する．

5)　"Results" の「File」→「Options...」を選択し，"Copy column headers" にチェックを入れる（図5(b)）（インストール後に初回のみでよい）．Image J Ver 1.44 では「Results」→「Options...」から同様に "Copy column headers" にチェックを入れる．

6)　同一フォルダ内の結果をすべて選択してからコピーし（「Edit」→「Select All」，「Edit」→「Copy」），測定結果を，「第 2 章　入出力特性」→「入出力特性演習リニアシステム」の Excel ファイル「演習シート_入出力特性（リニアシステム）.xls」を起動し，「演習用（リニアシステム）」シートの [A 1] を選択して，結果を貼り付ける．

7)　高露光用試料「AL−（演習用）」も同様に「演習手順（1）画像表示」に戻り，ディジタル値を測定する．測定結果は「演習用（リニアシステム）」シートの「2 mmAl+（演習用）」の下段の [A 11] を選択して貼り付ける．

8)　未露光の画像データの「0_exp.dcm」も，同様に平均ディジタル値を「2000 D_ROI 100 x 100.roi」を用いて測定し，測定結果を「演習用（リニアシステム）」シートの [A 18] に貼り付ける．

演習（入出力特性）

Excel での演習手順（リニアシステム）

① 測定線量の結果から，距離の逆二乗則による補正と天板の吸収補正を行い，入射表面線量を算出する．

1) 「SID（ディテクタ面までの距離）〔mm〕[E 29]」，「SCD（線量計までの距離）〔mm〕[E 30]」と「天板などの吸収率；[高露光, 低露光]，[E 32, F 32]」を入力し（吸収物質がなければ，1 を入力），補正係数を算出する（図 18）．演習ではシート内の「演習装置の測定結果」を入力する．

	高露光	低露光
SID（ディテクタ面までの距離）[mm]	660	
SOD（線量計までの距離）[mm]	500	
天板などの吸収率	0.71	0.84
補正係数	0.409	0.482

図 18　入射表面線量の補正のための入力例（演習データ）

2) データ貼り付け

低露光と高露光の双方について，入射表面線量を露光量として扱うため，測定線量を入力する高露光；[B 37：B 46]，低露光；[G 37：G 46]（演習データの測定線量はシート内に記載）．測定線量に補正係数を乗じ，入射表面線量（露光量）に変換する．ディジタル値；高露光 [D 37：D 46]，低露光 [I 37：I 46] に ROI の測定結果をすべて貼り付ける（図 19 (a)）．

(a)

高露光（ALフィルタ（−））			低露光（ALフィルタ（+））			未露光（+2mmPb）
測定線量（mR）	入射表面線量	ディジタル値	測定線量（mR）	入射表面線量	ディジタル値	ディジタル値
69.470	28.420	1538.544	2.920	1.408	115.993	1.354
141.700	57.968	3130.678	6.000	2.893	238.383	
284.600	116.427	6278.403	12.210	5.886	481.467	
571.800	233.918	12308.671	24.670	11.893	972.336	
1129.000	461.864	16383.000	48.930	23.589	1924.765	
			97.480	46.994	3818.346	
			195.172	94.091	7561.322	
			312.442	150.627	11850.959	
				0.000		
				0.000		

プラトー部のデータ　　高露光の最高露光付近　　線形部のデータ　　切片の値となる

(b)

測定点関係で，プラトー部分が表されていない．　　実際はこのようになっている．

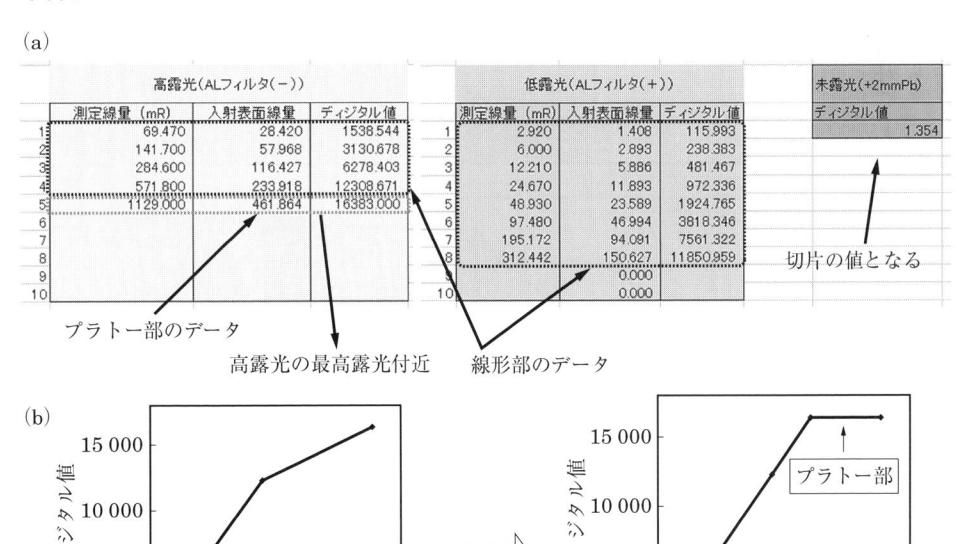

図 19　(a) 測定データの確認，(b) プラトー付近の入出力特性の形状

第2章 入出力特性

表示されたグラフから，直線性が保たれているか，不適当な測定点がないかを確認する．ただし，高露光部ではプラトーとなっている測定点が，試料の測定点の関係で正しく表示されていない（図19(b)）．

② データの選別

1) 高露光のプラトー以外の直線部低露光について，直線部分を選別しそれぞれ「形式を選択して貼り付け」→「値」のみ貼り付ける．また，プラトー部の最高露光データを1点のみ貼り付ける．

露光量は，高露光 [M 6 : M 15] と低露光 [Q 6 : Q 15] のセルに，求めた入射表面線量の高露光 [C 37 : C 46] と（ただし，プラトー部は除く），低露光 [H 37 : H 46] の値をそれぞれコピーし，「形式を選択して貼り付け」→「値」のみ貼り付ける．次に，ディジタル値の高露光 [N 6 : N 15] と低露光 [R 6 : R 15] に ROI の平均ディジタル値の測定結果 [D 37 : D 46]，[I 37 : I 46] をそれぞれコピーし，「形式を選択して貼り付け」→「値」のみ貼り付ける．最高露光の露光量 [O 6] とディジタル値 [P 6] に測定結果 [C 41 : D 41]（演習データの場合）をコピーし，同様に「形式を選択して貼り付け」→「値」のみ貼り付ける（図20(a)）．

(a)

② 測定結果を表にし，フィルター(+)，(-)グラフを作成する．高露光と低露光はグラフの中で直線部だけのデータをコピーする．最高露光を1点のみコピーする．実習では＊ AL フィルター(-)のディジタル値16383が最高露光となる．

	高露光(AL フィルタ(-))		最高露光		低露光(AL フィルタ(+))	
	露光量（mR）	ディジタル値	露光量（mR）	ディジタル値	露光量（mR）	ディジタル値
1	28.42	1538.54	461.864	16383	1.408	115.993
2	57.97	3130.68	最高露光はデータ1つ		2.893	238.383
3	116.43	6278.40			5.886	481.467
4	233.92	12308.67			11.893	972.336
5					23.589	1924.765
6					46.994	3818.346
7					94.091	7561.322
8					150.627	11850.959
9						
10						

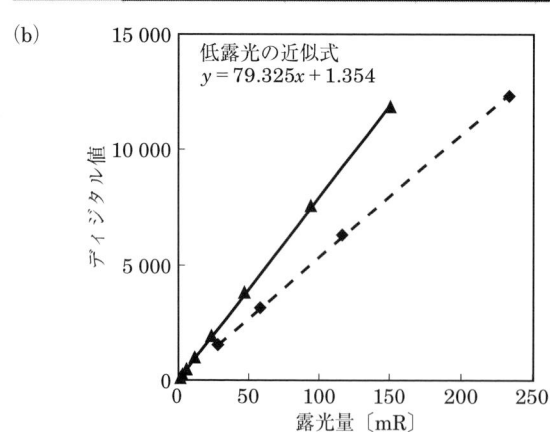

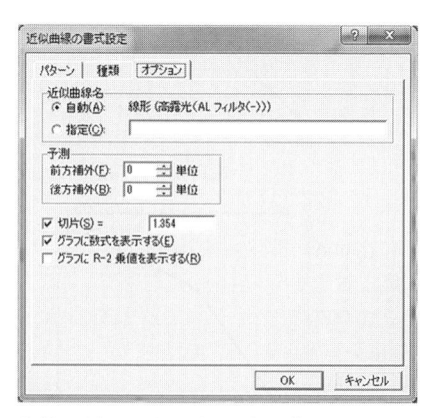

(b) 低露光の近似式
$y = 79.325x + 1.354$

図 20 (a) データの貼り付けと選別，(b) 近似曲線に対し，未露光のディジタル値を設定

2) 入出力特性のグラフの低露光の近似曲線を選択し，右クリックをする（図20(b)）．"近似曲線の書式設定"から「オプション」のタブを選択し，"切片（S）＝"に「未露光のディジタル値（演習試料のディジタル値は 1.354)」を入力する．

| 変更倍率 | 0.66734 |

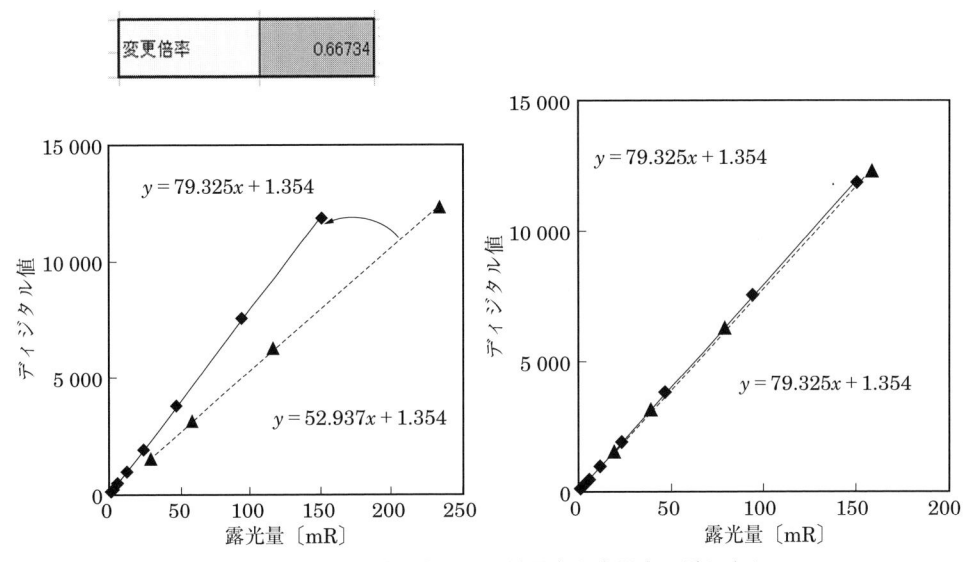

図 21　変更倍率の手入力による低露光と高露光の重ね合わせ

③　変更倍率の手入力による低露光と高露光の重ね合わせ

［N 18］に任意の数字を入力し倍率を変更する．高露光の露光量が補正され，低露光と傾きが同一になるようにする（図 21）．

リニアシステムにおける異なる露出の入出力特性の繋ぎ合わせを理解する（注；測定結果には反映されない）．

変更倍率に適当な数字を入力すると，高露光のデータにその倍率がかかり，グラフの傾きが変化する．

④　高露光を補正するための変更倍率を求める（図 22）《自動》

②の低露光の近似式の各係数を入力する

傾き	切片
79.3250	1.354

露光比が均一な範囲で平均する

高露光デジタル値	補正露光量	露光量と補正露光量の比
1538.544	19.378	0.682
3130.678	39.449	0.681
6278.403	79.131	0.680
12308.671	155.151	0.663
#N/A	#N/A	
#N/A	#N/A	
#N/A	#N/A	
#N/A	#N/A	
#N/A	#N/A	
#N/A	#N/A	
	平均補正倍率	0.676

図 22　高露光を補正するための平均変更倍率を求める

②のグラフに表示された低露光の近似式から傾き［M 33］，切片［N 33］を入力する．

低露光の近似式から，高露光のディジタル値（Y）に対する仮想露光量（X）を求め，図 23のように実測の露光量との比をとり，変更倍率を求める．そして，高露光のすべての測定点につ

第2章　入出力特性

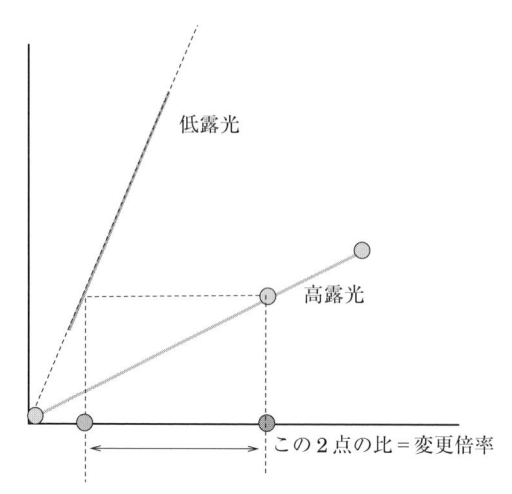

図 23　変更倍率によるリニアシステムの露光量補正の概略

いて同様に求めた平均値を，高露光を補正するための変更倍率とする．

⑤　補正した高露光と，低露光を合成する《自動》

1)　低露光と補正した露光量を用いた高露光を合成して，図24のように一本のグラフで表す．近似曲線を選択し，右クリックをする．"近似曲線の書式設定"から「オプション」のタブを選択し，"切片（S）＝"に「未露光のディジタル値（演習試料のディジタル値は 1.354）」を入力する．

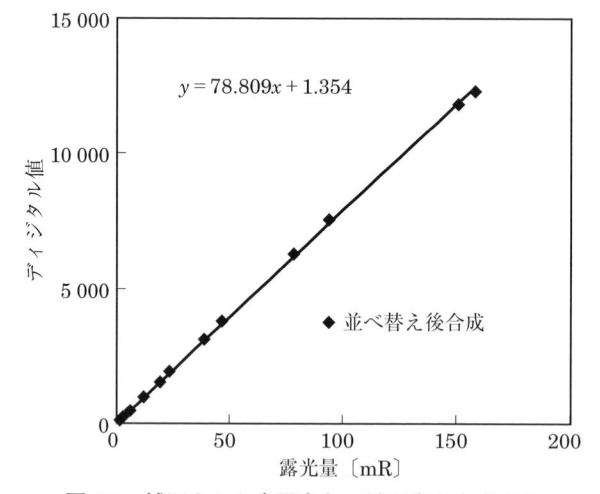

図 24　補正された高露光と，低露光を合成する

⑥　プラトーに達する露光量を求める

　近似式の傾き，切片とプラトーのディジタル値を［U 76］，［U 77］，［W 77］にそれぞれ入力し，プラトーに達する露光量［T 80］を求める（図25）．《自動》

⑦　リニアシステムの入出力特性のグラフを完成させる（図26）《自動》

　⑤で求めた結果にプラトーに達する露光量とディジタル値を加えて2つの直線でグラフを表示する．プラトーまで測定点の近似曲線を選択し，右クリックをする．"近似曲線の書式設定"か

傾き	78.809	最大デジタル値(14ビットなら16383)	
切片	1.354		16383

プラトーに到達する相対露光量
207.8652

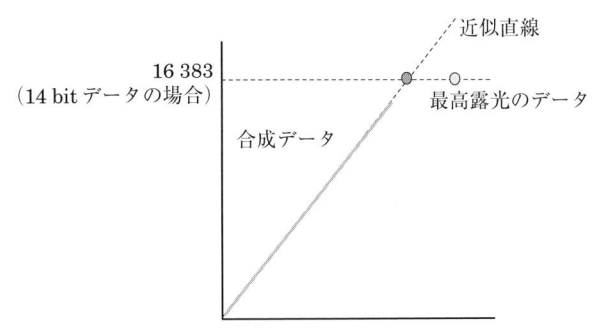

図 25　プラトーに達する露光量の計算

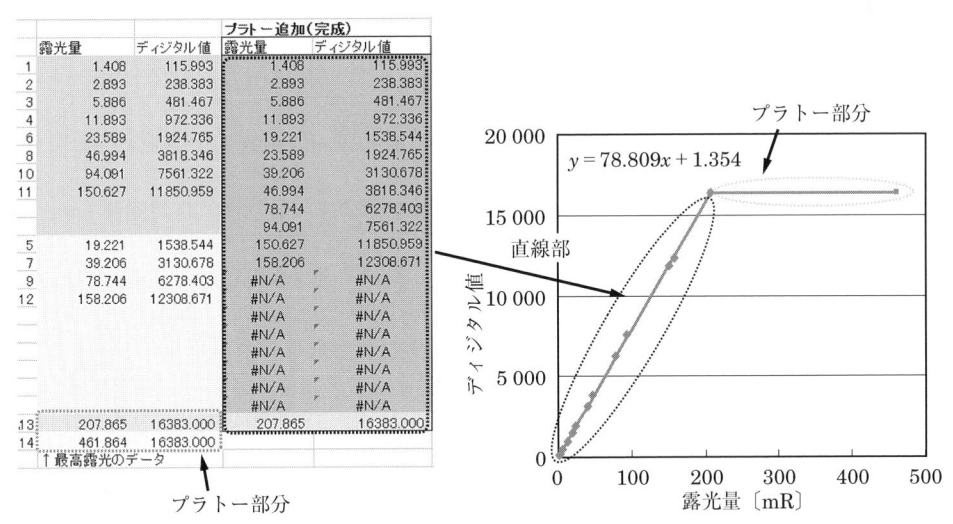

図 26　プラトーを含めたすべての測定点を用いた入出力特性

ら「オプション」のタブを選択し，"切片（S）＝"に「未露光のデジタル値（演習試料のデジタル値は1.354）」を入力する．

◎ 参考文献

1) Hiroshi Fujita, Kunio Doi, Maryellen Lissak Giger, et al.: Investigation of basic imaging properties in digital radiography. 5. Characteristic curves of II-TV digital systems, 13-18, Med Phys, 13(1), 1986
2) 日本画像医療システム工業会：JESRA X-0093-2005 医用画像表示用モニタの品質管理に関するガイドライン，2005
3) 石田隆行編，石田隆行，松本政雄，加野亜紀子，下瀬川正幸著：よくわかる医用画像工学，オーム社，2008
4) IEC 62220-1 Medical electrical equipment-Characteristics of digital X-ray imaging devices part 1: Determination of detective quantum efficiency, International Electrotechnical Commission, 2003
5) IEC 62220-1-2 Medical electrical equipment -Characteristics of digital X-ray imaging devices -Part 1-2: Determination of the detective quantum efficiency -Detectors used in mammography, International Electrotechnical Commission, 2007
6) IEC 62220-1-3 Ed.1.0: Medical electrical equipment -Characteristics of digital X-ray imaging devices Part 1-3: Determination of the detective quantum efficiency -Detectors used in dynamic imaging, International Electrotechnical Commission, 2008
7) 岸本健治：基礎講座—ディジタルラジオグラフィの物理的画質評価法—入出力特性，985-991，日放技学誌，65(7)，2009
8) 桂川茂彦編，桂川茂彦，藤田広志，杜下淳次，他著：医用画像情報学，南山堂，2002
9) 岡部哲夫，藤田広志編：医用放射線科学講座 第14巻 医用画像工学，医歯薬出版，2004．
10) NEMA: Digital Imaging and Communications in Medicine, Part 3: Information Object Definitions, NEMA Standards Publication PS 3.3, 2004
11) 大塚昭義：紙上講座 — 画像評価法[1] 特性曲線，1847-1855，日放技学誌，48(10)，1992
12) IEC 61267 Ed. 2.0: Medical diagnostic X-ray equipment — Radiation conditions for use in the determination of characteristics, International Electrotechnical Commission, 2005
13) 日本放射線技術学会放射線撮影分科会，乳房撮影ガイドライン普及班：放射線医療技術学叢書（14-3）乳房撮影精度管理マニュアル（改訂版），日本放射線技術学会，2004
14) Beutel J, Kundel HL, Van Metter RL: Handbook of medical imaging, Volume 1. Physics and psychophysics, SPIE Press, 2000
15) 内田勝・金森仁志・稲津博著：診療放射線技術学大系 放射線画像情報工学（1），通商産業研究社，1988
16) 國友博史：DQE，NEQの測定方法と測定精度，15-21，画像通信，32(2)，2009

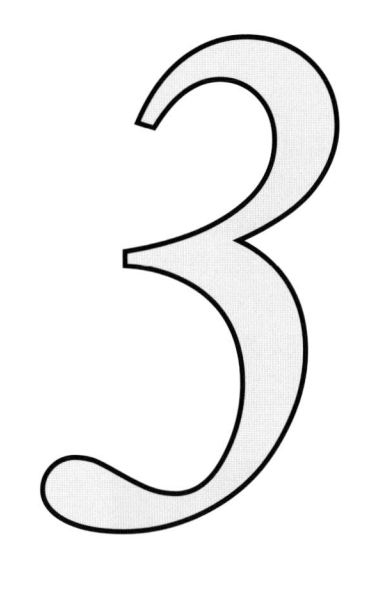

第3章

解像特性

3・1 解像特性の基礎
3・2 各測定法
3・3 解像特性評価の臨床応用
演習（解像特性）

第3章
解像特性

3・1 解像特性の基礎

　　システムの解像特性は，出力画像の鮮鋭性を決定する因子であり，画質にかかわる重要な因子の1つである．アナログやディジタルのシステムを問わず，システムを介して出力された画像は，ほぼすべての場合において理想的状態（解像度の劣化なし）とはならず，ボケを伴う．このボケの度合は，システムの解像特性によって決まり，**図3.1**のように解像特性の異なるシステム間（システムAとシステムB）では同一信号を入力しても出力信号（画像）の鮮鋭性が異なる．このため，システムの画質特性を理解する上で解像特性を正確に評価することは重要であり，以前よりさまざまな方法によって評価が行われてきた．

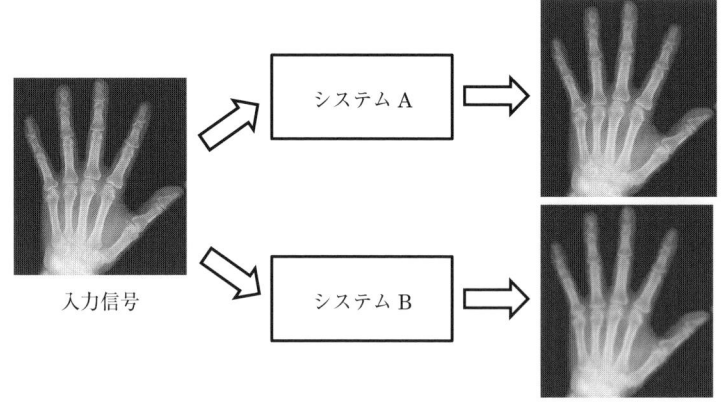

図 3.1 解像特性の異なるシステムにおける出力画像

　　解像特性の評価法については，過去にはチャートを使って視覚的な識別能を評価基準とした方法や，Rudinger & Spiegler法やNitka法などのようにスリット像やエッジ像を用いた空間領域での評価法が行われていたが，観察や測定の方法で評価結果が変わるといった問題を抱えていた[1,2]．その後，そのような評価結果の変化がない客観的かつ定量的な方法として電気通信の分野で発達し，光学系の評価にも適用されたレスポンス関数による評価法が放射線画像に対しても導入された．現在では放射線画像の評価には空間周波数領域で評価を行うレスポンス関数である変調伝達関数（modulation transfer function：MTF）を用いることが一般的となっている．

3・1・1 MTFの定義

　　特定の信号Aを線形システムに入力した場合，出力される信号Bの空間周波数成分は，システムのMTFによって影響を受ける．MTFを評価するための特定の

入力信号 A には，インパルス信号（極細い線や小さな点状）あるいは正弦波が用いられる．システムが線形であることを前提に MTF は以下の方法から評価可能となる．

〔1〕 点像強度分布のフーリエ変換

2 次元平面に点像となる 2 次元のインパルス信号（デルタ関数：$x=0$ で信号値 ∞，その他では 0，積分値は 1）を入力すると，線形システムを介した出力信号はほぼすべての場合においてボケに従った拡がりを有する点像となる．この拡がりを有する点像を，点像強度分布もしくは点拡がり関数（point spread function：PSF）という．この PSF に 2 次元フーリエ変換を行い絶対値化した後，空間周波数 0 cycles/mm にて正規化をしたものが MTF となる．なお，PSF はあらゆる方向のボケを表しており，それぞれの方向の MTF を算出することが可能となる．

〔2〕 線像強度分布のフーリエ変換

1 次元にて線像となるデルタ関数を入力すると，線形システムを介した出力信号はほぼすべての場合においてボケに従った拡がりを有する線像となる．この拡がりを有する線像を，線像強度分布もしくは線拡がり関数（line spread function：LSF）という．この LSF に 1 次元フーリエ変換を行い絶対値化し，空間周波数 0 cycles/mm にて正規化をしたものが MTF となる（図 3.2）．なお，あらゆる方向のボケを表す PSF に対して，LSF は線像に直交する 1 方向のボケのみを表している．

〔3〕 正弦波形の振幅比

1 次元にて周波数 f，振幅 A の正弦波を線形システムに入力すると，周波数は変化せずに振幅が変化した周波数 f，振幅 A' の正弦波が出力信号として現れる．この場合，周波数 f の MTF 値は入力と出力の正弦波の振幅比によって決まり，A'/A となる（図 3.3）．この入力信号となる正弦波の周波数を変化させることでさまざまな周波数の MTF 値が取得できる．

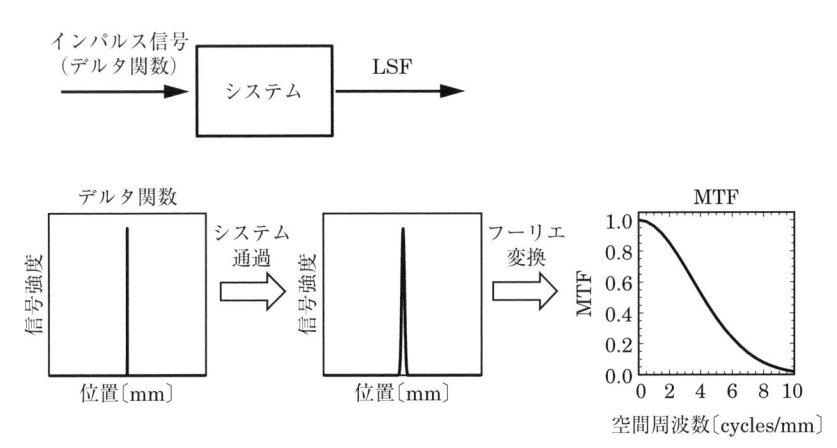

図 3.2 LSF のフーリエ変換と MTF

第3章 解像特性

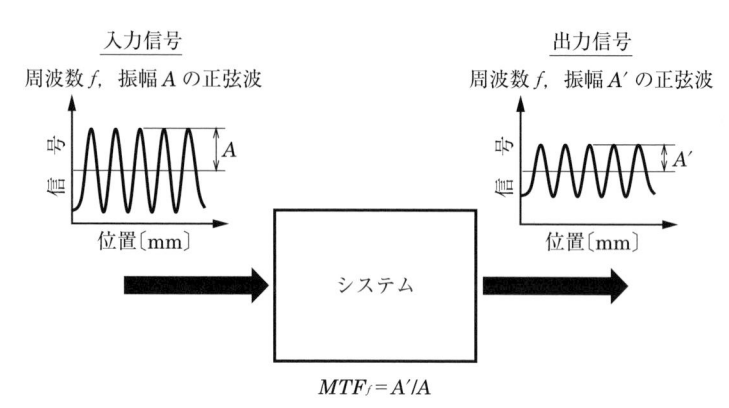

図 3.3 正弦波形の振幅比によるMTF評価

$MTF_f = A'/A$

3・1・2 MTF評価における必須条件

レスポンス関数であるMTFを用いるためには，測定対象のシステムが線形性と位置不変性を満たすことが必要条件となる．以下に，線形性と位置不変性について解説する．

〔1〕 線形性

線形性とは，入力と出力が比例関係にあることで，入力 x において出力が $f(x)$ の場合に，$f(ax)=af(x)$ となる，または，$f_1(x)$, $f_2(x)$ を入力した場合に $g_1(x)$, $g_2(x)$ が出力されるとき，$f_1(x)+f_2(x)$ を入力すると $g_1(x)+g_2(x)$ が出力される性質のことである[1,3]．

実際の放射線画像においては，アナログシステムである増感紙-フィルムシステム（screen-film system：SFシステム）ではX線量とフィルム濃度の関係は線形ではない．このような場合には，特性曲線を用いて，フィルム濃度を露光量へ変換し，その値を使用することで線形性を満たすことができる．同様にディジタルシステムでも，第2章にて解説された入出力特性（X線量とディジタル値の関係）からディジタル値を露光量へ変換が可能であり線形性を満たすことになる．ただし，ディジタルシステムでは周波数処理や空間フィルタなどの周波数特性に変化を及ぼす処理を加えたものを出力ディジタル値としていることがある．この場合は，入出力特性を用いてもディジタル値から正しく露光量への変換ができず，線形性は満たされない．このため，ディジタルシステムではディジタル値がどのような処理を経た出力値であるかを充分に理解した上で取扱うことが重要である．

〔2〕 位置不変性

位置不変性とは画像上どこでも同じ性質をもつことで，画像の位置によって特性が変わらないことである．アナログシステムであるSFシステムでは位置不変性は成立する．しかし，ディジタルシステムでは入力信号が不変であっても信号とサンプリング点の位置関係によって出力信号は変化するために位置不変性は成立しない．具体例を6×6ピクセルのマトリックスを用いて**図3.4**に示す．(a) のようにC列に正確に一致して信号値100のライン状の信号が入力された場合，ディジタルシステムでは (d) のような信号値が出力される．しかし，(b)(c) のようにライン状の信号が1/4ピクセル，1/2ピクセル分だけ右にシフトした場合には出力信号

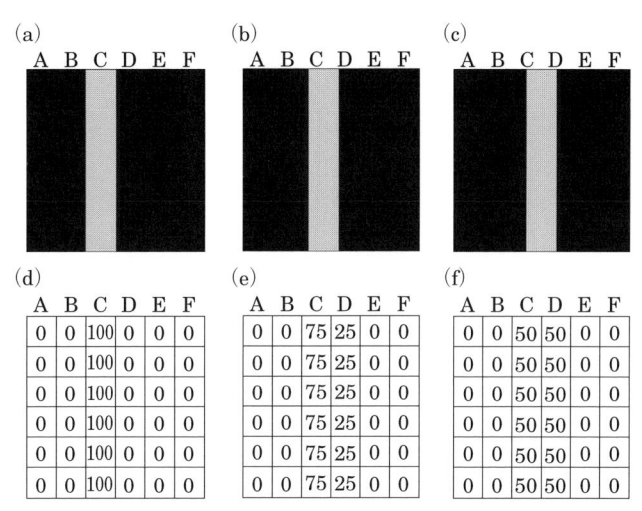

	(a)	(b)	(c)
	A B C D E F	A B C D E F	A B C D E F

(d)

A	B	C	D	E	F
0	0	100	0	0	0
0	0	100	0	0	0
0	0	100	0	0	0
0	0	100	0	0	0
0	0	100	0	0	0
0	0	100	0	0	0

(e)

A	B	C	D	E	F
0	0	75	25	0	0
0	0	75	25	0	0
0	0	75	25	0	0
0	0	75	25	0	0
0	0	75	25	0	0
0	0	75	25	0	0

(f)

A	B	C	D	E	F
0	0	50	50	0	0
0	0	50	50	0	0
0	0	50	50	0	0
0	0	50	50	0	0
0	0	50	50	0	0
0	0	50	50	0	0

図 3.4 ディジタルシステムにおける位置不変性

値 (e),(f) のように変化する．このようにディジタルシステムでは入力信号が同じでもサンプリング点との位置関係によって出力信号は異なり，位置不変性は成立しないことになる．

3・1・3 DR システムにおける MTF

前項で述べたように，DR システムでは，入出力特性が非線形な場合は露光量変換によって線形性は満たすことができる反面，位置不変性は簡単な変換によって補正できるものではない．そこで考案されたのがサンプリング以前のアナログ成分（検出器受光部とサンプリングアパーチャを主とする成分）の解像特性を表したpresampled MTF（プリサンプルド MTF）による評価法である．1.5.4 項で述べたように presampled MTF は，撮影対象デバイスをわずかに傾けることで，さまざまなピクセルアライメントの影響を総合し，位置不変性の問題を回避した方法で，DR システムの解像特性を表す代表的な指標となっている．この presampled MTF を理解するためには，その測定手法もさることながら，DR システムの構成要素やサンプリングの解像特性への影響，そしてそれぞれの MTF 値との関係などを理解することは重要である．よって，これらについて順に解説を行う．

〔1〕 MTF への影響因子

(1) サンプリング間隔の影響

サンプリングは DR システムにおいて重要な要素であり，その間隔であるサンプリング間隔によって表現可能な最大周波数であるナイキスト周波数 F_{ny} が決まる．1.5.1 項で述べたようにサンプリング間隔を d 〔mm〕とした場合，ナイキスト周波数 F_{ny} は，$1/(2d)$ 〔cycles/mm〕となり，標本化定理（サンプリング定理）に従って元の信号がもつ最高周波数を $U_{\max}$ とした場合，サンプリング間隔は $1/(2U_{\max})$ 以下にする必要がある．この標本化定理を満たさないような粗い間隔でサンプリングを行うと，エリアシング誤差を生じ，サンプリング後の信号を用いて元の信号を正確に表現できなくなる．図 3.5 のように対象物が最大空間周波数 $f_{\max}$ までの信号を有する場合に，アンダーサンプリングを行うとナイキスト周波数 F_{ny}

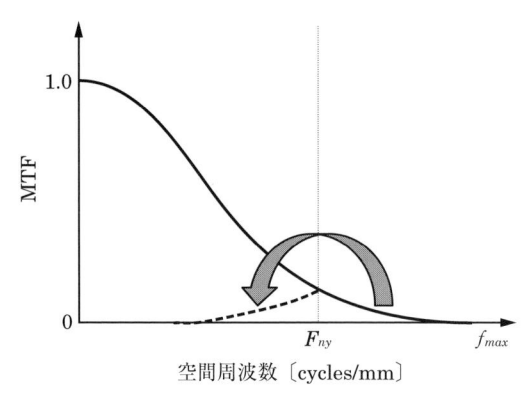

図 3.5 サンプリングによる折り返し

は f_{max} より小さい値となる．このとき，対象物に含まれる F_{ny} 以上の信号は，点線のように F_{ny} を境に低空間周波数側に折り返して加算される．このため，エリアシング誤差によって F_{ny} 以上の信号は F_{ny} 以下の信号として観測され，元信号とは異なったものとして表示されることになる（「1・5・1　X線画像のディジタル化」参照）．

(2) 構成要素と MTF

DR システムはさまざまな構成要素から成り立っており，各構成要素はそれぞれの MTF をもっている（**図 3.6**）．X 線検出器，画像読み取り部，画像処理部，画像表示部にはそれぞれ，アナログ MTF，アパーチャ MTF，フィルタ MTF，ディスプレイ MTF が存在し，アナログ MTF とアパーチャ MTF の積を presampled MTF という．X 線検出器とサンプリングアパーチャは，基本的な解像特性を決定する要素であるため，それらの MTF である presampled MTF は，DR システムの解像特性を評価する上で重要な特性といえる．また，A/D 変換後の MTF はディジタル MTF といわれ，多くの場合にエリアシング誤差を含んだ MTF となる．ディジタル MTF，フィルタ MTF，ディスプレイ MTF の積をオーバーオール MTF といい，オーバーオール MTF も多くの場合にエリアシング誤差を含むことになる．

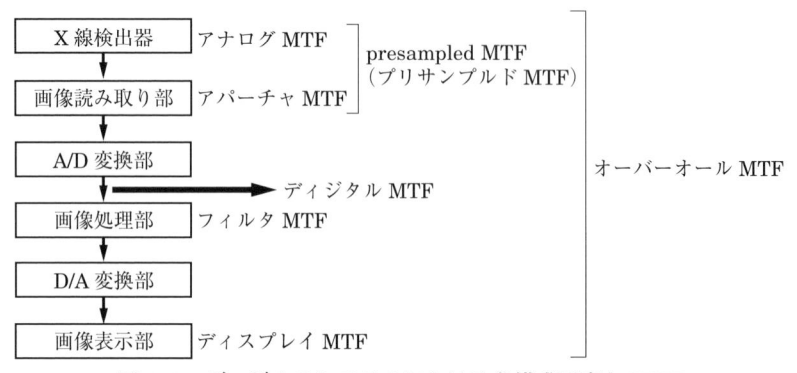

図 3.6 ディジタルシステムにおける各構成要素と MTF

〔2〕 presampled MTF

GigerとDoi[4]によってpresampling MTF（プリサンプリングMTF）は示され，現在はpresampled MTFと呼ばれている．このpresampled MTFは，サンプリング間隔の影響を受けず，エリアシング誤差を含まないため，ナイキスト周波数以上までも評価可能である．よってアナログシステムのMTFやサンプリング間隔の異なる他のディジタルシステムとの比較が可能であり，有用である．一般的にDRシステムの解像特性を総合的に評価する際にはpresampled MTFに加えてフィルタMTF，ディスプレイMTFを個別に求め，その積にて評価する方法がとられることが多い．

実際のDRシステムのpresampled MTFは，CRではイメージングプレート（IP）とレーザースキャナ，間接型FPDではシンチレータとフォトセンサ，直接型FPDではX線変換層と画素電極の解像特性を示している．

(1) デバイスの配置

presampled MTF測定のためのデバイス配置（エッジ）と撮影画像（エッジとスリット）を図3.7に示す．撮影画像に共通しているのは，デバイスがわずかに傾いていることである．presampled MTF測定時には，このようにデバイス（矩形波チャートも同様）を傾け，デバイスの測定部がピクセルに対して少しずつ異なったアライメントになるような工夫をする．これにより，細かなサンプリングをしたのと等価なデータを得ることができ，エリアシング誤差を含まない測定を可能とする．そしてこの画像を解析する際には，各デバイスのプロファイルを単純に得るのではなく，一定の規則に従った方法で合成処理を行い，非常に細かいサンプリング間隔（実効的なサンプリング間隔）をもつプロファイルを作成する（図3.8）．

(2) プロファイルの合成方法

デバイスを傾けることで得たアライメントの異なる複数のプロファイルは，サンプリングによってとびとびとなった（離散的になった）データの間を埋める情報をもつ．これを利用して，プロファイルの合成を行う．このプロファイルデータを得るには，デバイスの傾き角度に応じた，ピクセルごとのアライメントのずれ量を決定して，そのずれ量を戻すようにしてプロファイルを並べ直すことを基本とする手

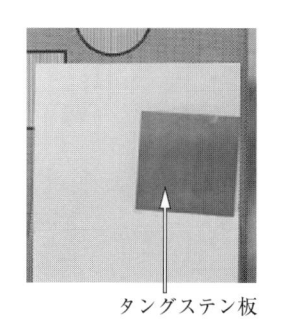

タングステン板

タングステン板のエッジ撮影画像

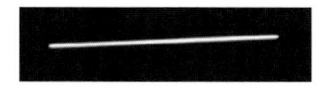

金属スリットの撮影画像

図 3.7　presampled MTF測定のためのデバイスと撮影画像

第3章 解像特性

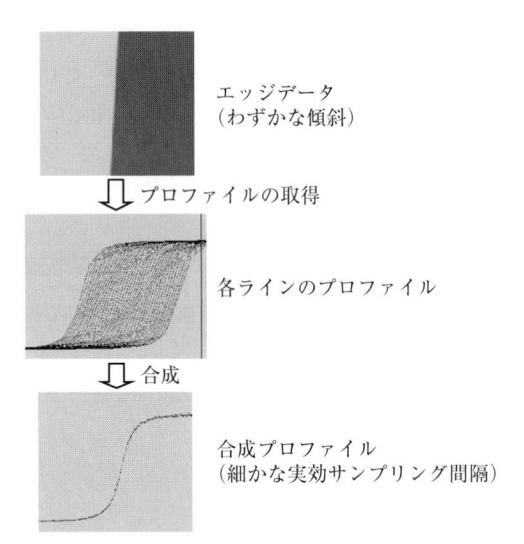

図 3.8 エッジ法におけるプロファイル取得と合成

法を用いる．

一般にデバイスの傾きは 2°程度が推奨されるが，ここでは，合成の基本的な考え方を解説するために，傾き角度 θ の正接 $\tan\theta$ が，$1/5=0.2$ すなわち $\theta=11.31°$ だけ傾いた 5×5 ピクセルのエッジ画像を例にとり解説する（図 3.9）．ピクセルサイズを P として各ピクセルの中心をピクセル位置と考えると，図のC列における 1～5 行のピクセル位置とエッジ境界面の距離はそれぞれ $2P\tan\theta$, $P\tan\theta$, 0, $-1P\tan\theta$, $-2P\tan\theta$ となる．このように $\tan\theta=0.2$ となる傾きをもつ場合，エッジ境界面を基準とした各行のプロファイルは 1 行シフトすることで 1/5 ピクセルだけ平行移動していることになる．よって，この平行移動量を 0 にするように，各プロファイルを移動させ，重ね合わせることで合成プロファイルは作成され，このプロファイルの実効サンプリング間隔は，元のサンプリング間隔の 1/5 となる．

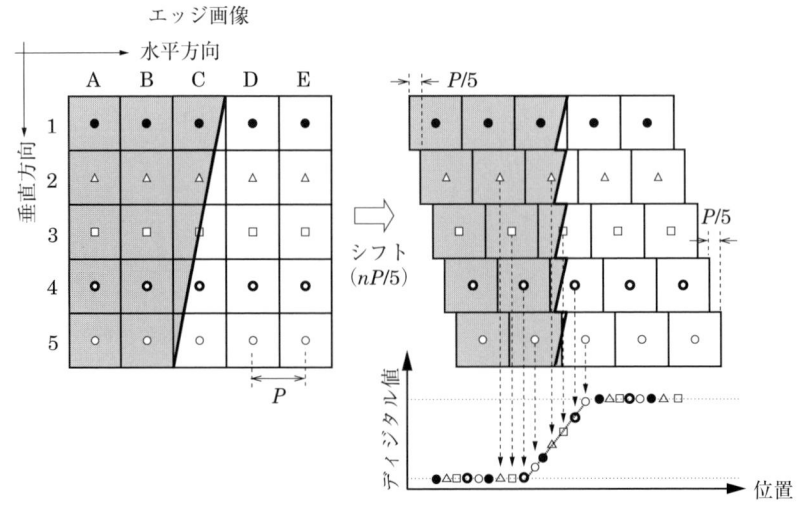

図 3.9 傾斜したエッジ画像によるプロファイル合成方法

(3) 実測時のプロファイル合成方法

上述のように presampled MTF を求めるには，わずかに傾けたエッジなどのデバイス画像が必要であり，実際に傾ける角度は 2°程度で，IEC 62220-1 においては 1.5°～3.0°程度と明記している[5]．わずかに傾けた像からプロファイル合成にはいくつもの方法が報告されているが，ここでは Stierstorfer らと東出らの方法[6~9]に基づいて解説する．

エッジプロファイルの合成においては，前項で述べた平行移動量を正確に求める

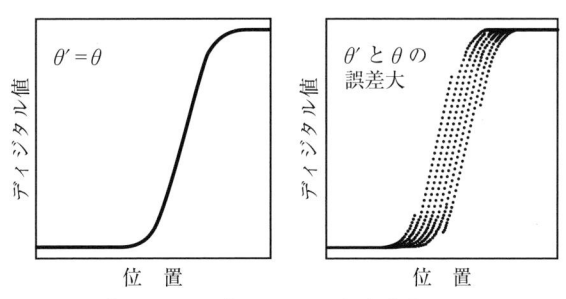

図 3.10 プロファイル観測による角度決定
θ'の誤差によってプロファイルは敏感に変化する

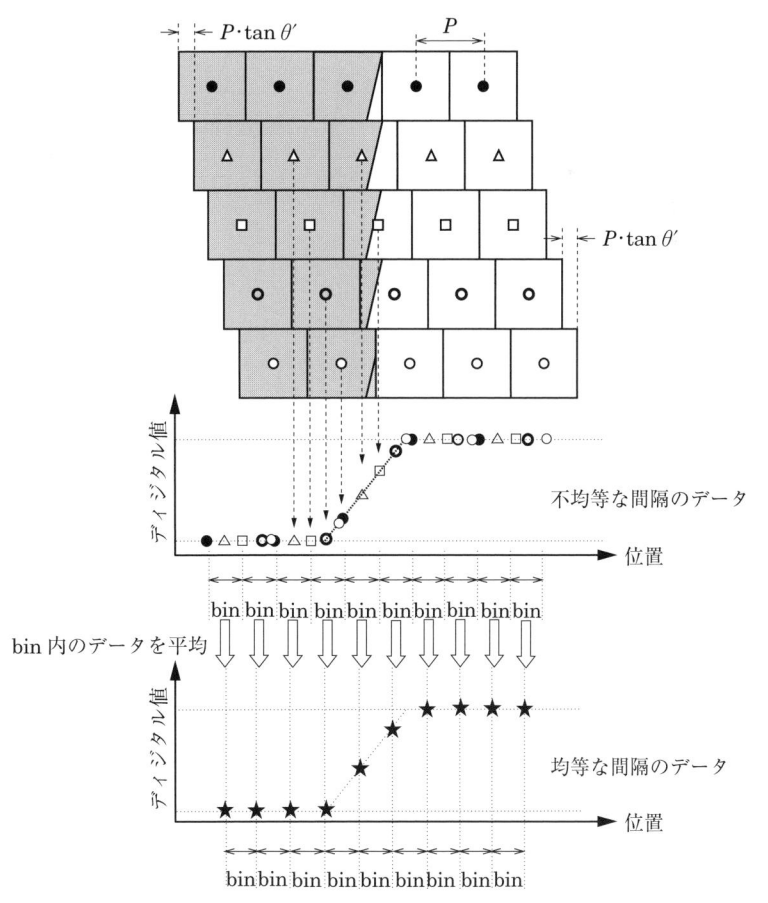

図 3.11 bin を用いた等間隔合成プロファイル作成の手順

ために，エッジデバイスの角度計測の精度が重要となる．単に画像のトレースを行う方法では再現性や精度において問題であるので，ここでは，角度計測の方法として，図 3.10 に示すようなプロファイルの観察による方法を解説する．デバイスの傾斜角度の真値 θ に対して，計測による角度値 θ' が等しい場合には，図 3.10 左のように，合成が正確になされ各データ点が 1 つの曲線上に並ぶ．これに対して，θ' と θ が一致せず誤差がある場合では，右図のように合成したプロファイルの形状は幅をもった分布として観察される．このプロファイルの変化は 0.01 度でも敏感に起きるため，この方法で正確な角度推定が可能となる．

次に，計測した角度値 θ' を使って等間隔データの合成プロファイルを作成する．ほとんどの場合，図 3.9 のように $1/\tan\theta$ は，整数にはならないため，図 3.11 に示すようにシフトによって合成されたプロファイルは，不均等間隔のデータ並びとなる．この不均等なデータままでは，フーリエ変換を行うことは不可能であるため，P の 10～20% の幅となる一定間隔の bin（入れ物などの意）を設定して，bin 内に収まるデータ点を平均する．bin は，一定間隔であるため最終的な合成プロファイルは等間隔となり，presampled MTF の計算（フーリエ変換）に利用可能となる．この bin による平均化の効果により，合成のしたプロファイルのノイズが抑えられ MTF の精度向上に寄与する．なお，この bin 処理は平滑化に相当するため，算出後の presampled MTF の値に bin 幅の矩形の周波数特性である sinc 関数による補正を行う必要があり，その補正係数は，bin 幅を d，空間周波数を u とすると，$\pi du/\sin(\pi du)$ となる．

以上の手順によって，わずかに傾けられたエッジ画像から等間隔データの合成プロファイルを作成することができる．

3・2 各測定法

DR システムにおいてエリアシングの影響を含まない有効な MTF 測定法が，presampled MTF であることは先に述べたが，ここでは，代表的な測定法であるエッジ法，スリット法，矩形波チャート法による presampled MTF 測定の考え方や方法について解説を行う．

また，後で述べる演習としてサンプル画像を使って presampled MTF 解析までを行う．なお，DR システムには，ディジタル値と露光量が比例関係にあるリニアシステムとディジタル値と露光量の対数が比例関係にある Log システムなどが存在する．実習においては，エッジ法はリニアシステムである間接型 FPD の画像，スリット法および矩形波チャート法は Log システムである CR の画像をサンプル画像とした．

3・2・1 エッジ法

エッジ法は，2003 年に IEC が検出量子効率（detective quantum efficiency：DQE）の測定方法[5]を標準化した中で，MTF の測定法として採用された．IEC 62220-1[5] は一般撮影などの検出器（静止画）を対象としており，その後，マンモグラフィの検出器を対象とした IEC 62220-1-2 が規格された．このため，近年ではエッジ法に対する関心が高まり，presampled MTF 測定の方法として広く認知

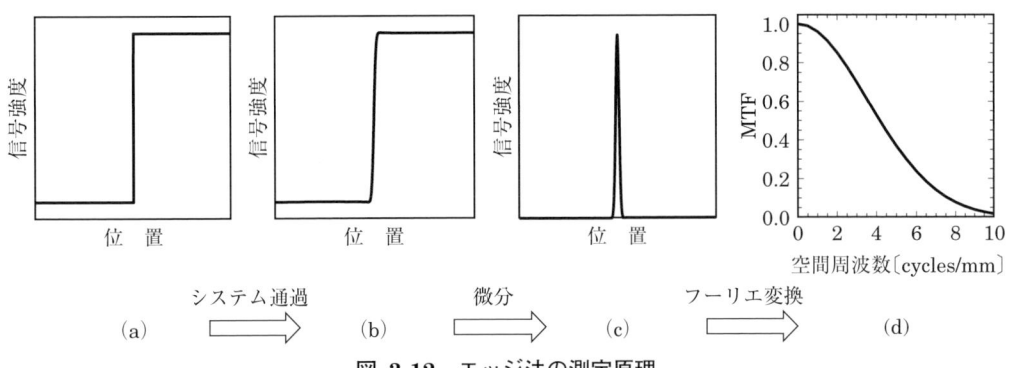

図 3.12　エッジ法の測定原理

されるようになった．

〔1〕 原　理

図3.12に示すように線形であるX線画像システムにステップ信号（a）を入力すると，システム通過によってボケを生じたエッジ拡がり関数（edge spread function：ESF）（b）が信号として出力される．このESFを微分することでLSF（c）に変換可能である．そして，3・1・1〔2〕で述べたように"LSFのフーリエ変換"からMTF（d）を導くことができる．

〔2〕 測定デバイス

MTFを算出するためには，上述のようにステップ信号をX線画像システムに入力する必要がある．このため，測定デバイスとしてIEC 62220-1では1 mm厚のタングステン，IEC 62220-1-2では0.8 mm厚のステンレススチール（Type 304 stainless steel）もしくは1 mm厚のタングステンを使用することを推奨している．図3.13は，IEC 62220-1に準じた10×10 cmのサイズを有する1 mm厚のタングステン製エッジデバイスである．

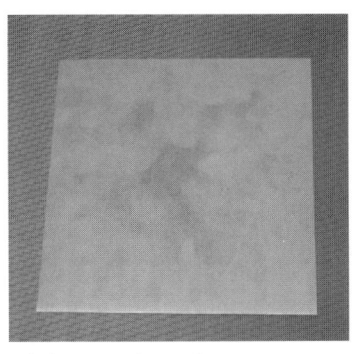

図 3.13　エッジデバイス（サイズ 10 cm×10 cm，厚さ 1 mm，タングステン製）

〔3〕 画像取得

DRシステムは多種多様なシステムが存在し，画像評価を行う上でさまざまな制限を受ける場合がある．エッジ法はエッジデバイスと撮影システムのアライメントによる制限をほとんど受けず画像取得が可能であり，これが重要なアドバンテージとなる．IEC 62220-1およびIEC 62220-1-2は異なる機器メーカ間で行われる評価

第3章 解像特性

方法を揃えることを目的としており，研究者や現場スタッフが行う測定の方法を制限するものではない．しかし，IEC規格による方法は汎用性が高く，これらの方法をベースとして画像取得を行うことが望ましいと考える．ここでは，IEC規格による方法を基に画像取得にかかわる測定ジオメトリ，デバイスの配置，X線の線質および照射線量について解説する．

(1) 測定ジオメトリ

一般撮影装置での測定ジオメトリの例を**図3.14**に示す．X線管の焦点と検出器表面間の距離は可能な限り1 500 mm以上にする．エッジデバイスは検出器の表面に密着させて，エッジの中心とX線束の中心を一致させる．リーダタイプのシステムではディテクタの前面にあるカバーや天板，フォトタイマなどを可能な限り取り除いた方が良い．また，散乱線の低減を目的にコリメータを配置する．

マンモグラフィ装置での測定ジオメトリの例を**図3.15**に示す．X線管の焦点と検出器表面間の距離は可能な限り600〜700 mmにする．一般撮影装置と同様に，散乱線を低減するためにコリメータを配置する．エッジの中心は検出器の胸壁側の

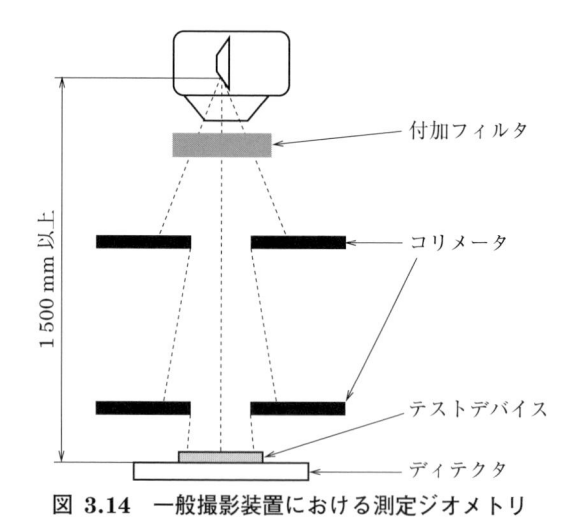

図3.14 一般撮影装置における測定ジオメトリ

図3.15 マンモグラフィ装置における測定ジオメトリ

中心から 60 mm の位置とし，デバイスを検出器表面に密着させて配置する．

一般撮影装置，マンモグラフィ装置ともに X 線管の焦点と検出器表面間の距離が離れるほど，X 線管とエッジデバイスのアライメントのずれの影響は小さくなる．このため，X 線管の焦点と検出器表面間の距離が確保できない場合には X 線管とエッジデバイスのアライメントに関して，より注意を払う必要がある．ただし，エッジ法では厚さが 1 mm 程度のデバイスであるため，撮影距離との関係でアライメントのずれによるエッジの不鋭は少なく MTF への影響は小さい．

(2) デバイスの配置

実効サンプリング間隔が十分に小さい合成プロファイルを取得するために，エッジデバイスを検出器に対して 1.5°～3.0° 程度傾けて配置する．また，エッジデバイスは**図 3.16**(a)(b) のように配置させ，少なくとも 2 方向に対する presampled MTF を測定する必要がある．ただし，CR システムの場合はレーザーのスキャン方向でのエッジデバイスの向きによってプロファイルは変化することが知られており，図の (a)(b)(c)(d) の 4 方向において presampled MTF を測定すべきである．なお，図では時計回りの方向に傾けてあるが，逆方向の傾きでも問題はない．

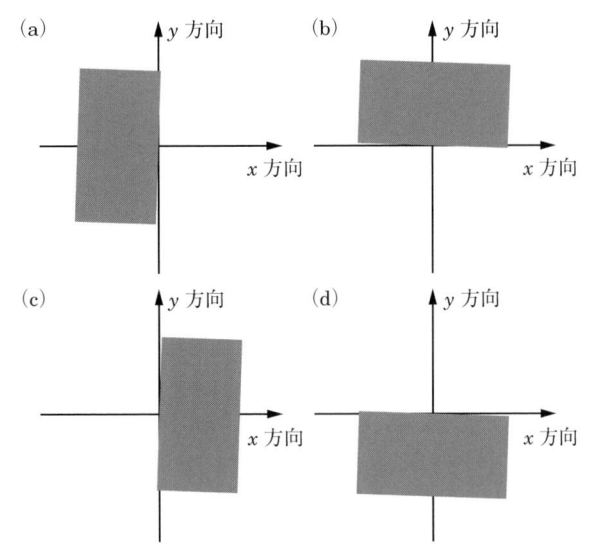

図 3.16 エッジデバイスの配置

(3) X 線出力の決定

画像取得する際の X 線質，照射線量は次のように決定する．

X 線の線質は，測定の目的に応じた管電圧，付加フィルタ（または総ろ過）を選択する．IEC 61267[10] では，**表 3.1** に示すような線質が規定されており，この中から 1 つまたはそれ以上を選択し，1 つだけ選択する場合は一般撮影装置では RQA 5 を選択，マンモグラフィでは RQA-M 2 を選択するとしている．この IEC 規格で示された標準線質は比較的容易に多くの施設で実現可能であり，照射線量は，エッジ画像の直接線領域におけるディジタル値が最大ディジタル値の約 50～80% となるレベルを目安に決定するのが望ましい．

第3章 解像特性

表 3.1 IEC 61267 における線質

一般撮影装置用

基準線質 (IEC 61267)	管電圧 〔kV〕	半価層 〔mmAl〕	付価フィルタ圧 〔mmAl〕
RQA3	50	4.0	10
RQA5	70	7.1	21
RQA7	90	9.1	30
RQA9	120	11.5	40

マンモグラフィ装置用

標準線質 (IEC 61267)	管電圧 〔kV〕	半価層 〔mmAl〕	付価フィルタ圧 〔mmAl〕
Mo/Mo(RQA-M 1)	25	0.56	2
Mo/Mo(RQA-M 2)	28	0.60	2
Mo/Mo(RQA-M 3)	30	0.62	2
Mo/Mo(RQA-M 4)	35	0.68	2
Mo/Rh	28	0.65	2
Rh/Rh	28	0.74	2
W/Rh	28	0.75	2
W/Al	28	0.83	2

〔4〕 presampled MTF の解析法

図3.17にエッジ法におけるpresampled MTF解析の手順を示す．大きく分けると①～⑥の工程を経て，presampled MTFを得る．最初に，取得したエッジ画像から①合成エッジプロファイルの作成を行い，細かい実効サンプリング間隔のプロファイルを作成する．この際に，エッジ画像の傾き角度を正確に求めることが必要となる．次に②ディジタル値から露光量へ変換し線形化を行いESFを得る

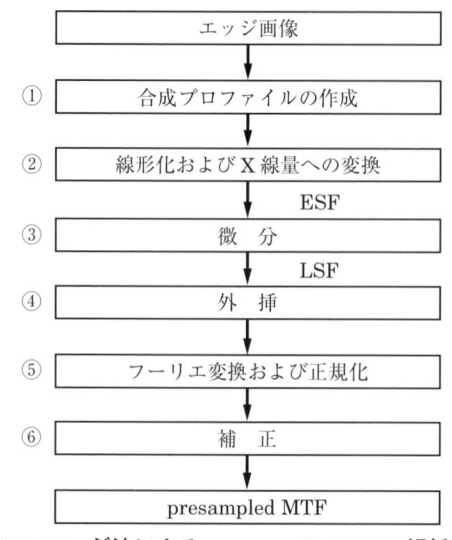

```
          エッジ画像
             ↓
①    合成プロファイルの作成
             ↓
②  線形化およびX線量への変換
             ↓ ESF
③         微  分
             ↓ LSF
④         外  挿
             ↓
⑤   フーリエ変換および正規化
             ↓
⑥         補  正
             ↓
       presampled MTF
```

図 3.17 エッジ法による presampled MTF 解析の手順

（Log システムや，非線形システムの場合）．そして，③ ESF を微分することで LSF として，この LSF に対して必要に応じて ④ 外挿を行う．外挿後のデータに ⑤ フーリエ変換および正規化を行った後に，⑥ bin 処理と隣接差分を用いた微分に対する補正を行い，presampled MTF が算出される．なお，各工程の詳細については以下に示す．

① 合成プロファイルの作成

　合成プロファイルの作成手順は，3・1・3〔2〕(2) のプロファイルの合成方法にて詳細な解説を行った．エッジ画像の傾き角度は，3・1・3〔3〕に従って，合成プロファイルの観察によって精度良く行うことができ，角度誤差は，0.02°以内とすることが望ましい．また，合成時に使用する bin の幅による空間周波数特性の補正を，最終的な MTF 値に行う必要がある．空間周波数を f，bin の間隔を d_b とすると，この補正係数 $C_b(f)$ は，次式で求められる．

$$C_b(f) = \frac{1}{\mathrm{sinc}(\pi \times f \times d_b)} = \frac{\pi \times f \times d_b}{\sin(\pi \times f \times d_b)} \tag{3・1}$$

　合成に使うデータの範囲（面積）を広くすることで bin による平均点数が増加し，プロファイルのノイズ抑制に効果的である．しかし，不均一性の影響を受ける可能性があるので注意が必要である．

② 線形化

　MTF の定義として"線形性"を満たす必要がある．このため，Log システムにおいては，入出力特性を示すグラフからディジタル値を相対的な露光量に変換して線形化をしなければならない．線形化する際に正確な入出力特性を用いる必要があり，入出力特性の傾きの誤差は presampled MTF の誤差につながる．また，リニアシステムの場合において X 線の非照射部分に 0 以外のディジタル値（バイアス）を有する場合がある．この場合においても誤差の原因となるため，バイアスを減算するか入出力特性を用いて露光量に変換する．なお，詳細は第 2 章の入出力特性に述べられているため，参照してほしい．

　ここでは線形化の一例を紹介する．図 3.18 のように常用対数化した相対 X 線量とディジタル値が比例関係にあり，その一次関数の傾きが G となる場合を想定する．この場合，相対露光量を E，ディジタル値を PV とすると

$$E = 10^{(DV/G)} \tag{3・2}$$

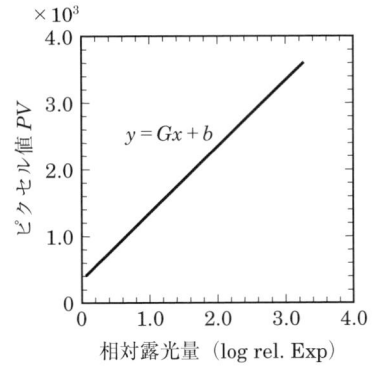

図 3.18　Log システムの入出力特性の例

によって，PV を E に変換可能である．この場合に，1次関数の切片は考慮する必要はない．

③ 微　分

ESF を LSF に変換するために微分を行う．微分は隣接差分を用いて行う．微分後の LSF が上に凸となるように，隣接差分は ESF の形状に応じて図 3.19 のように計算式を選択する．また，この隣接差分による周波数特性の影響を補正するために，結果の presampled MTF に対して sinc 関数による補正を行う必要がある[11]．データ間隔が d の場合に，補正係数 $C(f)$ は次式で表される．

$$C(f) = \frac{1}{\mathrm{sinc}(\pi \times f \times d)} = \frac{\pi \times f \times d}{\sin(\pi \times f \times d)} \tag{3・3}$$

この $C(f)$ を最終的に算出された周波数ごとの presampled MTF の値に乗ずることで補正を行う．

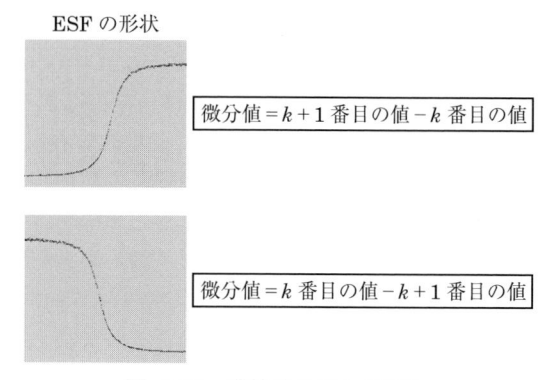

図 3.19　隣接差分による微分

④ 外　挿

LSF は本来，広範囲の裾野を有し，裾野に向かうに従って限りなく 0 に近づく性質をもつ．しかし，LSF を有限の範囲で打ち切ること（トランケーション）による裾野欠如，画像に含まれるノイズやトレンドなど低周波成分の影響，量子化誤差などによって LSF の裾野が不正確になる場合がある．このとき，MTF の結果に振動を起こすなどの誤差を生じさせるため，外挿はこの影響を補正するために行う．ただし，裾野自体は，MTF の低周波領域に該当するため，不正確な外挿は MTF の低空間周波数領域に誤差を招くことがあり，取扱いには十分な配慮が必要となる．

エッジ法では微分によって ESF に含まれるノイズが増幅するために，LSF はスリット法と比較して多くのノイズを有する．このため，撮影システムによっては外挿の始点や傾きの決定が難しい．

外挿の手順を図 3.20 に示す．一般に外挿は指数関数近似曲線を用いて行うが，LSF を対数スケールで表示して，直線で外挿することで視覚的に外挿点を推測しやすい．その後，信号値を対数から実数に戻すことで指数関数近似がなされる．

⑤ フーリエ変換および正規化

外挿後の LSF をフーリエ変換して，出力される複素数データの絶対値を求めた後，0 cycles/mm の値で正規化することで presampled MTF を算出する．フーリエ変換の計算方法としてディジタル画像のような離散的データをフーリエ変換する

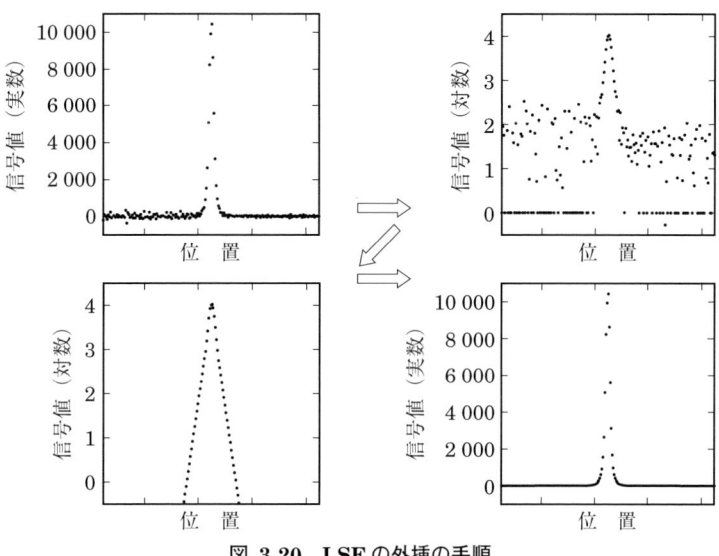

図 3.20 LSF の外挿の手順

には，離散フーリエ変換（discrete Fourier transform：DFT）や高速フーリエ変換（fast Fourier transform：FFT）を用いる．DFT は計算を行うデータ数に制限はなく，一方で，FFT はデータ数が 2 のべき乗個に限られるが，計算速度が速い．なお，出力の空間周波数間隔は入力のデータ数とデータ間隔で決定され，入力のデータ数 N，データ間隔 d〔mm〕とした場合，出力の空間周波数間隔は，$1/(Nd)$〔cycles/mm〕となる．したがって，フーリエ変換後の n 番目の空間周波数は $n/(Nd)$ で求められる．

⑥ 補 正

先に述べた合成プロファイル作成時の bin の周波数特性と，隣接差分の周波数特性は，ともに合成プロファイルのデータ間隔によるものであるため，式（3·1）と式（3·3）の $C_b(f)$ と $C(f)$ は等しい値となる．よって，$C(f)$ の 2 乗のみを補正係数として用いれば良い．以上の工程によってエッジ画像から presampled MTF が求められる．

〔5〕 特 徴

エッジ法の特徴を以下に述べる．

・ステップ信号を入力信号として，出力信号からシステムの MTF を得る方法である．
・ESF を微分することで LSF に変換し，そのフーリエ変換によって MTF を算出する．
・入力信号を得るためのアライメントが厳密でなく画像取得が比較的容易である．
・テストデバイスが比較的安価である．
・ESF を LSF に変換する際の微分処理によってノイズは増幅するため，平滑化が必要となる．
・微分処理によるノイズの影響により，LSF への外挿の判断や基準の決定が難しい．
・IEC にて DQE を算出する際の MTF の測定方法として推奨されている．

3・2・2 スリット法

スリット法についてはアナログシステムの時代から多くの研究が行われており，最も知られたMTF測定法である．Fujitaらの提唱[12~13]によってスリット法はディジタルシステムに対しても適用され，早くからpresampled MTFの測定法として広く認知されてきた．一方で，テストデバイスが非常に高価であることや，アライメント調整の難易度が高いことから，スリット法によるMTF測定は研究機関や一部の臨床病院に限られてきたという一面もある．

〔1〕 原　理

図3.21に示すようにスリット法では，非常に幅の狭いスリットを用いることでデルタ関数を模した信号をシステムに入力し，その応答としてのLSFを得る．このLSFをフーリエ変換することによってMTFを算出する方法である．この図からわかるようにこの手法はMTFの測定原理に非常に忠実な方法である．

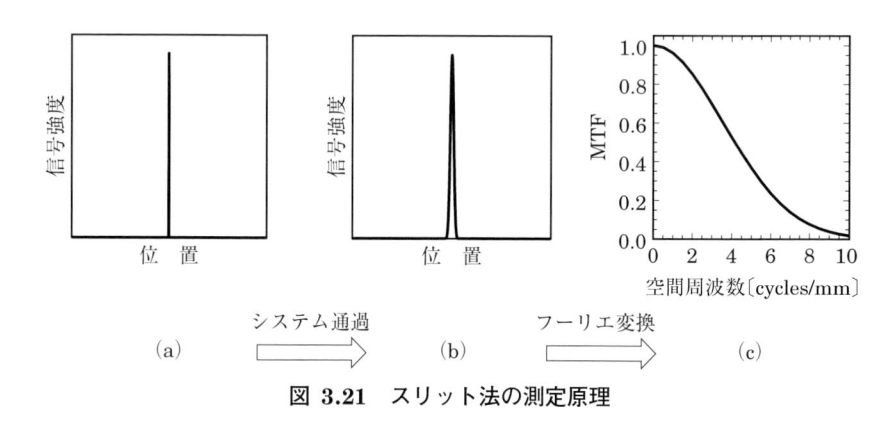

図 3.21　スリット法の測定原理

〔2〕 測定デバイス

スリットでは，タングステンなどの金属ブロックをわずかな隙間をあけて隣接させた構造をもち，隙間の開口幅が0.01 mm程度で，高さが2~30 mm程度となる．この隙間を通過した信号をデルタ関数に近似させるためにはスリットの開口幅を限りなく小さくする必要があるが，開口幅が狭くなるほどX線を透過させることが困難になることやデルタ関数として必要とされる高信号を得ることが難しい．このため，厳密には算出したMTFの値に対して開口幅の空間周波数特性であるsinc関数を使って補正する必要がある．図3.22は，開口幅0.01 mm，厚さ30

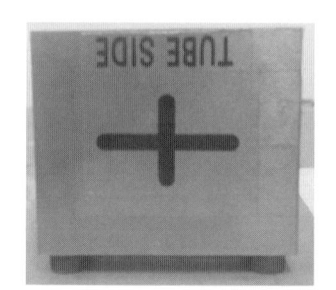

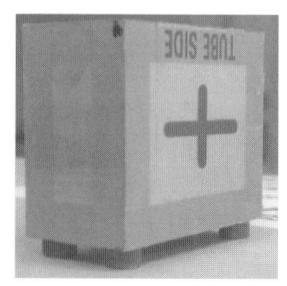

図 3.22　スリットデバイス（開口幅0.01 mm，厚さ30 mm，タングステン製）

mm のタングステン製のスリットデバイスの例である．

〔3〕 画像取得

スリット法は，X 線束とスリット開口部のアライメントを正確に一致させることが必要で，その精度によっては必要な X 線強度を得ることが難しい．またわずかなアライメント誤差で，スリット全長に均等強度を得られなくなる．ここでは，IEC 規格によるエッジ法を基に画像取得にかかわる測定ジオメトリ，デバイスの配置，X 線の線質および照射線量について解説を行う．

(1) 測定ジオメトリ

測定ジオメトリやコリメータなどは，一般撮影装置およびマンモグラフィ装置ともにエッジ法に従う．

(2) デバイスの配置

X 線束とスリット開口部のアライメントが正確に一致するようにスリットデバイスを配置する．なお，高い精度のアライメント調整を実現させるためには，専用のアライメント調整用の器具を用いると良い．例として開口幅 0.01 mm，厚さ 10 mm の場合は，X 線束とスリットのアライメントが $0.057°$ 以上ずれただけで X 線が通過できなくなる．このため，一般撮影装置，マンモグラフィ装置ともに X 線管焦点-検出器表面間距離をできるだけ離し，アライメント調整を行いやすくすることが望ましい．

エッジ法と同様に，スリットデバイスを検出器に対して $1.5°〜3.0°$ 程度傾けて配置する．また，デバイスは図 3.23 のように配置させ，少なくとも 2 方向に対する presampled MTF を測定する必要がある．なお，図では時計回りの方向に傾けてあるが，逆方向の傾きでも問題はない．

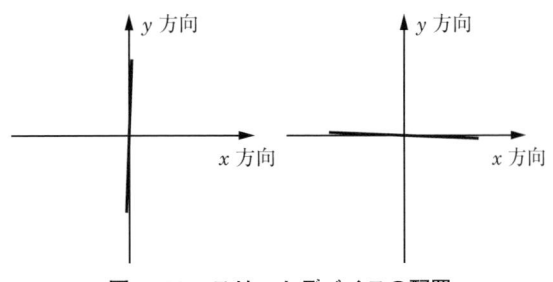

図 3.23 スリットデバイスの配置

(3) X 線出力の決定

画像取得する際の X 線質，照射線量はエッジ法と同様に決定する．

スリット法は 0.01 mm 程度の開口幅を通過した X 線がディテクタへの到達 X 線となるため，高いディジタル値を確保するためには大線量が必要となる．よって，エッジ法と同様に最大ディジタル値の約 50〜80％ を得るには，かなり精度の高いアライメントが必要とされる．

〔4〕 presampled MTF の解析法

図 3.24 にスリット法における presampled MTF 解析の手順を示す．最初に，

第3章 解像特性

```
         ┌──────────────────────┐
         │     スリット画像      │
         └──────────┬───────────┘
                    ↓
    ①    ┌──────────────────────┐
         │   合成プロファイルの作成   │
         └──────────┬───────────┘
                    ↓
    ②    ┌──────────────────────┐
         │  線形化およびX線量への変換 │
         └──────────┬───────────┘
                    ↓ LSF
    ③    ┌──────────────────────┐
         │       外  挿          │
         └──────────┬───────────┘
                    ↓
    ④    ┌──────────────────────┐
         │  フーリエ変換および正規化  │
         └──────────┬───────────┘
                    ↓
    ⑤    ┌──────────────────────┐
         │       補  正          │
         └──────────┬───────────┘
                    ↓
              presampled MTF
```

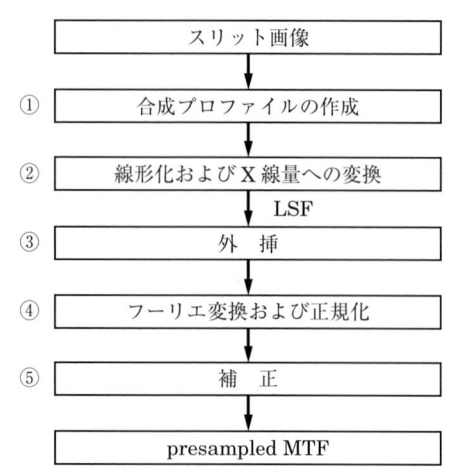

図 3.24 スリット法による presampled MTF 解析の手順

取得したスリット画像から角度を計測し，エッジ法と同様な方法で① 合成プロファイルの作成を行い，実効サンプリング間隔の細かいプロファイルを作成する．次に② ディジタル値から露光量へ変換し線形化を行う（Log システムや，非線形システムの場合）．そして，③ LSF に対して外挿を行い，外挿後のLSF に④ フーリエ変換および正規化を行った後に，⑤ 合成プロファイル作成時の bin 処理に対する補正を行い，presampled MTF を得る．なお，各工程の詳細について，以下に示す．

① 合成プロファイルの作成

合成プロファイルの作成手順は，エッジ法と同様であり，角度計測の正確性も同様に合成プロファイルの正確性で評価できる．

② 線形化

エッジ法と同様に必要に応じてディジタル値を露光量に変換し線形化する．

③ 外 挿

外挿の手順もエッジ法と同様である．スリット法では裾野のノイズ成分が少なく，エッジ法と比較してLSF への外挿が容易である．LSF の開始点の目安としては，最大信号値の1~2% の点とすることが望ましいとされている．

④ フーリエ変換および正規化

エッジ法と同様である．

⑤ 補 正

スリット法では，エッジ法にあった隣接差分処理がないため，合成プロファイル作成時の bin 処理の周波数特性による補正のみを presampled MTF の値に行う[11]．補正係数は，エッジ法の式（3.1）と同じである．

〔5〕特 徴

スリット法の特徴は以下に述べる．

・デルタ関数（インパルス信号）を入力信号として，出力信号からシステムのMTF を得る方法である．
・LSF のフーリエ変換によって MTF を算出する．

- X線管とスリット開口部のアライメント調整が重要であり，十分な強度の信号を得るための画像取得が難しい．よって大線量のX線出力を必要とする．
- テストデバイスが高価であり，アライメント調整器具も必要となるため，経済的負担が大きい．
- 取得したスリット画像からのMTF解析は，比較的容易である．

3・2・3 矩形波チャート法

矩形波チャートの，外観および撮影画像の例は図3.25に示すとおりである．このように複数の周波数の矩形波信号が得られるため，出力画像から大まかではあるが解像度を視覚的に判断できる．よってアナログシステムの時代から臨床施設を中心に普及してきた．この矩形波チャートは，他のテストデバイスと比較して安価であり，画像取得も容易であることからディジタルシステムのpresampled MTF測定にも広く利用できるが，海外論文は比較的少ない[6]．矩形波チャート法では，その構造上，入力信号は矩形波となるため，矩形波内に含まれる正弦波を評価してMTFを測定する．よって，矩形波と正弦波の関係を充分に理解することが重要である．

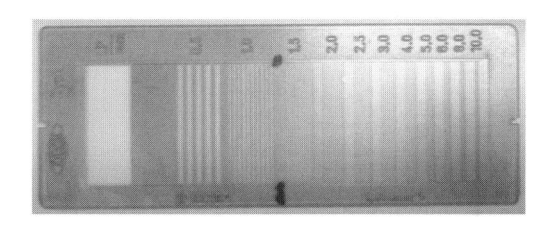

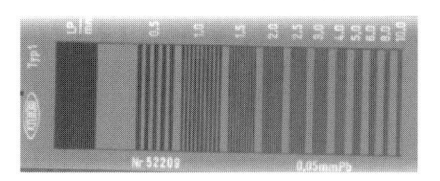

図 3.25 矩形波チャートデバイス（化成オプトニクス Type 1）と撮影画像

=== コラム　矩形波の周波数成分とサンプリング ===

矩形波信号 $f(x)$ は次式によって表すことができる（奇関数の場合）．

$$f(x) = \frac{4}{\pi}\left(\sin x + \frac{1}{3}\sin 3x + \frac{1}{5}\sin 5x + \frac{1}{7}\sin 7x + \cdots\right) \quad (1)$$

$$= \frac{4}{\pi}\sum_{k=1}^{\infty}\frac{1}{(2k-1)}\sin(2k-1)x \quad (2)$$

矩形波は式(1)，(2)，図1，図2のように基本波成分と高調波成分から構成されている．基本波は，矩形波と同じ周波数をもつ正弦波であり，その振幅は矩形波の振幅の $4/\pi$ 倍となる．高調波は，基本波の奇数倍の周波数と奇数分の1の振幅をもつ正弦波の集まりであり，順に第1高調波，第2高調波，第3高調波，…と呼ばれる．

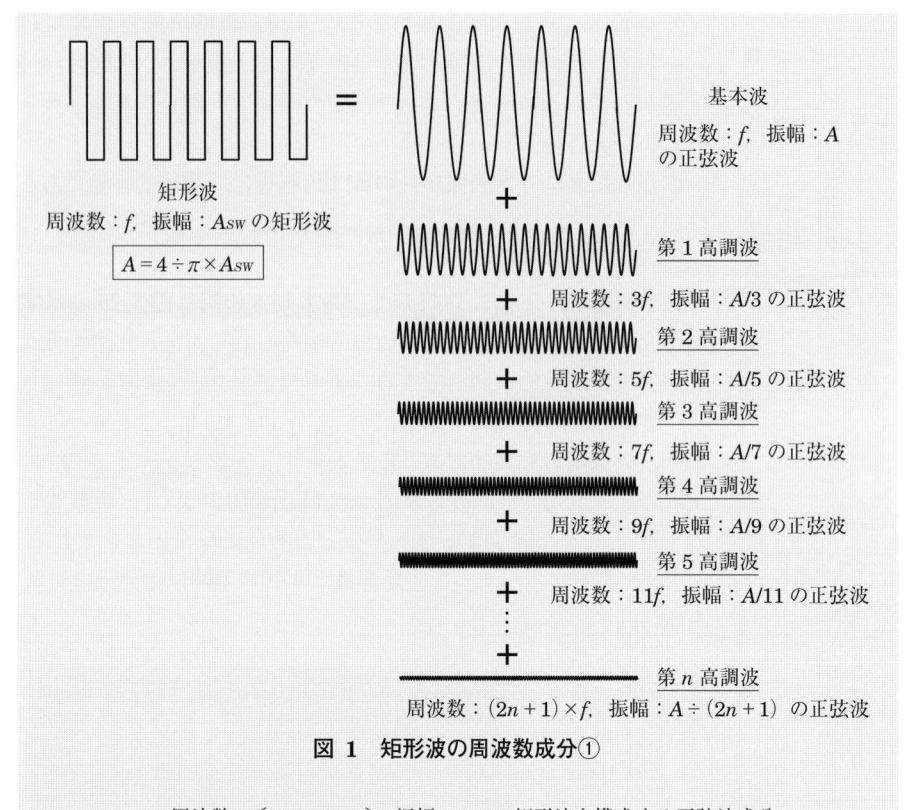

第3章　解像特性

図1　矩形波の周波数成分①

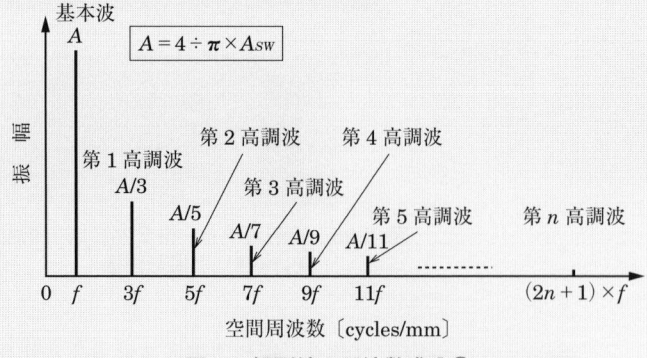

周波数：f，振幅：A_{SW} の矩形波
$A = 4 \div \pi \times A_{SW}$

= 基本波 周波数：f，振幅：A の正弦波
+ 第1高調波 周波数：$3f$，振幅：$A/3$ の正弦波
+ 第2高調波 周波数：$5f$，振幅：$A/5$ の正弦波
+ 第3高調波 周波数：$7f$，振幅：$A/7$ の正弦波
+ 第4高調波 周波数：$9f$，振幅：$A/9$ の正弦波
+ 第5高調波 周波数：$11f$，振幅：$A/11$ の正弦波
⋮
+ 第n高調波 周波数：$(2n+1) \times f$，振幅：$A \div (2n+1)$ の正弦波

周波数：f [cycles/mm]，振幅：A_{SW} の矩形波を構成する正弦波成分

$A = 4 \div \pi \times A_{SW}$

基本波 A，第1高調波 $A/3$，第2高調波 $A/5$，第3高調波 $A/7$，第4高調波 $A/9$，第5高調波 $A/11$，第n高調波

横軸：空間周波数 [cycles/mm] — $0, f, 3f, 5f, 7f, 9f, 11f, \dots, (2n+1) \times f$
縦軸：振幅

図2　矩形波の周波数成分②

このように，単一周波数の矩形波にはさまざまな周波数の正弦波が含まれるため，矩形波をディジタル化する場合には注意が必要となる．例として，2.5 cycles/mm の周波数をもつ矩形波を挙げると，**図3**のように基本波，第1高調波，第2高調波の周波数は，2.5，7.5，12.5 cycles/mm となる．この矩形波をデータ間隔 0.100 mm でサンプリングすると，ナイキスト周波数は 5.0 cycles/mm となるため，エリアシングによる折り返しによって 7.5 cycles/mm の第1高調波が 2.5 cycles/mm の基本波と重なって観測され，これが誤差因子となる．以上のことから，離散的データとして矩形波を扱う場合には，高調波のエリアシングの影響を考慮する必要がある．なお，presampled

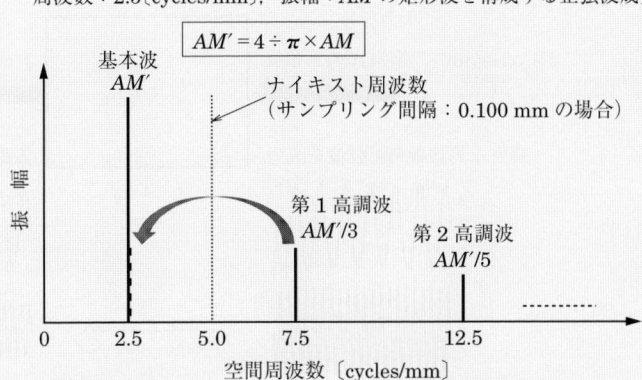

周波数:2.5[cycles/mm],振幅:AM の矩形波を構成する正弦波成分

$$AM' = 4 \div \pi \times AM$$

図3 矩形波のサンプリングに伴う高調波成分の折り返し

MTFの測定では,デバイスを傾けて実効サンプリング間隔を十分に細かくするため,実効的なナイキスト周波数が高くなり,このような折り返しの影響はほとんど回避される.

矩形波から正弦波の応答を評価する方法として,古くから"コントラスト法[15~17]"が使われてきた.コントラスト法は,矩形波の入力信号と出力信号の振幅比から矩形波レスポンス関数(square wave response function:SWRF)を求め,コルトマンの補正式を用いて正弦波レスポンス関数に変換することでMTFを得る方法である.この方法は振幅値の決定が客観性に乏しく,コルトマンの補正式を用いる際に外挿によって高空間周波数のSWRFの値を推定するためにその信頼性の問題も含む.これに対して,近年,矩形波から正弦波成分を抽出する"フーリエ解析を用いた方法(以下,フーリエ法)[18~20]"が使われる.このフーリエ法では,矩形波の出力信号から基本波成分である正弦波の振幅をフーリエ解析によって求めて,入力と出力の振幅比よりMTFを算出する.この方法はコントラスト法と比べて客観性に優れ,再現性の高い方法であることから,本書にはこの方法を矩形波チャート法として解説する.

〔1〕 原 理

矩形波チャート法では,矩形波に含まれる基本波成分となる正弦波に着目する.図3.26で示すように線形であるX線画像システムに周波数f,振幅Aの正弦波を入力すると,システムの応答の影響を受け,振幅A'の正弦波となって出力される.この場合のfにおけるMTF値はA'/Aとなる.よって,矩形波の基本波は正弦波成分であるため,上記の考え方をそのまま用いて,基本波の応答を解析すればよく,周波数が異なる低周波から高周波までのいくつもの矩形波を入力することでMTFを導くことができる.

〔2〕 測定デバイス

矩形波チャートには,さまざまな材質や厚み,周波数窓の数や配置のものが存在し,それぞれコントラスト(振幅)と取得可能な周波数に影響する.一般撮影系装置の測定に多く用いられている矩形波チャートとして,図3.25に示したType 1

第3章　解像特性

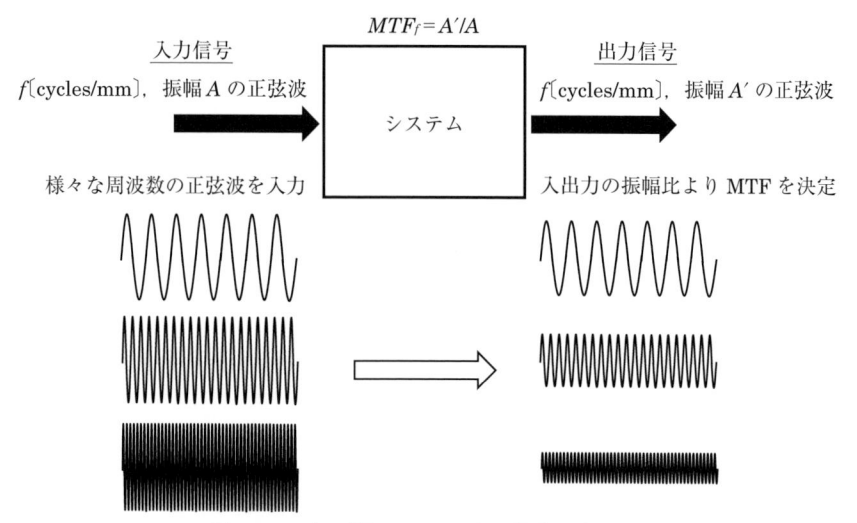

図 3.26　矩形波チャート法の基本的考え方

がある．Type 1 チャートは，以前は化成オプトニクス社が取扱っていたが，現在（2010 年時点）は森山 X 線用品株式会社によって販売されている．この Type 1 の矩形波チャートは，材質は厚さが 0.05 mm の鉛，適正管電圧は 60 kV であり，チャート内に存在する空間周波数は，0.05, 0.5, 1.0, 1.5, 2.0, 2.5, 3.0, 4.0, 5.0, 6.0, 8.0, 10.0 Lp/mm となっている．この他，準高圧用 Type 7（厚さ：0.10 mmPb，適正管電圧：80 kV）やマンモ用 Type 9（厚さ：0.04 mmSn，適正管電圧：30 kV）などの数種類の矩形波チャートが販売されている．よって線質に合わせてチャートの材質や厚みの決定を行い，必要な空間周波数と合わせて測定に適した矩形波チャートを選択する．

〔3〕　画像取得

矩形波チャート法でもエッジ法と同様に IEC 規格による方法を基準とする．以下に，測定ジオメトリ，デバイスの配置，X 線の線質および照射線量について解説する．

(1)　測定ジオメトリ

エッジ法，スリット法と同様の配置と注意事項となる．チャートは他のデバイスに比べて大きいため，チャートの端では，斜入状態がさけられない．よって撮影距離はできるだけ大きくすることが望ましい．マンモグラフィ装置に用いる場合は，中心線束位置を変えて複数回計測するなどの工夫が必要である．

(2)　デバイスの配置

エッジ法と同様に，検出器に対して 1.5°～3.0° 程度傾けて配置する．また，デバイスは図 3.27 のように配置させ，少なくとも 2 方向に対する presampled MTF を測定する必要がある．なお，図では時計回りの方向に傾けてあるが，逆方向の傾きでも問題はない．

(3)　X 線出力の決定

画像取得する際の X 線質，照射線量はエッジ法と同様に決定する．この際，IEC で示された RQA 5 の X 線質によって撮影した場合，線質が硬く十分なコント

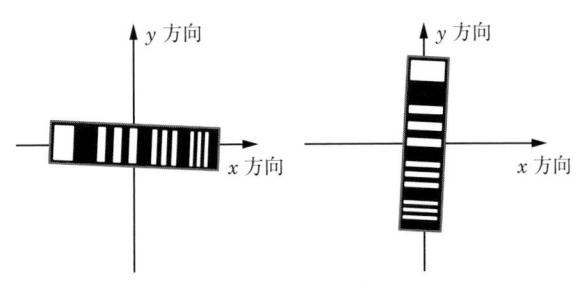

図 3.27 矩形波チャートデバイスの配置

ラストが得られない場合がある．矩形波チャート法は，入出力の振幅比から MTF を求めるため，全体のコントラスト低下は，システムのレスポンスが下がる高周波数領域の測定精度を低下させる．このため，矩形波チャート法では使用するチャートに合わせた線質で撮影を行うことが望ましい．この場合，入出力特性や NNPS と線質が異なることが問題となるが，一般に MTF は線質によってほとんど変化しないといわれており，厳密な測定以外では問題とならない．

　照射線量は，0 cycles/mm に相当する最も低周波数となる窓の高照射部におけるディジタル値が撮影システムの最大ディジタル値の 50~80% 程度となるレベルを目安に用いる．このとき，低照射部におけるディジタル値が撮影システムの最大ディジタル値の 10% 以上となることを確認する．10% 以下の場合は，照射線量を上げて調整する．

〔4〕 presampled MTF の解析法

　図 3.28 に矩形波チャート法における presampled MTF 解析の手順を示す．最初に，取得した矩形波チャート画像から ① 合成プロファイルの作成を行い，サンプリング間隔の細かいプロファイルを作成する．この際に，矩形波チャート画像の傾き角度を正確に求めることが必要となる．次に必要に応じて ② ディジタル値か

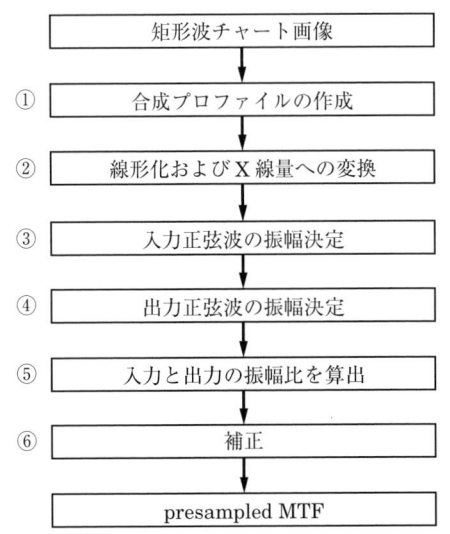

図 3.28 矩形波チャート法による presampled MTF 解析の手順

第 3 章　解像特性

ら露光量へ変換して線形化を行う．ここまでは，エッジ法やスリット法と同様の手順となる．そして③最低周波数の矩形波より各周波数での入力正弦波の振幅 An を計測して，④各周波数での出力正弦波の振幅 $A'n$ の計測の後，⑤各周波数での入力と出力の正弦波の振幅比 $(A'n/An)$ を算出する．また⑥で①における bin 処理に対する補正が必要である．各工程の詳細については以下に示す．なお，解説を簡便にするために，0.05, 1.0, 2.0, 4.0 Lp/mm の窓が存在する矩形波チャート（図 3.29）を想定する．

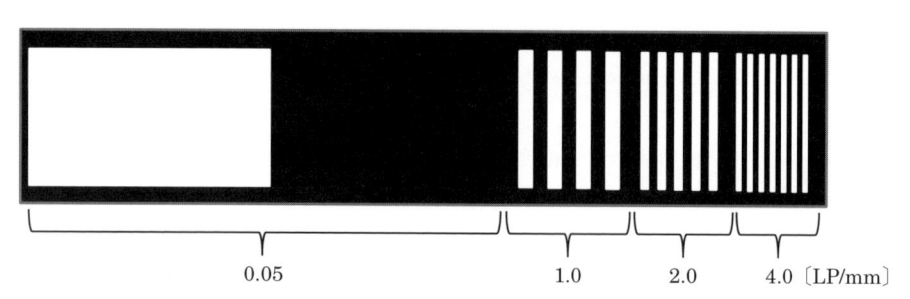

図 3.29　0.05, 1.0, 2.0, 4.0 Lp/mm の窓が存在する矩形波チャート

①　合成プロファイルの作成

合成プロファイルの作成手順は，エッジ法と同様である．なお，合成プロファイルの作成によりデータ間隔は非常に細かくなり，ナイキスト周波数は十分に高くなる．このため，高調波（コラム参照）のエリアシング誤差を考慮する必要はほとんど無くなる．

②　線形化

線形化もエッジ法と同様である．

③　入力の振幅決定

矩形波チャート法では，0 cycles/mm とみなす最も低い周波数の窓（Type 1 では 0.05 LP/mm）における，高照射部（アクリル部）と低照射部（鉛部）の露光量から入力矩形波の振幅 SW を決定する．全体の鉛厚は均等であることから，各周波数窓においてもこの SW に等しい振幅が入力されることになる．矩形波チャート画像からプロファイル合成と線形化を経て，図 3.30 のような 0.05 LP/mm の

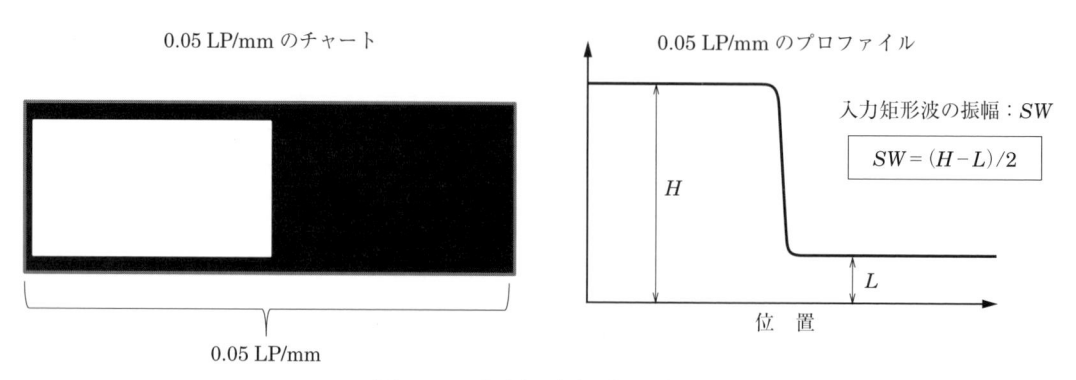

$$SW = (H - L)/2$$

図 3.30　入力矩形波の振幅決定

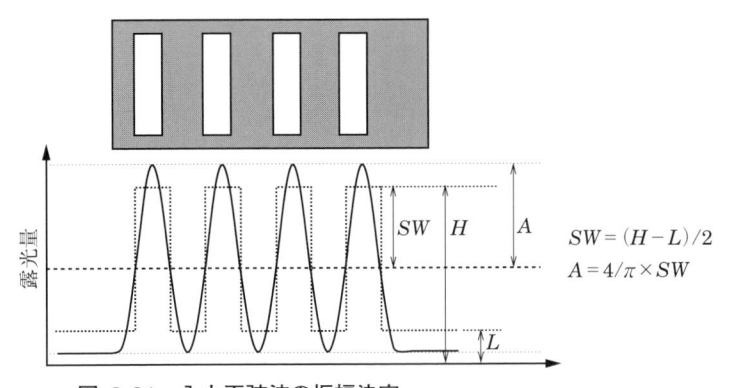

図 3.31　入力正弦波の振幅決定
SW（H および L）は，0.05cycles/mm の窓から計測し，鉛厚が均等であることから各周波数の窓も SW となる．よって入力正弦波の振幅 A もすべて $4π/×SW$ となる．

プロファイルデータを得たとする．高照射部の安定した部分の平均値 H と低照射部の安定した部分の平均値 L から，SW は，$(H-L)/2$ によって求められる．矩形波の周波数に関係なく，振幅 SW の矩形波に含まれる基本波の振幅は，$4/π×SW$（コラム「矩形波の周波数成分とサンプリング」参照）となるため，1.0，2.0，4.0 LP/mm の入力矩形波に含まれる 1.0，2.0，4.0 cycles/mm の入力正弦波の振幅 $A_{1.0}$，$A_{2.0}$，$A_{4.0}$ は，どれも $4/π×SW$ となる（**図 3.31**）．このように，最も低周波となる窓から得た振幅を使って，すべての周波数における入力正弦波の振幅は決定される．

④　出力正弦波の振幅決定

各窓の出力波形は，入力の矩形波がシステムを介したためにボケを生じた出力波形であり，正弦波のように見えるが，基本波と高調波の集合であることには変わりはない．よって，各窓のプロファイルをフーリエ解析して，各周波数の出力正弦波（基本波）の振幅を求める．この際，**図 3.32** に示すように，整数倍周期分のデータを抽出する方法[19〜21]を用いる．抽出するデータ点数は，波形の状況によって変化するため，フーリエ解析では DFT を用いる．なお，整数倍周期の抽出は，繰り返し波形を扱うフーリエ変換に適しており振幅計測の精度向上に貢献する．以上のように，1.0，2.0，4.0 Lp/mm の出力波形に含まれる 1.0，2.0，4.0 cycles/mm の出力正弦波の振幅 $A'_{1.0}$，$A'_{2.0}$，$A'_{4.0}$ を求める．

⑤　入力と出力の振幅比を算出

③で入力側，④で出力側における矩形波内の基本波成分の振幅が決まるため，この入力 A と出力 A' の比から MTF が算出される．

⑥　補　正

最後に，合成プロファイル作成時の bin 処理に対する補正を他の方法と同様に行う．以上の工程によって矩形波チャート画像から presampled MTF が求められる．

第3章　解像特性

出力波形
入力の矩形波がシステムを介して，ボケを生じた出力の波形

両端の波形を除いた整数倍周期となるデータを抽出する

整数倍周期分の抽出波形
ここでは，4周期分

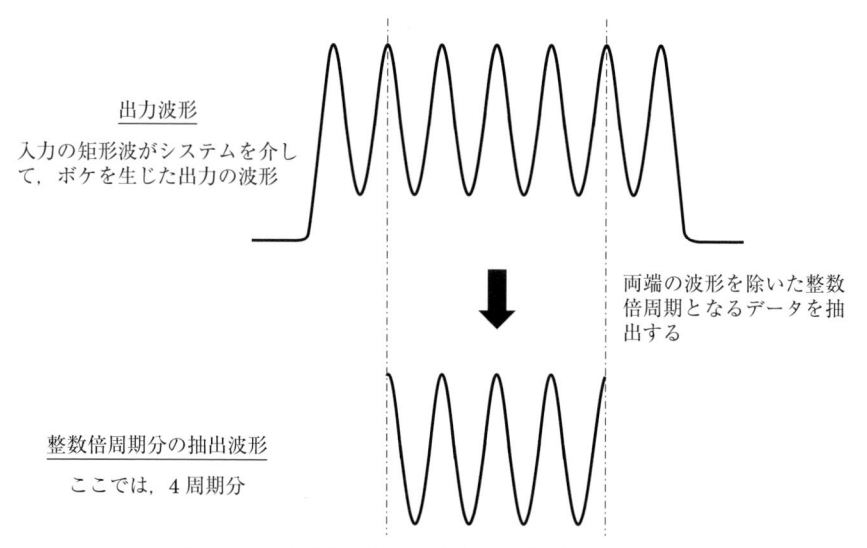

図 3.32　出力矩形波から整数倍周期データの抽出

〔5〕特　徴

矩形波チャート法の特徴を以下に述べる．
・矩形波に含まれる基本波（正弦波）の応答からMTFを算出する．
・MTFの算出が可能な空間周波数が，チャート内に存在する矩形波の周波数に依存する．
・入力信号を得るための画像取得が比較的容易である．
・テストデバイスが比較的安価である．
・外挿を必要としないため，解析者間のMTF測定結果のばらつきは小さい．
・プロファイルから整数倍周期の範囲を正確に抽出して解析する．

3・3　解像特性評価の臨床応用

3・3・1　撮影条件と解像特性

　　　CRやFPDなどのディジタルシステムからpresampled MTF測定を行う方法については3・2節で解説を行った．ここでは，測定時の撮影条件の違いによるpresampled MTFへの影響について述べる．なお，測定は，サンプリングピッチが0.175 mmのCRシステムに対して，エッジ法を用いて垂直方向（副走査方向）について行った．

〔1〕X線質の影響

　　　総ろ過2.85 mmAlを有するX線発生装置にてIEC 62220-1で定められたRQA 5の線質および50 kV，100 kV，140 kVの管電圧についてpresampled MTF測定を行った．この際，X線焦点サイズは大焦点（1.0 mm），焦点-ディテクタ間距離は150 cmとした．異なる線質によるpresampled MTFの結果を**図3.33**に示す．presampled MTFに差はほとんどなく，X線質の違いによるpresampled MTFへの影響はないことがわかる．

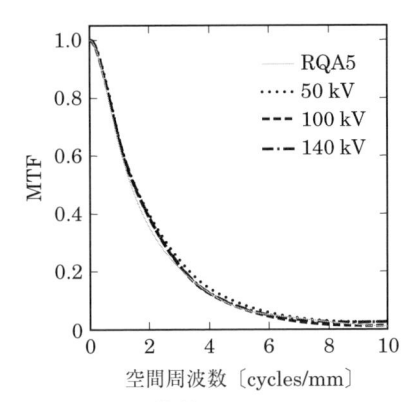

図 3.33　各 X 線質における presampled MTF 測定結果

〔2〕 管電流の影響

mAs 値を 250 で一定として，電流を 411 mA，250 mA，125 mA と変更をさせて presampled MTF 測定を行った．この際，X 線質は RQA 5 として，X 線焦点サイズは大焦点（1.0 mm），焦点-ディテクタ間距離は 150 cm とした．異なる管電流による presampled MTF の結果を図 3.34 に示す．presampled MTF はよく一致しており，線量率の違いによる presampled MTF への影響はないことがわかる．

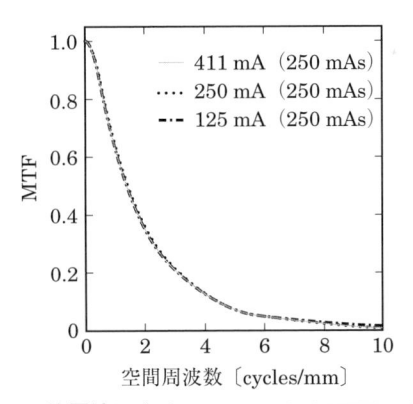

図 3.34　管電流による presampled MTF への影響

〔3〕 焦点サイズの影響

X 線焦点サイズを大焦点（1.0 mm），小焦点（0.6 mm）と変更をさせて presampled MTF 測定を行った．この際，X 線質は RQA 5 として，撮影条件は 100 mAs（200 mA，500 ms），焦点-ディテクタ間距離は 150 cm とした．異なる焦点サイズによる presampled MTF の結果を図 3.35 に示す．実際の撮影において焦点サイズの違いは画像の鮮鋭性に大きく関係するが，presampled MTF 測定ではエッジデバイスをディテクタに密着させているため，焦点サイズの違いによる presampled MTF への影響はないことがわかる．言い換えれば，presampled MTF は，検出器システムの解像特性を評価する目的に用いられるのであり，被写

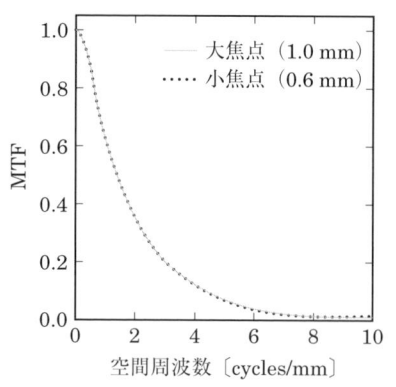

図 3.35　焦点サイズの presampled MTF への影響

体側の因子とは関係ないことをこの結果は表している．

3・3・2　一般撮影システムの解像特性

CR システムで撮影した腹部ファントム（腰椎部）の処理前画像を図 3.36(a) に示す．CR システムの presampled MTF は図 3.37 で示すように，2.0 cycles/mm においても 0.3 程度のレスポンスを有する．図 3.36(a) は画像処理が行われる前の画像であるために周波数強調が掛けられておらず通常の出力画像よりは鮮鋭性は劣るものの，椎体部の骨稜は十分に観察が可能である．CT 装置における一般的な MTF と一般撮影システムにおける MTF の違いを比較するために，図 3.36(b) に CT 装置と等しい解像特性とした画像を示す．CT ではカットオフ周波数が 1.0 cycles/mm 程度であり，それ以上の高周波成分の情報を画像に含まない．よって骨稜の細かな情報は失われ，椎体部の十分な観察が困難となる．これらの MTF データと画像から，一般撮影システムの必要な解像特性と空間周波数の関係が理解できる．

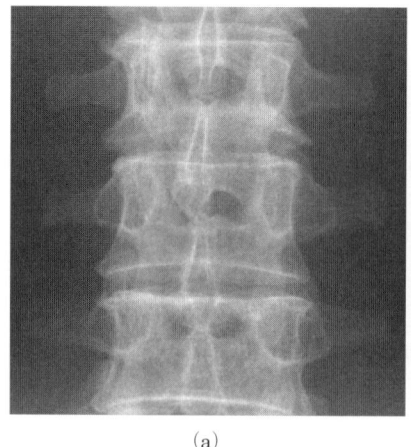

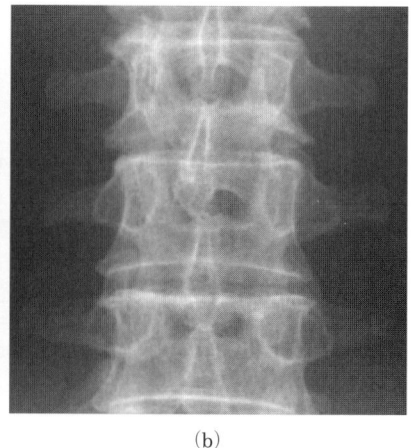

図 3.36　腹部ファントムの腰椎画像
　(a)　CR システムの raw データ画像
　(b)　CT 装置の一般的な MTF と等しい解像特性の画像

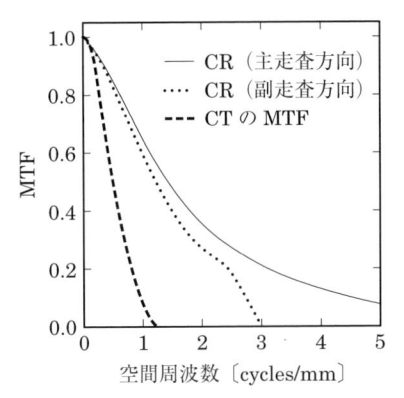

図 3.37 CR システムの presampled MTF と CT 装置における一般的な MTF

3・3・3　CR システムのサンプリングピッチ

　　CR システムの解像特性を考える上で重要となる要素には，IP 特性，レーザー光，サンプリングアパーチャなどが挙げられる．ここでは，サンプリングピッチの影響を調べた．

　　異なるサンプリングピッチ（0.0875 mm，0.175 mm）での画像収集が可能な CR システムを用いて，副走査方向の presampled MTF 測定を行った結果を図 3.38 に示す．サンプリングピッチが変わっても両者の presampled MTF はほぼ一致しており，これは，サンプリングピッチが異なっても同一のサンプリングアパーチャが使用されていることを示した結果である．アパーチャサイズ（読み取りレーザーのスポット径など）は同じため，presampled MTF は変化せず単にナイキスト周波数が変化した．図 3.39 は各サンプリングピッチの矩形波チャート画像である．それぞれの画像のナイキスト周波数は 5.71 cycles/mm，2.86 cycles/mm であり，presampled MTF は同等でもサンプリングピッチによって出力される画像は異なったものとなることがわかる．0.0875 mm のサンプリングピッチは，ナイキスト周波数が高いため，より高い周波数まで矩形波チャートの分離が可能となり，鮮鋭性が高い．

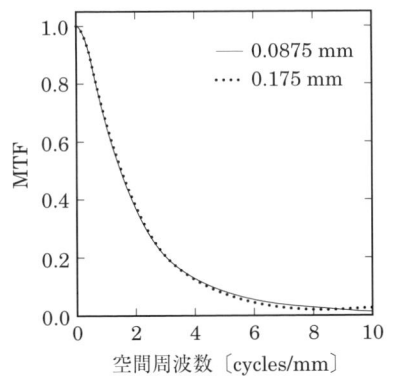

図 3.38 同一 CR システムのサンプリングピッチ変更による presampled MTF

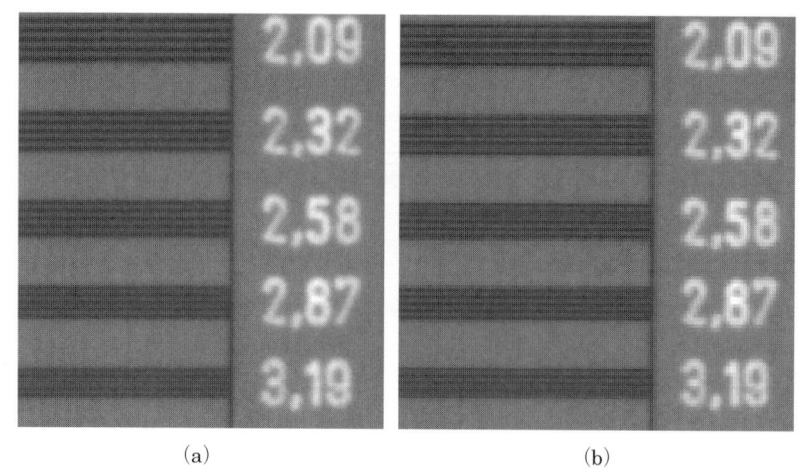

図 3.39 サンプリングピッチの異なる矩形波チャート画像
(a) 0.0875 mm, (b) 0.175 mm

3・3・4　間接変換型 FPD システムと直接変換型 FPD システムの解像特性

マンモグラフィ装置の間接変換型 FPD システム（サンプリングピッチ：0.100 mm）と直接変換型 FPD システム（サンプリングピッチ：0.070 mm）の presampled MTF を図 3.40 に示す．ナイキスト周波数はそれぞれ 5.00 cycles/mm と 7.14 cycles/mm であり，ナイキスト周波数においても 0.34 と 0.44 程度の高いレスポンスを有しているため，両者は非常に解像特性の優れたシステムといえる．また，前述した CR システムと比べても FPD システムの解像特性が優れていることが理解できる．特に，直接変換型 FPD システムは非常に高い presampled MTF の値を示しており，マンモグラフィでは微小な石灰化に対する描出能に優れていることが予測される．図 3.41 に，両者の FPD システムで撮影した ACR 規格 RMI 製 156 型ファントムの模擬石灰化画像を示す．直接変換型 FPD システムは presampled MTF が十分に高く，さらにはサンプリングピッチも細かいため，石灰化をより鮮鋭に描出できているのがわかる．

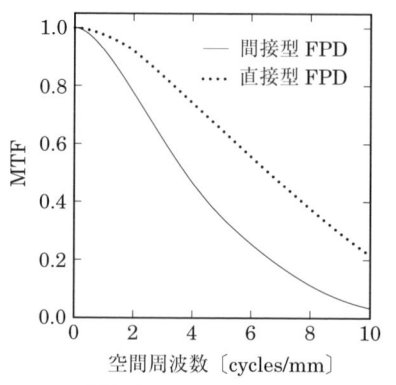

図 3.40 間接型 **FPD** および直接型 **FPD** の **presampled MTF**

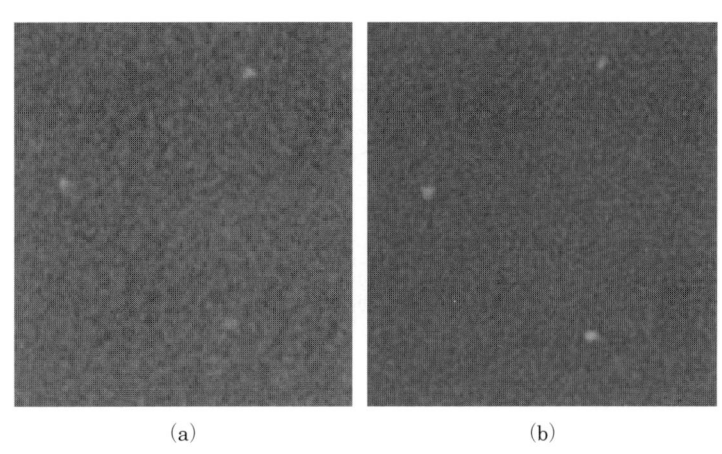

図 3.41 間接型 **FPD** システム (a) および直接型 **FPD** システム (b) における模擬石灰化ファントム画像

3・3・5　異なるシステム間の出力画像同一化

　ディジタルシステムによる出力画像の解像特性は，主に X 線撮影システムの受像系の解像特性と画像処理に従って決定される．臨床現場では CR や FPD（間接型，直接型）など異なる解像特性をもつ撮影システムが混在している施設も多く，解像特性の異なる撮影システム間においても出力画像を等しく保つことが重要となる．実際に画像調整は，施設が有する撮影装置が複数ありメーカも異なる場合が多いこと，読影医と画質の協議が必要となることなどから診療放射線技師に委ねられることがほとんどである．しかし，現状としては出力画像を同一化するための方法は確立されておらず，画像調整に係わる者にとって悩みの種となっている．ここでは，解像特性の異なる撮影システム間における解像特性の同一化のためのアプローチについて述べる．骨画像はコントラストが高く，解像特性が画質に大きく寄与する．このため，画像処理後から画像表示までの系が同一である場合，受像系の解像特性と画像処理による解像特性の積を等しくすることで異なるシステム間においても出力画像の解像特性を同一化することができる．**図 3.42** は異なるシステム A，B において，処理画像の解像特性を同一にするための，各部の MTF を示している．このように，presampled MTF の測定結果から，必要なフィルタ MTF（周波数処理計数）を決定することで，解像特性の同一化が可能となる．実際は，ユーザ側で変更可能な画像処理パラメータによって，細かな周波数レスポンスの設定はほぼ不可能であるが，装置メーカ側からの各処理パラメータの係数の提供が受けられればこのような画像設計も可能となる．画像調整を行う上で，各周波数がどのようなレスポンスをもつ画像処理（フィルタ MTF）が必要であるかを意識して処理パラメータを決定することは，最適な画像構築に対して重要である．

　図 3.43 は，システム A，B の画像処理前後の腰椎ファントム画像である．画像処理前の両者の画像は異なっているが，解像特性の同一化処理を行うことで画像処理後の画像はほぼ等しくなっているのがわかる．

第3章 解像特性

図 3.42 異なるシステム間の解像特性の同一化

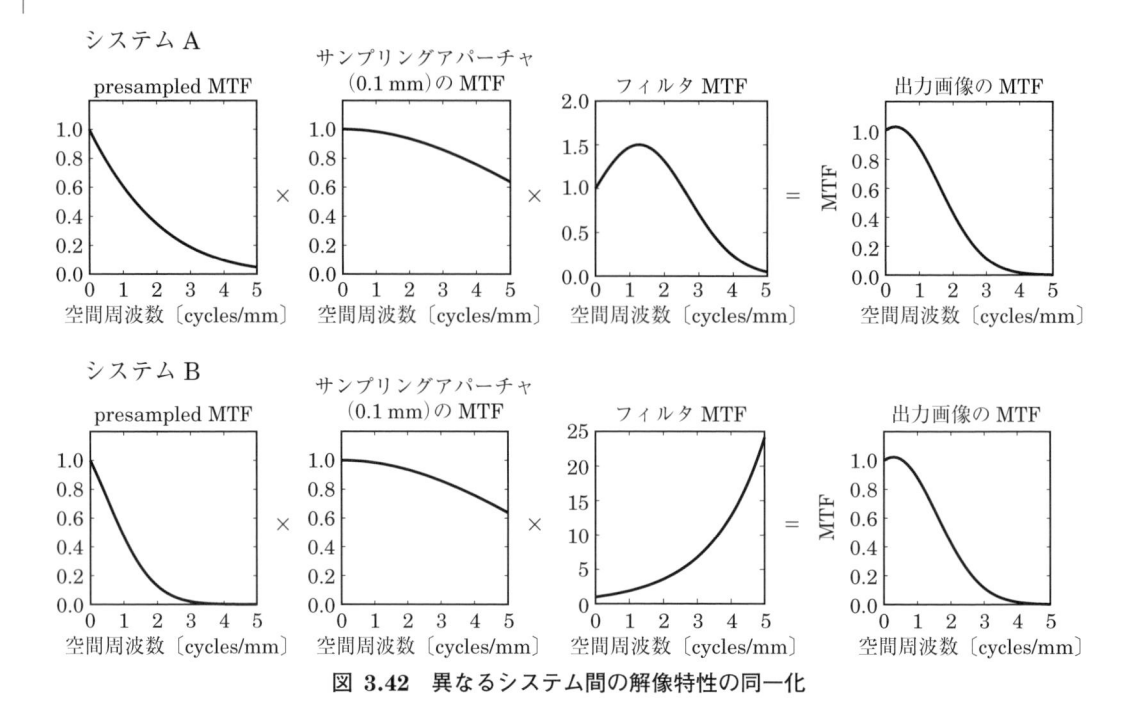

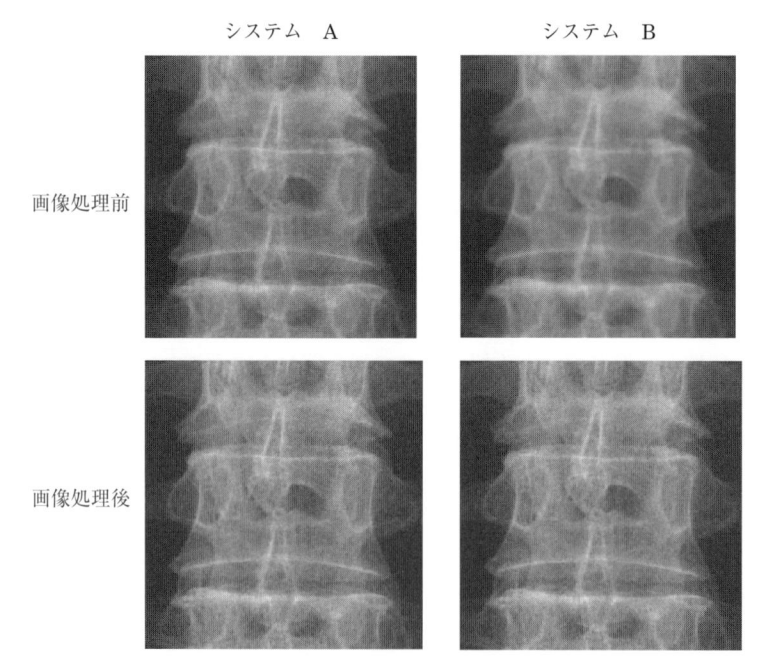

図 3.43 異なるシステム間で解像特性を同一化した画像

◎ 演習（解像特性）（使用データのダウンロード先は目次の最終頁を参照）

演習前の準備

　MTF の演習を始める前に，この演習ではフリーソフト"ImageJ"，プラグインフォルダ「MTF_macro」とマイクロソフト社製"Excel"を使用する．

〔1〕 エッジ法

　リニアシステムである間接型 FPD システムから取得したサンプル画像から Image J[21] と Excel を用いて presampled MTF の解析を行う．Image J にて画像表示から合成プロファイルの作成まで行い，Excel より合成プロファイルから presampled MTF の算出を行う．

エッジの画像データ"MTF_Edge.img"

　マンモグラフィ装置である間接型 FPD システムから得たものであり，サンプリングピッチが 0.100 mm の垂直方向（胸壁-乳頭方向に直交する方向）の MTF を評価するための画像である．テストデバイスは，IEC 62220-1 に準じた 10×10 mm のサイズを有する 1 mm 厚タングステン製エッジを用いた．なお，X 線の線質は RQA-M 2 を選択した．

(1) Image J での操作

　Image J を使って，① 画像表示，② エッジの傾き角度計測，③ 合成プロファイルの作成を行う．

① 画像表示

　エッジ画像データ"MTF_Edge.img"は，FPD より出力された画像で DICOM 形式のヘッダ情報を備えたリニアシステムデータである．

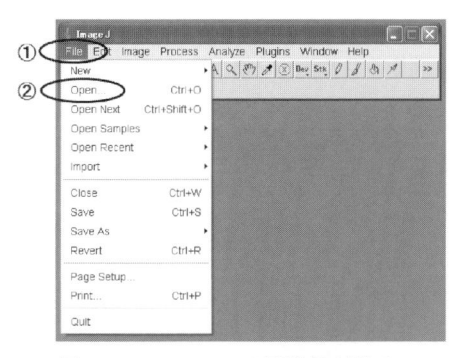

ⅰ）「File」→「Open...」（図 1）

図 1　Image J への画像取り込み

ⅱ）エッジ画像データ"MTF_Edge.img"を選択．
　　「第 3 章 MTF」→「エッジ法」→「MTF_Edge.img」

ⅲ）画像が表示され（図 2），ウィンドウ幅，ウィンドウレベルの調整を必要とする場合
　　「Image」→「Adjust」→「Window/Level...」で調整する（図 3）．

② エッジの傾き角度計測

　マクロ"Angle_measurement_macro"を用いて，エッジの傾き角度を求める．後のプロファイル合成を精度良く行うには，正確な角度計測が必要となる．

ⅰ）表示のエッジ画像に対して，角度計測に用いる範囲を矩形の ROI で囲む（図 4）．なお，ROI の設定は必ずエッジ像内に収まるように長方形で囲み，エッジ面に垂直の方向は広く設定する．

第3章 解像特性

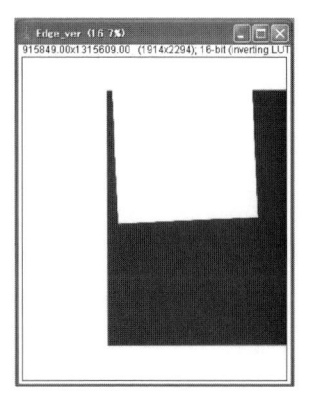

図2 エッジ画像の表示

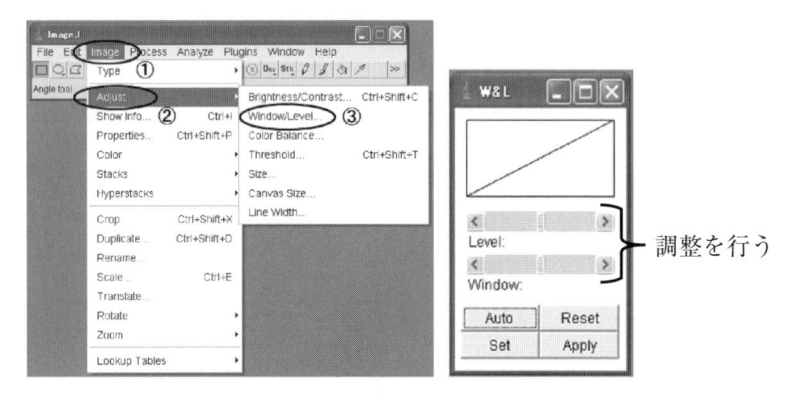

図3 画像のウィンドウ幅，ウィンドウレベルの調整

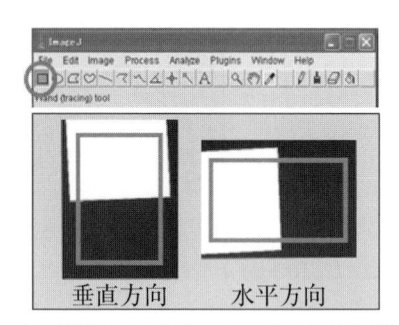

図4 角度計測およびプロファイル合成の範囲決定

ⅱ) マクロを動作させて，エッジの傾き角度を計測する．

「Plugins」→「MTF_macro」→「Angle_measurement_macro」でマクロを起動する．マクロの使用法を示す（図5）．マクロ起動後，Device＝2，direction＝1を入力する．また，"Angle"には，簡易の自動計測によって算出された角度値がデフォルト値として表示されるので，その値を基にプロファイルの収束の度合を確認する．最も収束する角度値をエッジの傾き角度として決定する（図6）．これより，サンプル画像の傾き角度は$2.58°$となる．

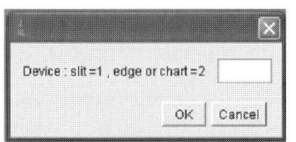

Device：テストデバイスの種類によって選択.
　　　　エッジ…2
　　　　スリット…1
　　　　矩形波チャート…2

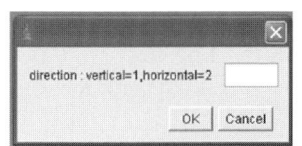

direction：求めるMTFの方向によって選択.
　　　　　垂直方向＝1
　　　　　水平方向＝2

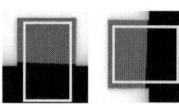

垂直方向　水平方向

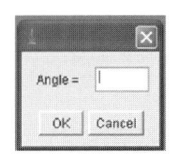

Angle：デフォルト値として自動計測された数値が
　　　　入力される.
　　　　任意の角度に変更が可能.

図5　"Angle_measurement_macro"マクロの使用方法

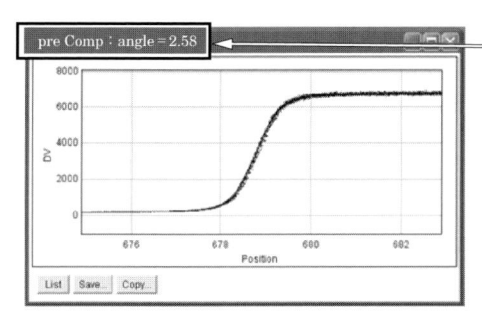

角度はここで確認する.

※データ点の集合が一本の曲線のように収束しているか確認する. 収束の度合に応じてマクロで入力した"Angle"の値を再度, 変更してプロファイルを確認する. ここで決定した角度を用いて合成プロファイルを作成する.

・サンプル画像の傾き角度：2.58°

収束していない場合

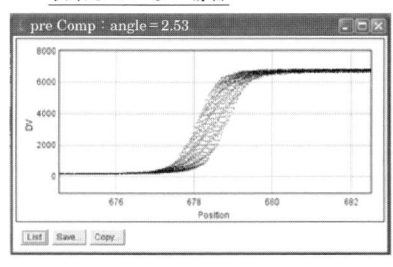

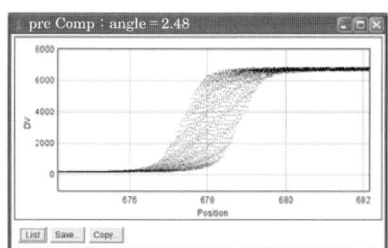

角度計測の誤差はpresampled MTFの測定精度の低下につながるため, 正確に角度を求めることが重要となる.

図6　傾き角度の決定

③　合成プロファイルの作成

　マクロ"Comp_profile_macro"を用いて, 等間隔のデータとなる合成プロファイルを作成する.

　ⅰ）表示のエッジ画像に対して, プロファイルの合成に用いる範囲を矩形のROIで囲む（図4）. なお, ROIの設定は必ずエッジ像内に収まるように長方形で囲み, エッジ面に垂直の方向は広く設定する.

第3章　解像特性

　ⅱ）マクロを動作させて，合成プロファイルを作成する．
　　「Plugins」→「MTF_macro」→「Comp_profile_macro」でマクロを起動する．図7にマクロの使用法を示す．マクロ起動後，Device＝2, direction＝1, pixel size＝0.100, angle＝2.58, bin＝0.020 を入力する．マクロによる計算後，等間隔の合成プロファイルが作成され，Log ウィンドウに出力される（図8）．なお，"Comp_profile macro"では"Device＝2"でエッジを選択した場合，Log ウィンドウに出力される合成プロファイルのデータ数は1 025 となるようにプログラムしてある．

(2) Excel シートへのプロファイルデータの取り込み
　③ⅱ）にて Log ウィンドウ（図8）に出力された合成プロファイルのデータをコピーして Excel ファイル「演習用シート_エッジ法」にペーストする．

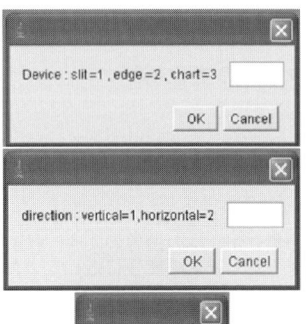

Device：テストデバイスの種類によって選択．
　　　　エッジ…2　　（出力データ数；1 025）
　　　　スリット…1　（出力データ数；1 024）
　　　　矩形波チャート…3　（出力データ数；制限なし）

direction：求める MTF の方向によって選択．
　　　　垂直方向…1
　　　　水平方向…2

pixel size：ピクセルサイズ〔mm〕を入力．

angle：符号を付けて，傾き角度〔°〕を入力．
　　　　マイナスの値であれば，"－"を付ける．

bin：bin の幅〔mm〕を入力．
　　　目安はピクセルサイズの 0.1～0.2 倍．

図7　"Comp_profile_macro"マクロの使用方法

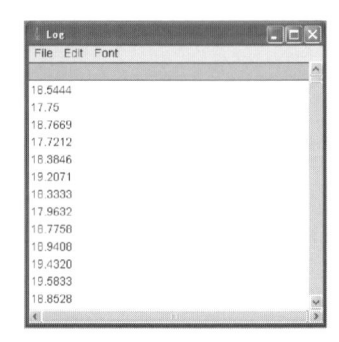

図8　Log ウィンドウに出力される合成プロファイルデータ

ⅰ) 用いたサンプル画像はリニアシステムデータのため，Excelファイル「演習用シート_エッジ法（リニアシステム用）」を起動する．

ⅱ) ImageJのLogウィンドウ（図8）内の合成プロファイルデータをコピーする．
「Edit」→「Select All」でLogウィンドウ内のすべての値を選択する．
「Edit」→「Copy」で選択した値をコピーする．

ⅲ) Excelシート内の［C3］を選択して，合成プロファイルのデータをペーストする．

(3) Excelでの操作

Excelを使って，合成プロファイルデータからpresampled MTFの算出を行う．なお，エッジ法ではLSFに対して外挿処理を加える領域がシステムによって大きく異なるため，外挿処理ありと外挿処理なしでMTF解析を行えるように両者に対応したシートを用意してある（図9）．

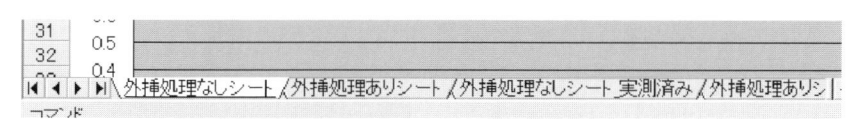

図 9 外挿処理ありシートと外挿処理なしシート

まず，"外挿処理なしシート"を使ってpresampled MTFの算出を行う．
外挿処理なしシート
① 合成プロファイル間隔（実効サンプリング間隔）の入力

合成プロファイル作成用マクロ"Comp_profile_macro"にて設定したbinの幅〔mm〕を［A3］に入力する（図10）．

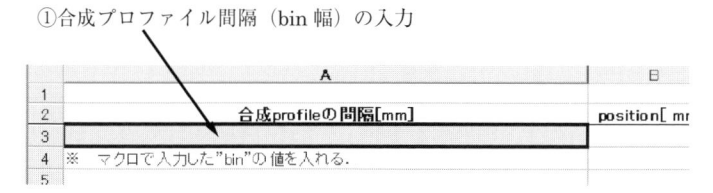

図 10 合成プロファイル間隔（bin幅）を入力

② 微分によるESFからLSFへの変換

隣接差分による微分を用いて，ESFをLSFへ変換する．自動計算によってESFの形状を判断して，D列には上に凸となるLSFが出力される（図11）．

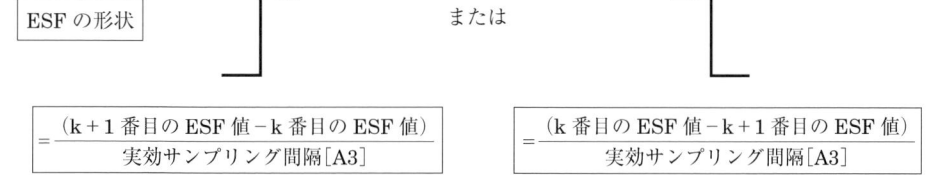

$$= \frac{(k+1\text{番目のESF値} - k\text{番目のESF値})}{\text{実効サンプリング間隔[A3]}}$$

$$= \frac{(k\text{番目のESF値} - k+1\text{番目のESF値})}{\text{実効サンプリング間隔[A3]}}$$

微分後のLSFが上に凸となるように，合成プロファイルの1～20番目までの平均値［C1031］と1005～1024番目までの平均値［C1033］を求めてESFの形状の判別を行い，上記の式を適合させている．

図 11 微分によるESFからLSFへの変換

第3章　解像特性

③　LSFをフーリエ解析

LSFに対してフーリエ解析を行う．なお，フーリエ変換としてExcelにてツールとして組み込まれているFFTが若干の制限をもつものの簡単に利用できることから，ここではFFTを使用する．

ⅰ）　Excelにおけるフーリエ解析（FFT）

Excel 2002までのバージョン（図12）

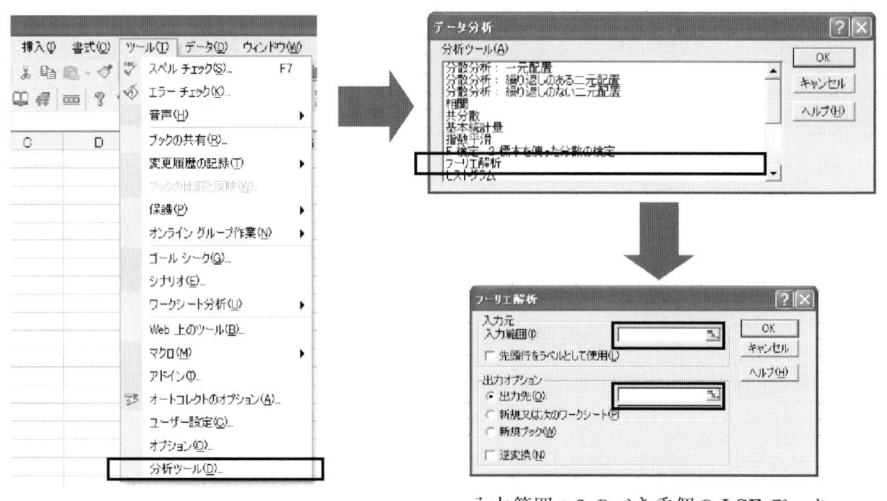

入力範囲：2のべき乗個のLSFデータ
　　　　　（$D$3：$D$1026を入力）
出　力　先：FFT列の先頭のセルを指定
　　　　　（$F$3を入力）

図12　Excelにおけるフーリエ解析の手順（Excel 2002以前）

(a)　「ツール」→「分析ツール」→「フーリエ解析」
(b)　入力範囲：2のべき乗個のLSFデータ（$D$3:$D$1026を入力）
(c)　出力先：FFT（F列）の先頭のセルを指定（$F$3を入力）

Excel 2007（図13）

入力範囲：2のべき乗個のLSFデータ
　　　　　（$D$3：$D$1026を入力）
出　力　先：FFT列の先頭のセルを指定
　　　　　（$F$3を入力）

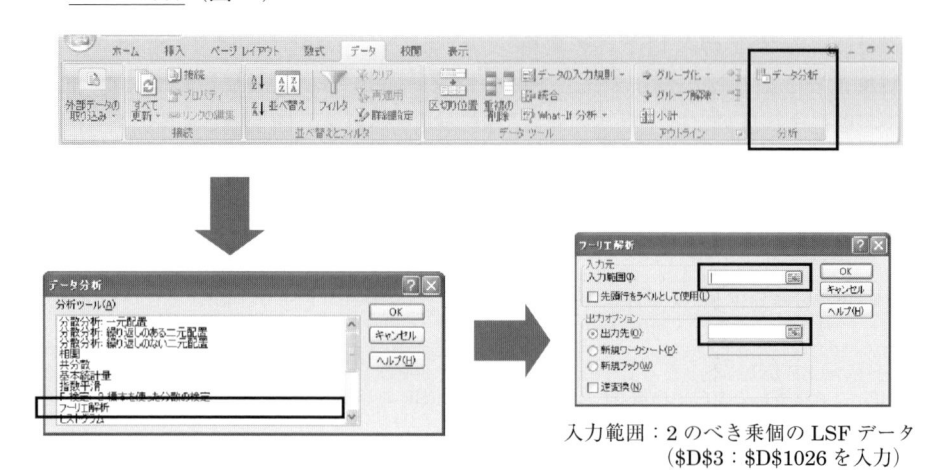

図13　Excelにおけるフーリエ解析の手順（Excel 2007）

(a)　「データ」→「データ分析」→「フーリエ解析」
(b)　入力範囲：2のべき乗個のLSFデータ（$D$3:$D$1026を入力）
(c)　出力先：FFT（K列）の先頭のセルを指定（$F$3を入力）

ⅱ）FFT後の複素数データを絶対値化処理

　自動計算によって，G列はFFT後の複素数データ（F列）に対して絶対値化処理を行う（G列の計算式：G列＝IMABS（F列の値）．

ⅲ）0 cycles/mmの値で正規化

　自動計算によって，H列はFFT後の絶対値データを0 cycles/mmの値で正規化を行い（H列の計算式：H列＝G列の値/（0 cycles/mm）のFFT後の絶対値データとなる［G 3］），MTFを算出する．

ⅳ）MTFの横軸を決定

　合成サンプリング間隔，FFTに使用するデータ数によってフーリエ変換後データの空間周波数間隔は変化する．フーリエ変換（FFT）を行った2のべき乗となるデータ数を［J 4］に入力して（**図14**），L列の空間周波数〔cycles/mm〕を決定する．MTFの横軸を決定する方法を示す（**図15**）．

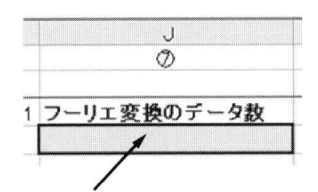

図14　FFTのデータ数を入力

MTFの横軸：空間周波数〔cycles/mm〕

合成サンプリング間隔，FFTに使用するデータ数によってフーリエ変換後データの空間周波数間隔は変化する．

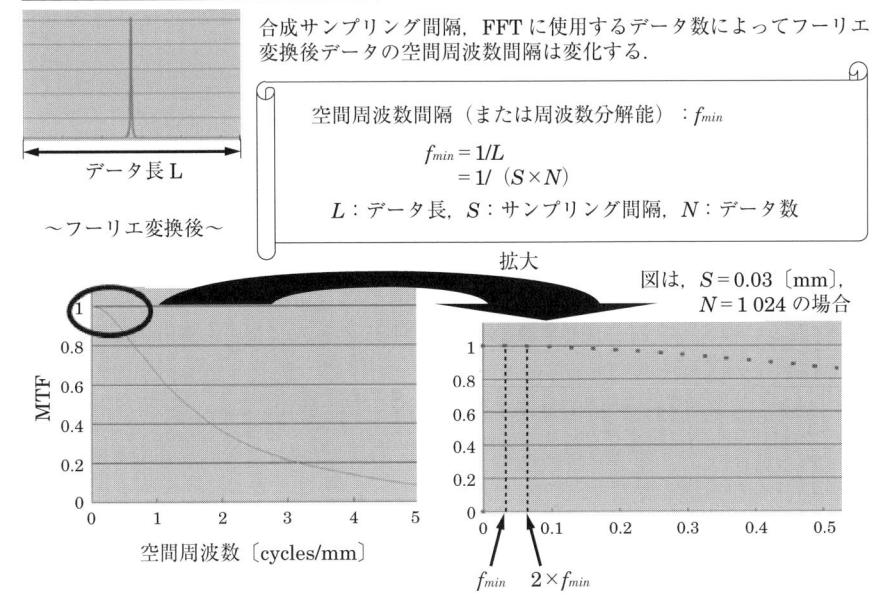

空間周波数間隔（または周波数分解能）：f_{min}

$$f_{min} = 1/L = 1/(S \times N)$$

L：データ長，S：サンプリング間隔，N：データ数

図は，$S=0.03$〔mm〕，$N=1\,024$の場合

図15　フーリエ変換後データの空間周波数間隔（MTFの横軸）を決定

第3章　解像特性

④　補　正

自動計算によって，I列は隣接差分に対する補正係数とbin処理に対する補正係数がsinc関数によって算出される（I列の計算式：I列＝(L列の空間周波数〔cycles/mm〕×π×bin幅〔mm〕となる[A3]）÷sin(L列の空間周波数〔cycles/mm〕×π×bin幅〔mm〕となる[A3]))．

⑤　presampled MTFの算出

自動計算によって，FFT後の絶対値データを0 cycles/mmの値で正規化を行ったH列と隣接差分に対する補正係数となるI列とbin処理に対する補正係数となるI列の積からpresampled MTFは算出される（M列の計算式：M列＝H列×I列×I列）．表示されるpresampled MTFのグラフは，横軸が空間周波数〔cycles/mm〕，縦軸はMTF値となる（図16）．

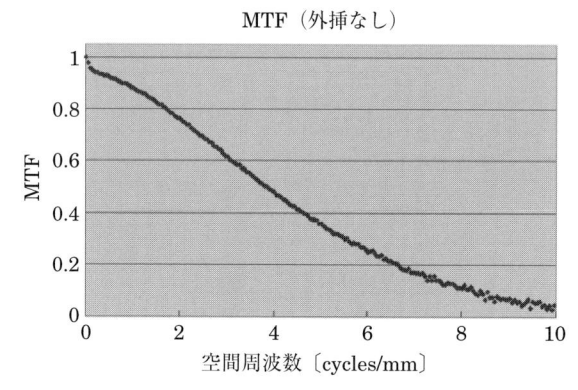

図16　presampled MTFの結果グラフ（外挿処理なし）

外挿処理ありシート

外挿処理ありシートは，外挿処理なしシートに外挿処理部分であるE〜H列が追加されている．

①　合成プロファイル間隔（実効サンプリング間隔）の入力

外挿処理なしシートと同様とする（図10）．

②　微分によるESFからLSFへの変換

外挿処理なしシートと同様とする（図11）．

③　LSFの外挿処理

エッジ法では撮影システムのもつノイズの大きさによって，LSFに影響を与えるノイズの程度は大きく異なる．ノイズが多く生じるシステムでは，LSFの裾野はノイズに埋もれてしまう．このため，撮影システムによって外挿の始点や傾きの決定が難しい場合もあり，目視による外挿処理が最も現実的である．「演習用シート_エッジ法」のExcelシートでは目視によって外挿の始点と傾きを決定する．また，スリット法と同様の基準で外挿処理が可能な撮影システムでは，「演習用シート_スリット法」のExcelシートを使って外挿の始点と傾きを決定してもよい．

ⅰ）LSFの対数化

自動計算によって，E列はLSFの対数化を行い（E列の計算式：E列＝LOG(D列

の値)），対数化後のLSFの値（E列）を使って外挿処理を行う．

ii) 外挿の始点決定

対数化されたLSFのデータ点のうち，ノイズの影響をほぼ受けず，できる限り裾野側となるデータ点をグラフから目視にて決定することで外挿始点とする（**図17**）．LSFの左側となる外挿始点のデータ番号を［H 16］(A)，LSFの右側となる外挿始点のデータ番号を［H 27］(B) に入力する（図18）．

外挿の始点決定 (A)(B)

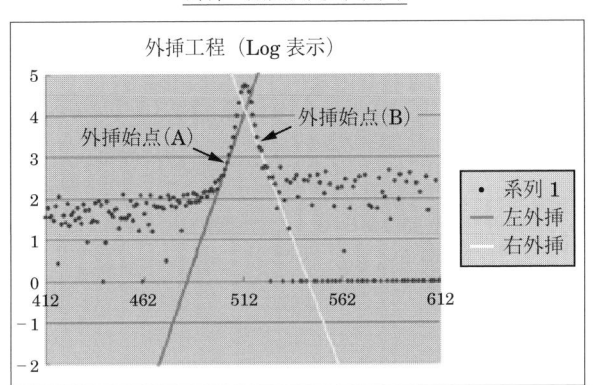

外挿工程（Log表示）

外挿始点(A)
外挿始点(B)

系列1
左外挿
右外挿

ノイズが多く生じるシステムでは，LSFの裾野はノイズに埋もれてしまう．スリット法のようにLSFの最大値に対して約1%（0.01）の値を外挿始点とすることができない場合も多い．

このため，エッジ法ではLSFのデータ点のうち，ノイズの影響をほぼ受けず，より裾野側のデータ点を外挿始点とする．

> エッジ法ではESFからLSFに変換するために微分を用いる．この微分によってノイズが増幅されるために，システムによっては外挿始点がかなりLSFの頂点部に近くなってしまう．

図 17 外挿の始点決定

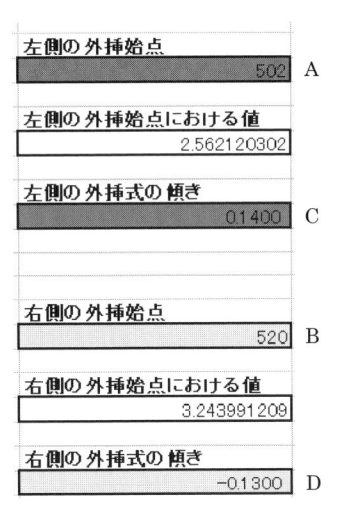

左側の外挿始点	502	A
左側の外挿始点における値	2.562120302	
左側の外挿式の傾き	0.1400	C
右側の外挿始点	520	B
右側の外挿始点における値	3.243991209	
右側の外挿式の傾き	-0.1300	D

図 18 外挿の始点と傾きを決定

iii) 外挿の傾き決定

LSFの左側となる外挿の傾きを［H 22］(C)，LSFの右側となる外挿の傾きを［H 33］(D) に入力する（図18）．外挿の傾きの数値を変えると外挿工程のグラフ（図19の下図）の外挿（直線）の傾きが変化して，外挿後のグラフ（図19の上図）で表示されるLSF波形が変化する．外挿の傾きは，外挿始点のデータ点に対して接線となる

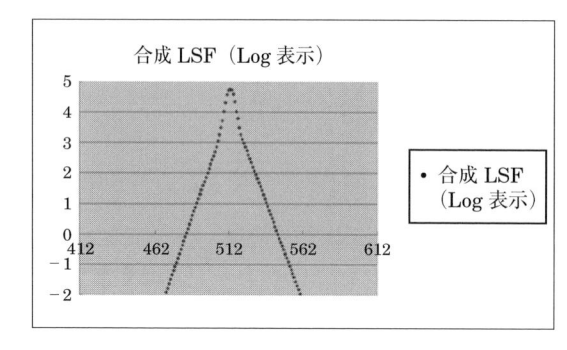

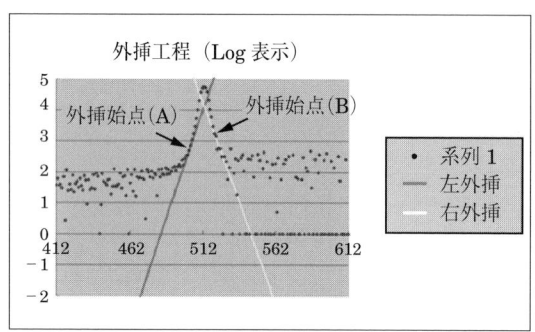

第3章 解像特性

図 19 外挿の傾き決定

外挿の傾き決定（C）（D）

外挿の傾き（C）（D）の数値を変えると外挿工程のグラフ（左図-下）の直線の傾きが変化して，外挿後のグラフ（左図-上）で表示されるLSF波形も変化する．

外挿の傾きは，左図のように外挿始点前後のデータ点から推定して傾きを決定する．

傾きに調整する．

iv） 外挿処理後の対数化されたLSFを実数化

　　ii）iii）にて図18のA〜Dまで入力することで外挿処理は行われ，外挿処理後の対数化されたLSFに対してG列で実数化を行う（G列の計算式：G列＝10^（F列の値））．以上より，指数関数近似と等価となる外挿処理が可能となる．

④ LSFをフーリエ解析

　外挿処理後のLSFに対してフーリエ解析を行う．手順は，外挿処理なしシートと同様とする．

　　i） Excelにおけるフーリエ解析（FFT）

　　　外挿処理なしシートの手順とは，入力範囲と出力先の設定が異なる．

　　　Excel 2002までのバージョン（図12），Excel 2007（図13）

　　　　入力範囲：2のべき乗個のLSFデータ（$G$3:$G$1026を入力）．

　　　　出力先：FFT（I列）の先頭のセルを指定（$I$3を入力）．

　　ii） FFT後の複素数データを絶対値化処理

　　　自動計算によって，J列はFFT後の複素数データ（I列）に対して絶対値化処理を行う（J列の計算式：J列＝IMABS(I列の値））．

　　iii） 0 cycles/mmの値で正規化

　　　自動計算によって，K列はFFT後の絶対値データを0 cycles/mmの値で正規化を行い（K列の計算式：K列＝J列の値÷0 cycles/mmのFFT後の絶対値データとなる[J3]），MTFを算出する．

　　iv） MTFの横軸を決定

　　　外挿処理なしシートと同様とする．フーリエ変換（FFT）を行った2のべき乗とな

るデータ数を［M 4］に入力して（図 14），O 列の空間周波数〔cycles/mm〕を決定する．MTF の横軸を決定する方法を示す（図 15）．

⑤ 補　正

外挿処理なしシートと同様とする．自動計算によって，L 列は隣接差分に対する補正係数と bin 処理に対する補正係数が sinc 関数によって算出される．

⑥ presampled MTF の算出

外挿処理なしシートと同様に自動計算によって，FFT 後の絶対値データを 0 cycles/mm の値で正規化を行った K 列と隣接差分に対する補正係数となる L 列と bin 処理に対する補正係数となる L 列の積から presampled MTF は算出される．presampled MTF のグラフは，横軸が空間周波数〔cycles/mm〕，縦軸は MTF 値となり，"外挿処理あり" と "外挿処理なし" による結果が表示される（図 20）．

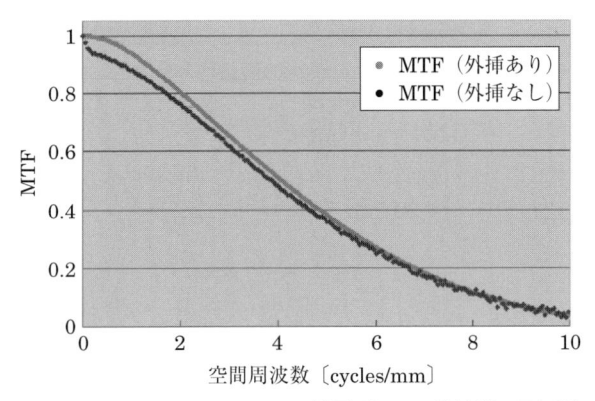

図 20　presampled MTF の結果グラフ（外挿処理あり）

〔2〕 スリット法

ログシステムであるカセットタイプの CR システムから取得したサンプル画像から Image J と Excel を用いて presampled MTF の解析を行う．Image J にて画像表示から合成プロファイルの作成まで行い，Excel より合成プロファイルから presampled MTF の算出を行う．

スリットの画像データ "MTF_Slit.img"

一般撮影装置である CR システム（カセットタイプ）から得たものであり，サンプリングピッチが 0.175 mm の垂直方向（副走査方向）の MTF を評価するための画像である．テストデバイスは，厚さ 30 mm のタングステン製で開口幅 0.01 mm のスリットを用いた．また，X 線発生装置の出力の制限を考慮して，X 線管焦点-検出器表面間の距離は 1 100 mm，X 線の線質は RQA 5 を選択せずに線質依存のないことを前提に管電圧 60 kV（総ろ過 2.85 mmAl）を選択した．

(1) Image J での操作

Image J を使って，①画像表示，②スリットの傾き角度計測，③合成プロファイルの作成を行う．

① 画像表示

スリット画像データ "MTF_Slit.img" は，CR より出力された画像で raw データ形式のヘッダ情報を備えないログシステムデータである．画像サイズは，横：1 140 ピクセル，縦：1 430 ピクセルである．

ⅰ）「File」→「Import」→「Raw...」（図 21）．

第3章　解像特性

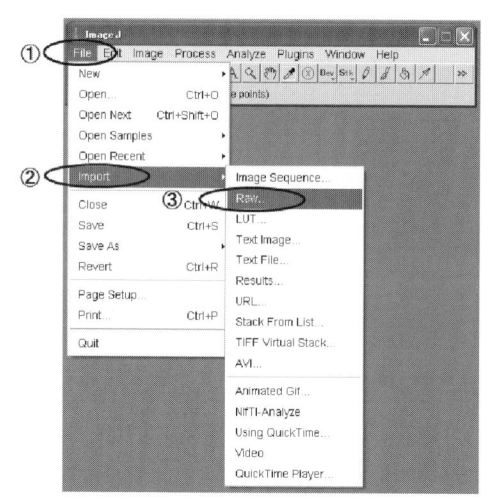

図 21　ImageJ への画像取り込み

ii）スリット画像データ"MTF_Slit.img"を選択．
　　「第3章 MTF」→「スリット法」→「MTF_Slit.img」
iii）画像情報を入力する（図 22）．

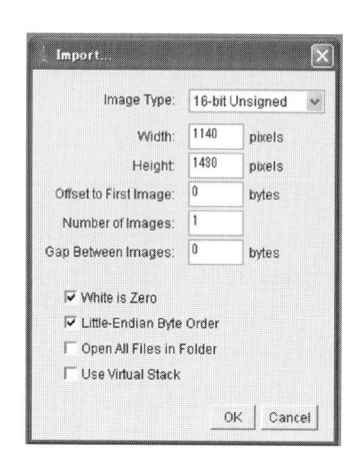

・Image Type：画像のタイプを選択．
　"16-bit Unsigned"は，2^{16} 階調をもつ符号なしのデータ
・Width ⎱
・Height ⎰ 画像のマトリックスサイズ．
・Offset to First Image：
　ヘッダ情報など読み飛ばすデータ量．
　ヘッダ情報がなければ，0となる．
・Number of Images：画像の枚数．
・Gap Between Images：画像間で読み飛ばすデータ量．
・White is Zero：画像の白色を画素値0で表示する．
・Little-Endian Byte Order：
　Little-Endian Byte Order で画像を表示する．
　Big-Endian Byte Order の場合はチェックを外す．
・Open All Files in Folder：
　フォルダー内のすべての画像を一括して読み込む．
・Use Virtual Stack：
　スタックデータ処理の際に，メモリの節約や読み込み時間
　短縮のために，仮想的に全スライスを読み込む場合に使用
　する．

図 22　画像情報の入力

iv）画像が表示され（図 23），ウィンドウ幅，ウィンドウレベルの調整を必要とする場合
　　「Image」→「Adjust」→「Window/Level...」で調整する（図 3）．
② スリットの傾き角度計測
　　添付のマクロ"Angle_measurement_macro"を用いて，スリットの傾き角度を求める．後のプロファイル合成を精度良く行うには，正確な角度計測が必要となる．
　i）表示のスリット画像に対して，角度計測に用いる範囲を矩形の ROI で囲む（図

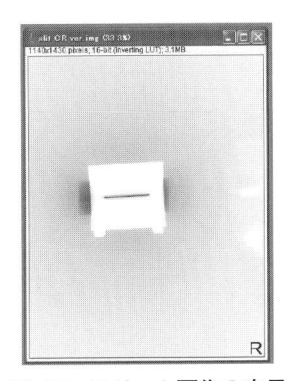

図 23 スリット画像の表示

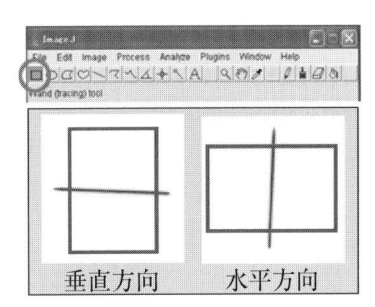

図 24 角度計測およびプロファイル合成の範囲決定

24).なお，ROI の設定は必ずスリット像内に収まるように長方形で囲み，スリットに垂直の方向は広く設定する．

ii) マクロを動作させて，スリットの傾き角度を計測する．

「Plugins」→「MTF_macro」→「Angle_measurement_macro」でマクロを起動する．マクロの使用法を示す（図5）．マクロ起動後，Device＝1，direction＝1 を入力する．また，"Angle" には，簡易の自動計測によって算出された角度値がデフォルト値として表示されるので，その値を基にプロファイルの収束の度合を確認する．最も収束する角度値をスリットの傾き角度として決定する（図25）．これより，サンプル画像の傾き角度は $2.91°$ となる．

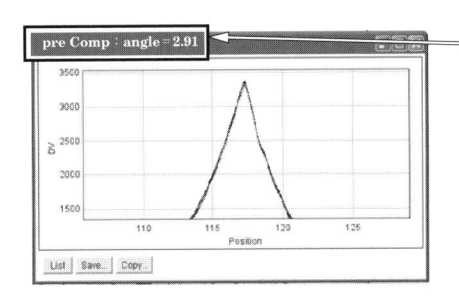

角度はここで確認する．

※データ点の集合が一本の曲線のように収束しているか確認する．収束の度合に応じてマクロで入力した "Angle" の値を再度，変更してプロファイルを確認する．ここで決定した角度を用いて合成プロファイルを作成する．

・サンプル画像の傾き角度：$2.91°$

収束していない場合

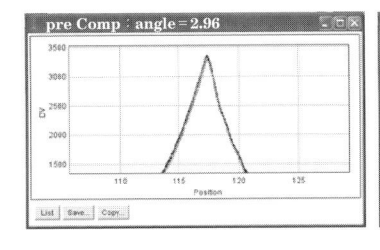

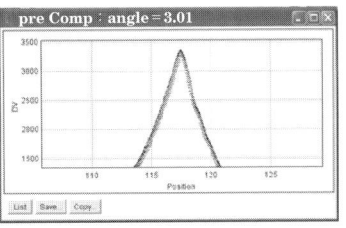

角度計測の誤差は presampled MTF の測定精度の低下につながるため，正確に角度を求めることが重要となる．

図 25 傾き角度の決定

第 3 章　解像特性

③　合成プロファイルの作成

添付のマクロ "Comp_profile_macro" を用いて，等間隔のデータとなる合成プロファイルを作成する．

ⅰ）表示のスリット画像に対して，プロファイルの合成に用いる範囲を矩形の ROI で囲む（図 24）．なお，ROI の設定は必ずスリット像内に収まるように長方形で囲み，スリット面に垂直の方向は広く設定する．

ⅱ）マクロを動作させて，合成プロファイルを作成する．

「Plugins」→「MTF_macro」→「Comp_profile_macro」でマクロを起動する．マクロの使用法を示す（図 7）．マクロ起動後，Device＝1，direction＝1，pixel size＝0.175，angle＝2.91，bin＝0.030 を入力する．マクロによる計算後，等間隔の合成プロファイルが作成され，Log ウィンドウに出力される（**図 26**）．なお，"Comp_profile macro" では "Device＝1" でスリットを選択した場合，Log ウィンドウに出力される合成プロファイルのデータ数は 1 024 となるようにプログラムしてある．

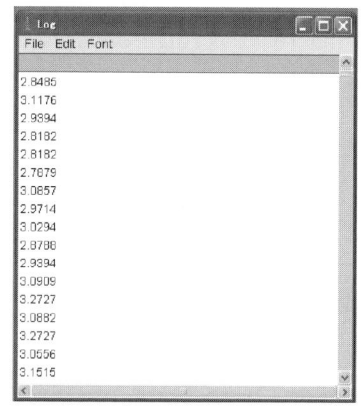

図 26　Log ウィンドウに出力された合成プロファイルデータ

(2) Excel シートへのプロファイルデータの取り込み

③ⅱ）にて Log ウィンドウ（図 26）に出力された合成プロファイルのデータをコピーして Excel ファイル「演習用シート_スリット法」にペーストする．

ⅰ）用いたサンプル画像はログシステムデータのため，Excel ファイル「演習用シート スリット法（ログシステム用）」を起動する．

ⅱ）ImageJ の Log ウィンドウ（図 26）内の合成プロファイルデータをコピーする．

「Edit」→「Select All」で Log ウィンドウ内のすべての値を選択する．

「Edit」→「Copy」で選択した値をコピーする．

ⅲ）Excel シート内の［C 3］を選択して，合成プロファイルのデータをペーストする．

(3) Excel での操作

Excel を使って，合成プロファイルデータから presampled MTF の算出を行う．

①　合成プロファイル間隔（実効サンプリング間隔）の入力

合成プロファイル作成用マクロ "Comp_profile_macro" にて設定した bin の幅〔mm〕を［A 3］に入力する（**図 27**）．

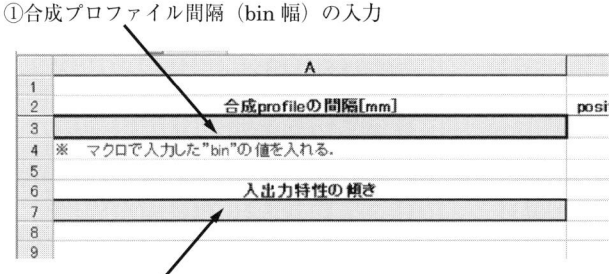

①合成プロファイル間隔（bin 幅）の入力

②入出力特性の傾きを入力

図 27　合成プロファイル間隔および入出力特性の傾きを入力

② 入出力特性の傾きから合成プロファイルを線形化

　ログシステムのため，第 2 章にて解説された入出力特性の傾きを用いて線形化を行う．［A 7］に入出力特性の傾きを入力する（図 27）．入出力特性の傾きを入力すると，自動的に D 列に LSF が算出される（D 列の計算式：D 列＝10^(C 列のディジタル値/入出力特性の傾き［A 7］))．

　なお，スリットのサンプル画像は，12 bit（＝4 096）の階調をもつ CR システムの画像でダイナミックレンジは 10^4 を有するために入出力特性の傾きは約 1 024 となる．実測済みのシートでは，入出力特性の傾きを 1 023.6 として計算を行った．

③ LSF の外挿処理

　ⅰ） LSF の正規化

　　自動計算によって，E 列は LSF の最大値を 1 となるように正規化を行い（E 列の計算式：E 列＝D 列の値÷LSF の最大値［A 1000］），正規化した LSF の値を縦軸（対数）とした片対数のグラフで表示させる．ⅲ）では，このグラフから外挿の始点を決定する（図 28）．

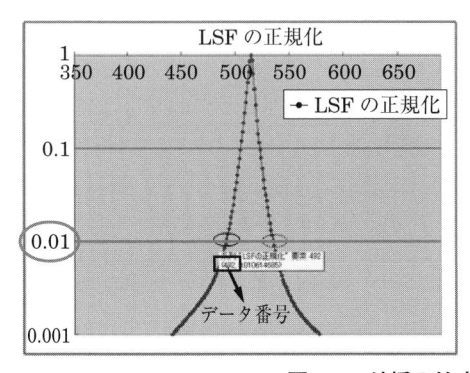

グラフより LSF の最大値に対して約 1％（0.01）の値をもつデータ番号を［J16］（左側）と［J27］（右側）に入力する．

グラフの 0.01 を示す Y/数値軸目盛線（グレー線）に対して最も近い点にカーソルを合わせると，図のようにデータ番号が表示される．

図 28　外挿の始点決定

　ⅱ） LSF の対数化

　　自動計算によって，G 列は LSF の対数化を行い（G 列の計算式：G 列＝LOG(D 列の値)），対数化後の LSF の値（G 列）を使って外挿処理を行う．

　ⅲ） 外挿の始点決定

　　ⅰ）にて表示したグラフから外挿の始点を決定する（図 28）．LSF の左側となる外挿始点のデータ番号を［J 16］（A），LSF の右側となる外挿始点のデータ番号を［J 27］

第3章　解像特性

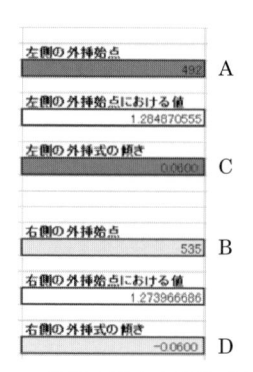

図 29　外挿の始点と傾きを決定

(B) に入力する（図 29）．

iv) 外挿の傾き決定

　LSF の左側となる外挿の傾きを［J 22］(C)，LSF の右側となる外挿の傾きを［J 33］(D) に入力する（図 29）．外挿の傾きの数値を変えると外挿工程のグラフ（図 30 の下図）のピンクと黄色の直線の傾きが変化して，外挿後のグラフ（図 30 の上図）で表示される LSF 波形が変化する．外挿の傾きは，外挿始点のデータ点に対して接線となる傾きに調整する．なお，演習用データシートでは視覚的に傾きを決めるが，対数化後の LSF の 1〜2％ となる範囲の傾きを求めて外挿の傾きの値としてもよい．"非線形システムシート_実測済み_外挿傾き決定"シートでは，LSF の 1〜2％ となる範囲の傾きから外挿の傾きを決定した（図 31）．LSF の 1〜2％ となる範囲の傾きから外挿の傾きを決定した場合，左側となる外挿の傾き (C) は 0.058，LSF の右側となる外挿の傾き (D) は －0.0658 となる．

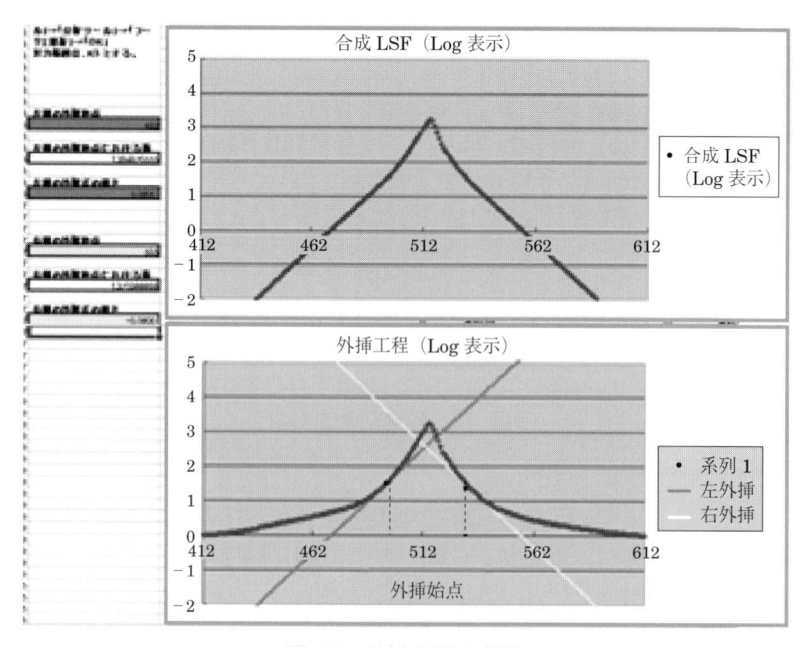

図 30　外挿の傾き決定

"非線形システムシート_実測済み_外挿傾き決定" シート

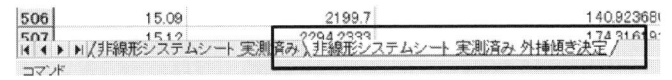

外挿の傾き決定（LSF の左側）

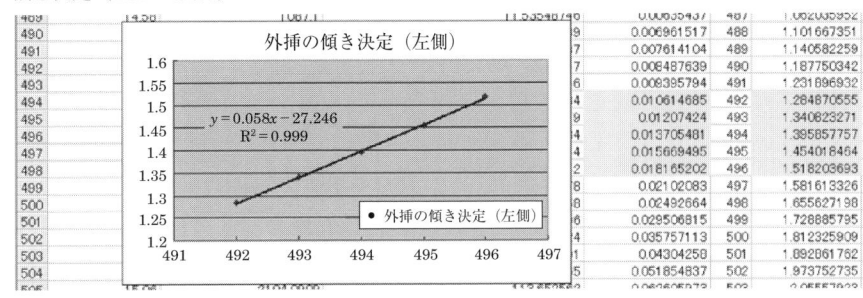

外挿の傾き決定（LSF の右側）

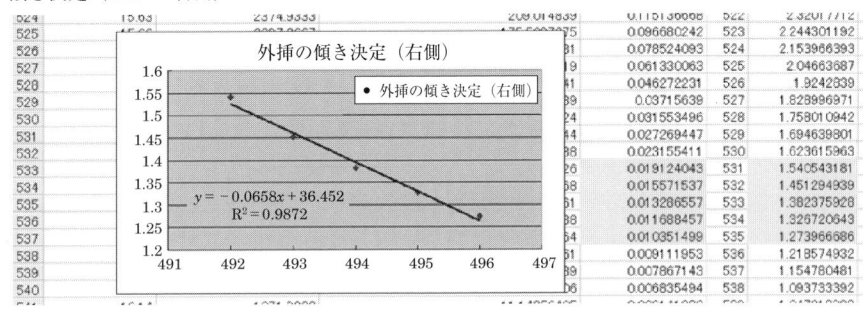

図 31　LSF の 1～2％となる範囲の傾きから外挿の傾き決定

v ）　外挿処理後の対数化された LSF を実数化

　　iii～iv) にて図 29 の A～D まで入力することで外挿処理は行われ，外挿処理後の対数化された LSF に対して I 列で実数化を行う（I 列の計算式：I 列＝10^(H 列の値))．

　　以上より，指数関数近似と等価となる外挿処理が可能となる．

④　LSF をフーリエ解析

　　外挿処理後の LSF に対してフーリエ解析を行う．なお，フーリエ変換として Excel にてツールとして組み込まれている FFT が若干の制限をもつものの簡単に利用できることから，ここでは FFT を使用する．

ⅰ）　Excel におけるフーリエ解析（FFT）

　　Excel 2002 までのバージョン（図 32）

　　　（a）　「ツール」→「分析ツール」→「フーリエ解析」
　　　（b）　入力範囲：2 のべき乗個の LSF データ（$I$3:$I$1026 を入力）
　　　（c）　出力先：FFT（K 列）の先頭のセルを指定（$K$3 を入力）

　　Excel 2007（図 33）

　　　（a）　「データ」→「データ分析」→「フーリエ解析」
　　　（b）　入力範囲：2 のべき乗個の LSF データ（$I$3:$I$1026 を入力）
　　　（c）　出力先：FFT（K 列）の先頭のセルを指定（$K$3 を入力）

ⅱ）　FFT 後の複素数データを絶対値化処理

　　自動計算によって，L 列は FFT 後の複素数データ（K 列）に対して絶対値化処理を

入力範囲：2のべき乗個のLSFデータ
　　　　　（$I$3：$I$1026を入力）
出　力　先：FFT列の先頭のセルを指定
　　　　　（$K$3を入力）

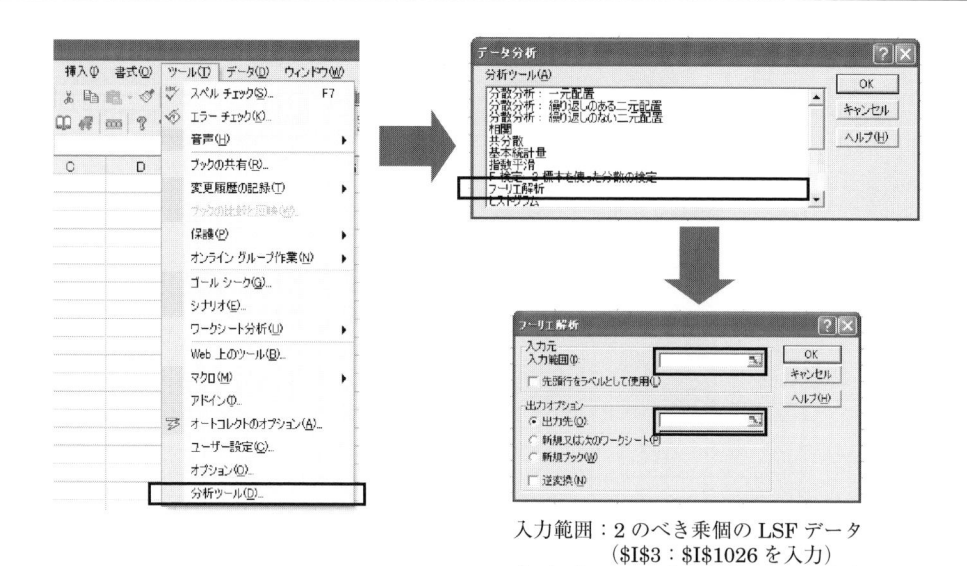

図 32　Excelにおけるフーリエ解析の手順（Excel 2002以前）

入力範囲：2のべき乗個のLSFデータ
　　　　　（$I$3：$I$1026を入力）
出　力　先：FFT列の先頭のセルを指定
　　　　　（$K$3を入力）

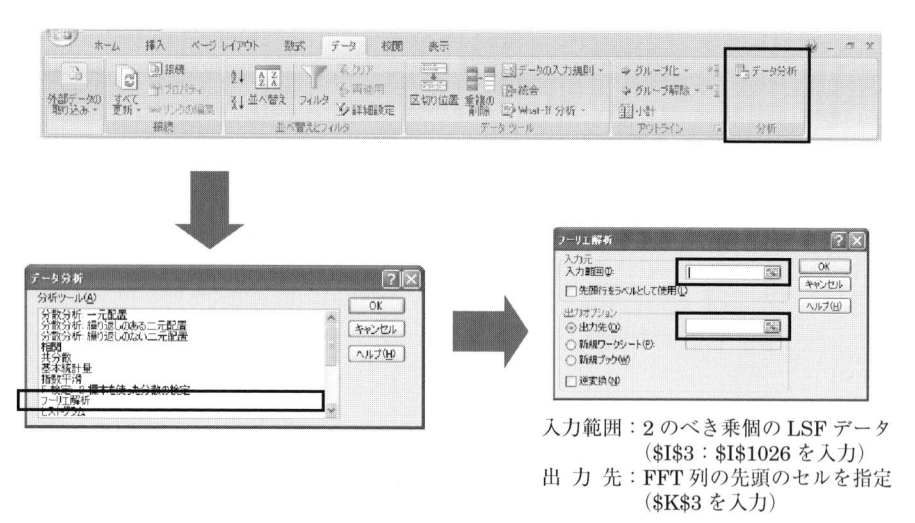

図 33　Excelにおけるフーリエ解析の手順（Excel 2007）

　　行う（L列の計算式：L列＝IMABS(K列の値））．
iii）　0 cycles/mm の値で正規化

　　自動計算によって，M列はFFT後の絶対値データを 0 cycles/mm の値で正規化を行い（M列の計算式：M列＝L列の値÷0 cycles/mm のFFT後の絶対値データとなる[L 3]），MTFを算出する．

iv）　MTFの横軸を決定

　　合成サンプリング間隔，FFTに使用するデータ数によってフーリエ変換後データの空間周波数間隔は変化する．フーリエ変換（FFT）を行った2のべき乗となるデータ数を［N 4］に入力して，P列の空間周波数〔cycles/mm〕を決定する．MTFの横軸

を決定する方法を示す（図15）．
⑤ 補　正
　自動計算によって，Q列はbin処理に対する補正係数がsinc関数によって算出される（Q列の計算式：Q列＝（P列の空間周波数〔cycles/mm〕×π×bin幅〔mm〕となる[A 3]）÷sin（P列の空間周波数〔cycles/mm〕×π×bin幅〔mm〕となる[A 3]））．
⑥ presampled MTFの算出
　自動計算によって，FFT後の絶対値データを0 cycles/mmの値で正規化を行ったM列とbin処理に対する補正係数となるQ列の積からpresampled MTFは算出される．表示されるpresampled MTFのグラフは，横軸が空間周波数〔cycles/mm〕，縦軸はMTF値となる（図34）．

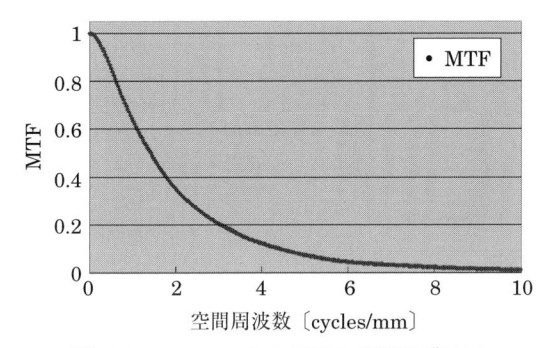

図34　presampled MTFの結果グラフ

〔3〕矩形波チャート法
　ログシステムであるカセッテタイプのCRシステムから取得したサンプル画像からImage JとExcelを用いてpresampled MTFの解析を行う．Image Jにて画像表示から合成プロファイルの作成まで行い，Excelより合成プロファイルからpresampled MTFの算出を行う．
矩形波チャートの画像データ"MTF_Chart.img"
　一般撮影装置であるCRシステム（カセッテタイプ）から得たものであり，サンプリングピッチが0.175 mmの垂直方向（副走査方向）のMTFを評価するための画像である．テストデバイスは，森山X線用品株式会社のType 1チャートを用いた．X線管焦点-検出器表面間の距離は2 000 mmとした．また，X線の線質は十分なコントラストを確保するためにRQA 5は選択せず，線質依存のないことを前提にType 1チャートの推奨管電圧である60 kV（総ろ過2.85 mmAl）を用いて画像取得を行った．
（1）Image Jでの操作
　Image Jを使って，①画像表示，②チャートの傾き角度計測，③合成プロファイルの作成を行う．
① 画像表示
　矩形波チャート画像データ"MTF_Chart.img"は，CRより出力された画像でrawデータ形式のヘッダ情報を備えないログシステムデータである．画像サイズは，横：1140ピクセル，縦：1430ピクセルである．
ⅰ）「File」→「Import」→「Raw…」（図21）．
ⅱ）矩形波チャート画像データ"MTF_Chart.img"を選択．

第3章　解像特性

「第3章 MTF」→「矩形波チャート法」→「MTF_Chart.img」

iii)　画像情報を入力する（図35）．

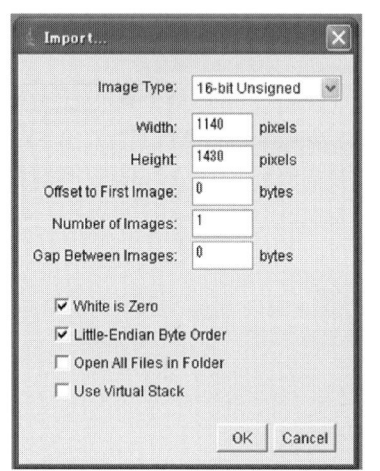

- Image Type：画像のタイプを選択．
  "16-bit Unsigned"は，2^{16}階調をもつ符号なしのデータ．
- Width ⎫
- Height ⎭ 画像のマトリックスサイズ．
- Offset to First Image：
  ヘッダー情報など読み飛ばすデータ量．
  ヘッダー情報がなければ，0となる．
- Number of Images：画像の枚数．
- Gap Between Images：画像間で読み飛ばすデータ量．
- White is Zero：画像の白色を画素値0で表示する．
- Little-Endian Byte Order：
  Little-Endian Byte Orderで画像を表示する．
  Big-Endian Byte Orderの場合はチェックを外す．
- Open All Files in Folder：
  フォルダー内のすべての画像を一括して読み込む．
- Use Virtual Stack：
  スタックデータ処理の際に，メモリの節約や読み込み時間短縮のために，仮想的に全スライスを読み込む場合に使用する．

図35　画像情報の入力

iv)　画像が表示され（図36），ウィンドウ幅，ウィンドウレベルの調整を必要とする場合「Image」→「Adjust」→「Window/Level...」で調整する（図3）．

② チャートの傾き角度計測

添付のマクロ"Angle_measurement_macro"を用いて，チャートの傾き角度を求める．後のプロファイル合成を精度良く行うには，正確な角度計測が必要となる．

i)　表示のチャート画像に対して，角度計測に用いる範囲を矩形のROIで囲む（図37）．角度計測に用いる範囲は，図のようにチャート像のゼロ周波数に相当する窓のエッジ部を中心に設定する．

ii)　マクロを動作させて，チャートの傾き角度を計測する．

「Plugins」→「MTF_macro」→「Angle_measurement_macro」でマクロを起動す

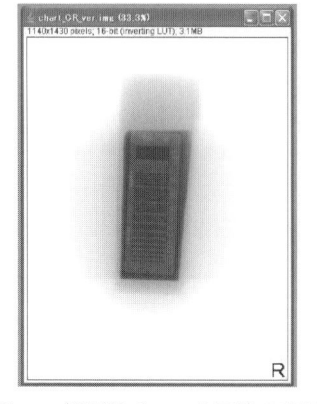

図36　矩形波チャート画像の表示

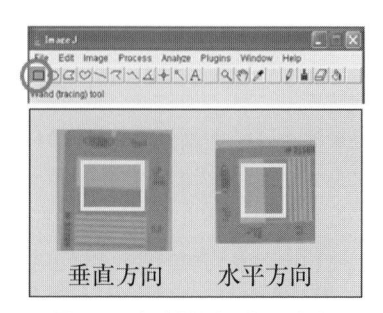

図37　角度計測の範囲決定

垂直方向　　水平方向

る．マクロの使用法を示す（図5）．マクロ起動後，Device＝2，direction＝1を入力する．また，"Angle"には，簡易の自動計測によって算出された角度値がデフォルト値として表示されるので，その値を基にプロファイルの収束の度合を確認する．最も収束する角度値をチャートの傾き角度として決定する（図38）．これより，サンプル画像の傾き角度は－2.71°となる．

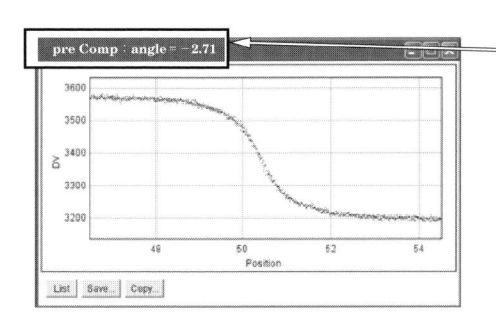

　　　　　　　　　　　　　　　　　角度はここで確認する．

※データ点の集合が一本の曲線のように収束しているか確認する．収束の度合に応じてマクロで入力した"Angle"の値を再度，変更してプロファイルを確認する．ここで決定した角度を用いて合成プロファイルを作成する．

・サンプル画像の傾き角度：－2.71°

収束していない場合

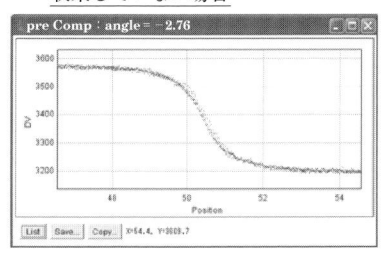

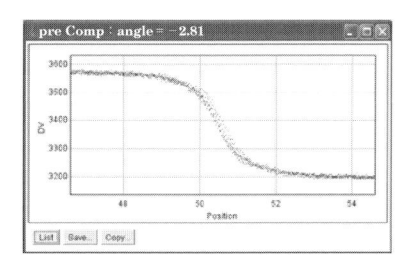

角度計測の誤差はpresampled MTFの測定精度の低下につながるため，正確に角度を求めることが重要となる．

図38　傾き角度の決定

③　合成プロファイルの作成

　マクロ"Comp_profile_macro"を用いて，等間隔のデータとなる合成プロファイルを作成する．

ⅰ）表示のチャート画像に対して，プロファイルの合成に用いる範囲を矩形のROIで囲む（図39）．なお，角度計測の際に設定したROIの範囲とは異なり，ROIの長軸方向はすべての周波数の窓を欠かさない範囲で設定し，短軸方向はチャート像の窓部分に十分に収まるように設定を行うことが重要となる．

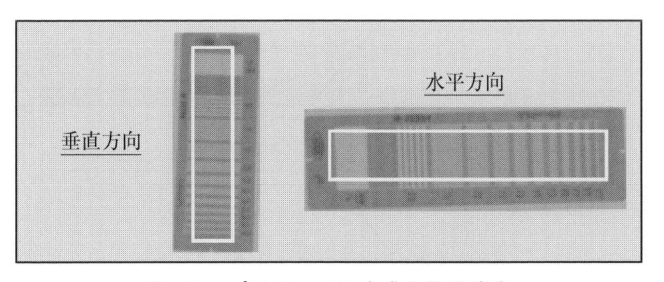

図39　プロファイル合成の範囲決定

第3章　解像特性

ⅱ）マクロを動作させて，合成プロファイルを作成する．

「Plugins」→「MTF_macro」→「Comp_profile_macro」でマクロを起動する．図7にマクロの使用法を示した．マクロ起動後，Device＝3，direction＝1，pixel size＝0.175，angle＝－2.71，bin＝0.030 を入力する．マクロによる計算後，等間隔の合成プロファイルが作成され，Log ウィンドウに出力される（**図40**）．なお，"Comp_profile_macro" では "Device＝3" で矩形波チャートを選択した場合，Log ウィンドウに出力される合成プロファイルのデータ数は制限をもたないようにプログラムしてある．

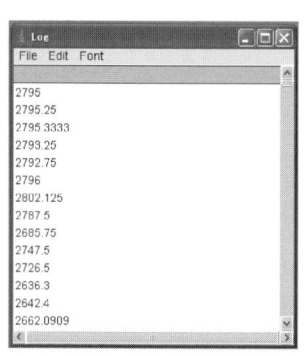

図 40　Log ウィンドウに出力される合成プロファイルデータ

(2) Excel シートへのプロファイルデータの取り込み

③ⅱ）にて Log ウィンドウ（図40）に出力された合成プロファイルのデータをコピーして Excel ファイル「演習用シート_矩形波チャート法」にペーストする．

ⅰ）用いたサンプル画像はログシステムデータのため，Excel ファイル「演習用シート矩形波チャート法（ログシステム用）」を起動する．

ⅱ）Image J の Log ウィンドウ（図40）内の合成プロファイルデータをコピーする．

「Edit」→「Select All」で Log ウィンドウ内のすべての値を選択する．

「Edit」→「Copy」で選択した値をコピーする．

ⅲ）Excel シート内の［D 3］を選択して，合成プロファイルのデータをペーストする．

(3) Excel での操作

Excel を使って，合成プロファイルデータから presampled MTF の算出を行う．

① 合成プロファイル間隔（実効サンプリング間隔）の入力

合成プロファイル作成用マクロ "Comp_profile_macro" にて設定した bin の幅〔mm〕を［A 3］に入力する（**図41**）．

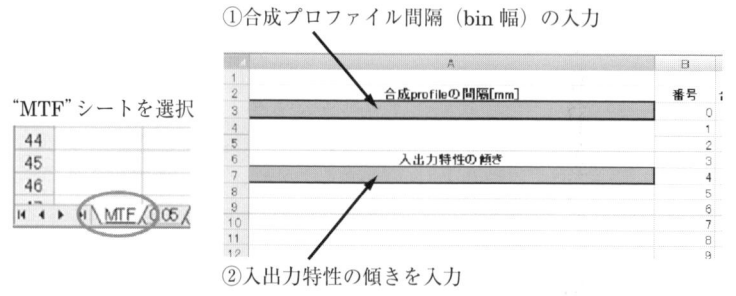

図 41　合成プロファイル間隔および入出力特性の傾きを入力

② 入出力特性の傾きから合成プロファイルを線形化

　　ログシステムのため，第2章にて解説された入出力特性の傾きを用いて線形化を行う．[A7] に入出力特性の傾きを入力する（図41）．入出力特性の傾きを入力すると，自動的に [E3] のみ線形化された値が反映される．次に，[E3] の右下隅にカーソルを合わせてダブルクリックすることで，すべての合成プロファイルの線形化データがE列に反映され，合成波形が算出される（E列の計算式：E列＝10^(D列のディジタル値/入出力特性の傾き [A7]))．

　　なお，矩形波チャートのサンプル画像は，12 bit（＝4 096）の階調をもつ CR システムの画像でダイナミックレンジは 10^4 を有するために入出力特性の傾きは約1 024 となる．実測済みのシートでは，入出力特性の傾きを1 023.6 として計算を行った．

③ 線形化後の合成波形を周波数ごとに切り分ける

　　"MTF" シート内の線形化後の合成波形を表示したグラフから，周波数ごとの波形を切り分ける（**図42**）．図のように各周波数の始点と終点を決定して，G〜J列の表に入力する．0.05〜10 cycles/mm まで入力することで，自動的に始点から終点までのデータが各周波数のシートに表示される．

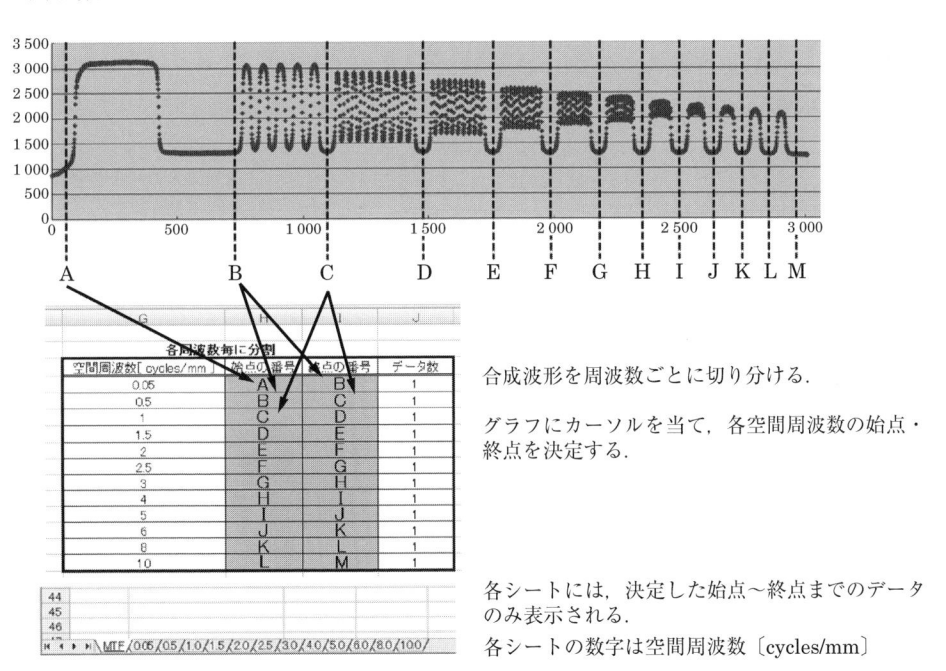

図 42　線形化後の合成波形を周波数ごとに切り分ける手順

④ 入力正弦波の振幅を決定

　　0.05 cycles/mm を 0 cycles/mm とみなすことで，0.05 cycles/mm の高照射部（高露光部）と低照射部（低露光部）の平均値から入力矩形波の振幅を求めて，入力正弦波の振幅を決定する．

　ⅰ）0.05 cycles/mm の高照射部（高露光部）と低照射部（低露光部）の平均値を求める（**図43**）．

第3章 解像特性

"0.05"シートを選択

グラフにカーソルを当て,高露光部と低露光部の始点・終点を入力する.始点と終点は,プロファイルの安定した部分で決定する.

高露光部と低露光部の平均値が各空間周波数における入力矩形波の最大値および最小値となる.

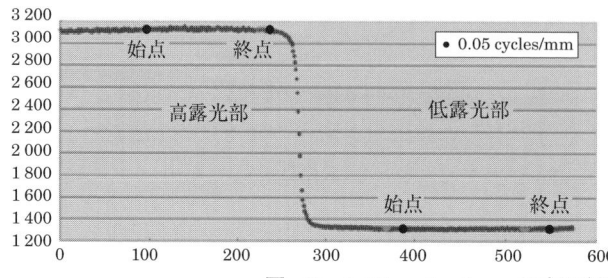

高露光部		
始点	終点	平均
100	240	3129.530101

低露光部		
始点	終点	平均
380	520	1313.873101

図 43　0.05 cycles/mm の高照射部と低照射部の平均値

ⅱ)　ⅰ)によって自動的に,0.5〜10 cycles/mm までの各周波数のシート内の[U 6]に 0.05 cycles/mm の高照射部の平均値,[U 8]に 0.05 cycles/mm の低照射部の平均値が入力され,[Y 8]に入力正弦波の振幅が算出される(**図44**).入力正弦波の振幅は次のように算出される.([Y 8]の計算式:[Y 8]=(0.05 cycles/mm の高照射部の平均値−0.05 cycles/mm の低照射部の平均値)÷2×4÷π).

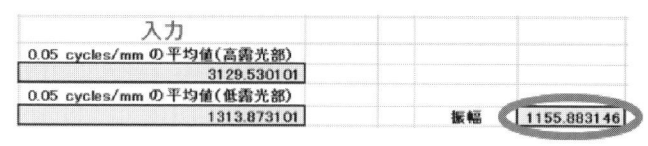

入力	
0.05 cycles/mm の平均値(高露光部)	
3129.530101	
0.05 cycles/mm の平均値(低露光部)	
1313.873101	振幅 1155.883146　振幅 B

自動的に入力の正弦波成分の振幅が算出される.

0.05〔cycles/mm〕の高露光部と低露光部の平均値が各空間周波数における入力矩形波の最大値および最小値となる.

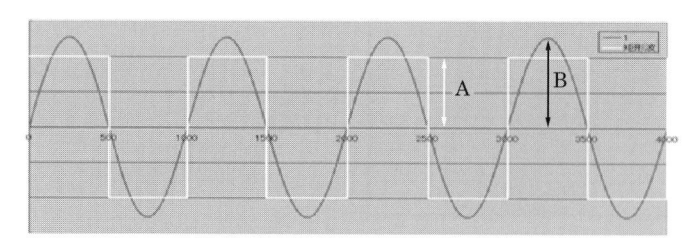

{ 矩形波の振幅Aは,(高露光部の平均値−低露光部の平均値)/2
{ 同一周波数となる正弦波の振幅Bは,$\frac{4}{\pi}$×矩形波の振幅A

図 44　入力正弦波の振幅算出

⑤　出力正弦波の振幅を決定

　ⅰ)　0.5〜10.0 cycles/mm の各周波数の出力波形に対して,フーリエ解析を行うデータ範囲と波形の周期数を決定する.0.5 cycles/mm の場合を例に解説する(**図45**).波形の両端のデータはできる限り使用せず,グラフを参照しながら始点([H 5])と終点([J 5])を調節することで整数倍周期となるデータ範囲を決定する.また,波形の周期数も[N 8]に入力する.同様に,1.0〜10.0 cycles/mm の各周波数のシートにおいて整数倍周期となるデータ範囲を決定して,波形の周期数を入力する.各周波数のシート

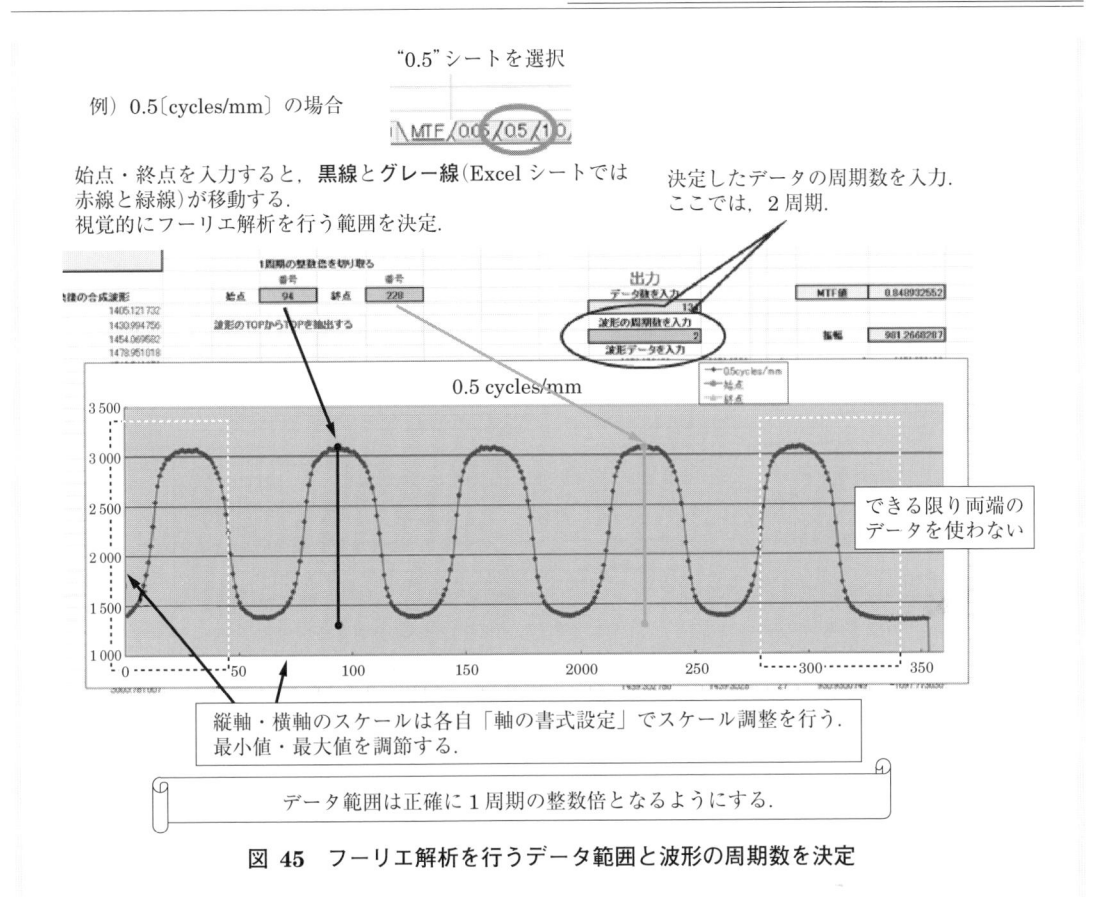

例）0.5〔cycles/mm〕の場合　　"0.5"シートを選択

始点・終点を入力すると，**黒線とグレー線**（Excelシートでは赤線と緑線）が移動する．
視覚的にフーリエ解析を行う範囲を決定．

決定したデータの周期数を入力．
ここでは，2周期．

できる限り両端のデータを使わない

縦軸・横軸のスケールは各自「軸の書式設定」でスケール調整を行う．
最小値・最大値を調節する．

データ範囲は正確に1周期の整数倍となるようにする．

図45　フーリエ解析を行うデータ範囲と波形の周期数を決定

における入力の必要なセルは，整数倍周期となるデータ範囲を決定するための始点（[H 5]）と終点（[J 5]），および波形の周期数（[N 8]）の3か所となる．

ii）i）によって決定した整数倍周期となるデータ範囲と波形の周期数から，フーリエ解析によって出力の正弦波の振幅が自動的に算出される（**図46**）．

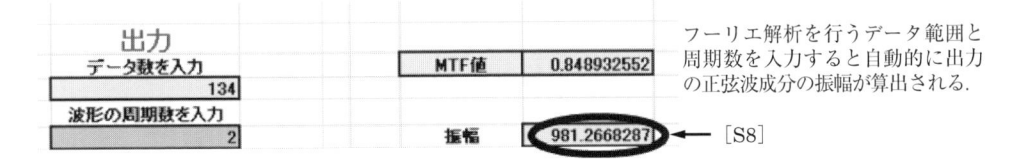

フーリエ解析を行うデータ範囲と周期数を入力すると自動的に出力の正弦波成分の振幅が算出される．

ここでのフーリエ解析は，入力矩形波と同一周波数となる正弦波成分の振幅を求めるフィルタ機能を有している．

R列：sin成分 ｝離散フーリエ変換によってスペクトルの振幅成分
S列：cos成分 ｝の総和を求める
[S8]：データ数の半分で割ることで基本波成分の正弦波の振幅を算出

図46　出力正弦波の振幅算出

⑥　MTF値の算出

入力と出力の基本波成分の正弦波の振幅比からMTFを求める．⑤i）にてフーリエ解析を行うデータ範囲と周期数を入力すると，自動的にMTF値（[S 5]）まで算出される．0.5～10.0 cycles/mmの各周波数のMTF値が算出されると，"MTF"シートのL列，

第3章　解像特性

空間周波数[cycles/mm]	MTF	bin処理に対する補正	補正後のMTF
	MTFの結果		
0	1	1	1
0.5	0.848932552	1.000370206	0.849246832
1	0.647479444	1.001481976	0.648438993
1.5	0.478454587	1.003338775	0.480052039
2	0.355422063	1.005946402	0.357535546
2.5	0.272053314	1.009313036	0.274586956
3	0.210988888	1.013449292	0.213826539
4	0.128922273	1.024085777	0.132027466
5	0.076710608	1.037992862	0.079625064
6	0.044554088	1.055353489	0.047020312
8	0.020837835	1.101432217	0.022951463
10	0.007316495	1.164966623	0.008523472

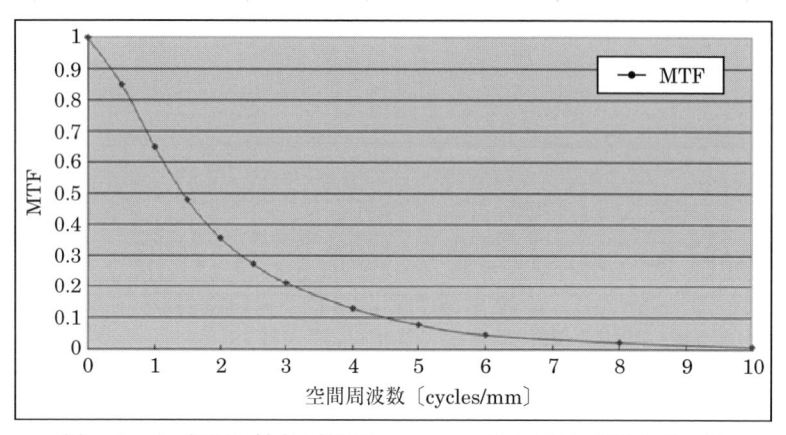

図47　bin処理に対する補正とpresampled MTFの結果グラフ

　M列の表にMTF値が表示される（図47）．
⑦　補　正
　自動計算によって，N列はbin処理に対する補正係数がsinc関数によって算出される（N列の計算式：N列＝(L列の空間周波数〔cycles/mm〕×π×bin幅〔mm〕となる[A3]) ÷ sin(L列の空間周波数〔cycles/mm〕×π×bin幅〔mm〕となる[A3]))（図47）．
⑧　presampled MTFの算出
　自動計算によって，入力と出力の基本波成分の正弦波の振幅比から求めたMTF値であるM列とbin処理に対する補正係数となるN列の積から補正後のpresampled MTFはO列に算出される．表示されるpresampled MTFのグラフは，横軸が空間周波数〔cycles/mm〕，縦軸はMTF値となる．なお，矩形波チャート法では算出されるMTF値のデータ点が少ないため，スプライン補間を用いてグラフ化する（図47）．

◎参考文献

1) 内田勝監修：放射線画像工学，オーム社，1986
2) 内田勝，金森仁志，稲津博：放射線画像情報工学（Ⅰ），通商産業研究社，1980
3) 内田勝監修：ディジタル放射線画像，オーム社，1998
4) M. L. Giger and K. Doi: Investigation of basic imaging properties in digital radiography. 1. Modulation transfer function, 287-295, Medical Physics, 11(3), 1984
5) IEC 62220-1. Ed. 1.0 Medical electrical equipment - Characteristics of digital X-ray imaging devices Part 1: Determination of the detective quantum efficiency, International Electrotechnical Commission, 2003
6) Stierstorfer K, Spahn M: Self-normalizing method to measure the detective quantum efficiency of a wide range of x-ray detectors, 1312-1319, Med Phys. 26(7), 1999
7) 東出了，市川勝弘，國友博史，他：エッジ法によるpresampled MTFの簡便な解析方法の提案と検証，417-425，日放技学誌，64（4），2008
8) 東出了，市川勝弘，國友博史，他：角度計測誤差がpresampled MTFへ及ぼす影響の検証と角度計測の最適手法の提案，245-253，日放技学誌，65（2），2009
9) 東出了：基礎講座—ディジタルラジオグラフィの物理的画質評価法—解像特性（エッジ法），1449-1456，日放技学誌，65（10），2009
10) IEC 61267. Ed.2.0: Medical diagnostic X-ray equipment - Radiation conditions for use in the determination of characteristics, International Electrotechnical Commission 2005
11) Cunningham IA: Fenster A. A method for modulation transfer function determination from edge profiles with correction for finite-element differentiation, 533-537, Med. Phys, 14(4), 1987
12) H. Fujita, K. Doi and M. L. Giger: Investigation of basic imaging properties in digital radiography. 6. MTFs of II-TV digital imaging systems, 713-720, Medical Physics, 12 (6), 1985
13) H. Fujita: A simple method for determining the modulation transfer function in digital radiography, 34-39, IEEE Trans. on Med. Imaging, 11(1), 1992
14) 井手口忠光：基礎講座—ディジタルラジオグラフィの物理的画質評価法—解像特性（スリット法），1109-1117，日放技学誌，65（8），2009
15) 畑川政勝，吉田梨影，木村俊彦：矩形波チャートを用いたMTF測定の検討，316-323，日放技学誌，35（3），1979
16) 畑川政勝，山下一也，藤田広志：チャート法によるMTF検討班報告，453-470，日放技学誌，50（3），1994
17) 山田稔監修：新しい放射線写真学，富士メディカルシステム，1998
18) 室伊三男，池田秀，原口信次，他：矩形波チャートを用いたフーリエ変換によるMTF測定，379-385，日放技学誌，50（3），1994
19) 市川勝弘，國友博史，櫻井貴裕，他：矩形波チャート像のフーリエ変換によるプリサンプリングMTFの新しい測定法，1261-1267，日放技学誌，58（9），2002
20) 國友博史．基礎講座—ディジタルラジオグラフィの物理的画質評価法—解像特性（フーリエ解析を用いた矩形波チャート法によるpresampled MTF測定），1561-1567，日放技学誌，65（11），2009
21) K Ichikawa, Y Kodera, H Fujita: MTF measurement method for medical displays by using a bar-pattern Image, 831-837, Journal of SID, 14(10), 2006
22) Abramoff MD, Mage lhaes PJ, Ram SJ. Image Processing with ImageJ, 36-42, Biophotonics International, 11(7), 2004

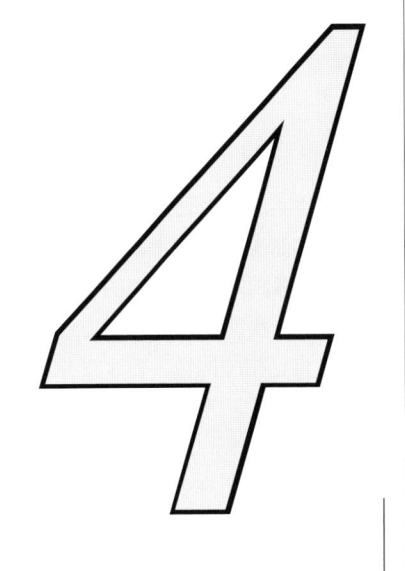

第4章

ノイズ特性

4・1 ノイズ特性の基礎
4・2 ノイズ特性（NNPS）の解析
4・3 NNPSの測定方法
4・4 ノイズ特性評価の臨床応用
演習（ノイズ特性）

第4章
ノイズ特性

4・1 ノイズ特性の基礎

4・1・1 はじめに

　粒状とは，画像を観察したときに感じられる不規則なざらつきのことをいい，粒状の示す性質をノイズ特性あるいは粒状性という．人間の眼を通して主観的な判断を含んだ粒状性を心理的粒状度（graininess）といい，物理測定など客観的な方法で測定したものを物理的粒状度（granularity）という[1]．粒状性の物理評価方法として，RMS粒状度（root mean square granularity），自己相関関数，およびウィナースペクトル（Wiener spectrum：WS）がある．アナログシステムのノイズ特性を評価する場合は，マイクロデンシトメータが必要であったが，装置が高価であり，どこの施設でも設置できるものではなかった．また，解析プログラムが必要なため，測定可能な施設は限られていた．しかし，ディジタルラジオグラフィ（DR）システムでは，フィルムに出力して評価するのでなければ，画像をディジタルデータとしてシステムから直接取得でき，測定には特別な機器を必要とせず，パーソナルコンピュータといくつかのソフトウェアがあれば解析可能となった．歴史的にノイズの空間周波数成分をパワースペクトルで示した特性はウィナースペクトルと呼ばれてきたが，近年ではノイズパワースペクトル（noise power spectrum：NPS）と呼ぶことが多く，特に，DRシステムのノイズ特性をノーマライズドノイズパワースペクトル（normalized NPS：NNPS）[2,3]と呼ぶ．

　粒状性の物理評価方法の1つであるRMS粒状度は均一画像の標準偏差により，信号値のばらつきを示した値であり，次式で表される．

$$\sigma = \sqrt{\frac{1}{N-1}\sum_{i=1}^{N}(PV_i - \overline{PV})^2} \tag{4・1}$$

（ただし，PV_i：ピクセル値，$\overline{PV}$：平均ピクセル値，N：データ数）

　RMS粒状度は測定試料に勾配（トレンド）があると，平均値からの信号値差がゆらぎの成分より大きくなり，正確な値を求めることはできない．さらに，入出力特性の傾きによってRMS粒状度が変化し，また，空間周波数の情報がないため，階調や周波数特性の異なるシステム間の比較には適切ではない．これに対してNNPSでは，ノイズレベルを空間周波数ごとに評価でき，システム間の比較に適するだけでなく，DRシステムの総合評価の1つとして推奨される検出量子効率（detective quantum efficiency：DQE）を測定するときにもその値が使用される．

　DRシステムでは，X線量が異なっても表示画像の平均レベルやコントラストを一定にすることが可能である．しかし，X線量が少なければ，ざらつきの多い画像となり，逆に多い場合は，ざらつきの少ない良好な画質となる．よって画像上のざらつき感がその画像に対するX線量の一指標となりうる．よって，DRシステムにおいて，ノイズ特性を理解することは，X線撮影パラメータの調整や被曝を

4・1 ノイズ特性の基礎

4・1・2 X線量子のゆらぎとNNPS

　X線は，熱電子とターゲットとの衝突による相互作用によって発生する．診断領域のX線では，衝突エネルギーのほとんどが熱エネルギーに転換され，残りの数パーセントがX線となり放射される．このX線は，衝突により発生する制動X線と熱電子と，軌道電子の衝突による特性X線からなる．このようにX線は確率的に発生し，その分布は時間的にも空間的にもばらつきをもっている．そのためディテクタへの入力信号であるX線そのものがノイズ因子となる．その確率分布は理論的にはポアソン分布に従うとされる．ポアソン分布は確率分布の一種である二項分布の特殊例であり，期待値（平均値）と分散が等しいという性質をもつ[4,5]．

　図4.1に示すように単位面積当りの入射する量子数は，位置により（または時間的に）ゆらぎ（変動し），平均量子数がqの場合，分散（標準偏差σ_qの2乗）がqに等しく次式の関係となる．

$$q = \sigma_q^2 \qquad (4・2)$$

　よって量子のゆらぎ成分であるσ_qは，$\sqrt{q}$となる．この関係によるならば，平均量子数が小さい場合は，それに対する変動の割合が大きく（例：$\sqrt{100}/100=0.1$），大きい場合は割合が小さい（例：$\sqrt{10\,000}/10\,000=0.01$）．ディジタル画像の観察では，画像の輝度を適度なレベルにし，コントラストも適切に選ぶ，したがって観察されるノイズの大小は平均値に対する変動の割合に対応する（図4.2）．よって，ポアソン分布の基本的性質をもって，量子数（X線量）に対する画像ノイズの変化を説明できる．

　実際には，X線量子はすべて検出されず検出効率にしたがって減少し，そのときの平均検出量子数をq_dとしたとき，検出量子数はポアソン分布に従うため，同様に$\sqrt{q_d}$で変動する（図4.3）．これらの原理から，量子検出率が100%である秀逸なシステムであっても，少ないX線量（量子数）の場合にはノイズが避けられず，良好な画像を得るためにはある程度のX線量が必要であることが理解できる．

　ここでは単に検出量子数の変動を扱うため，空間周波数を考慮せずにNNPSを

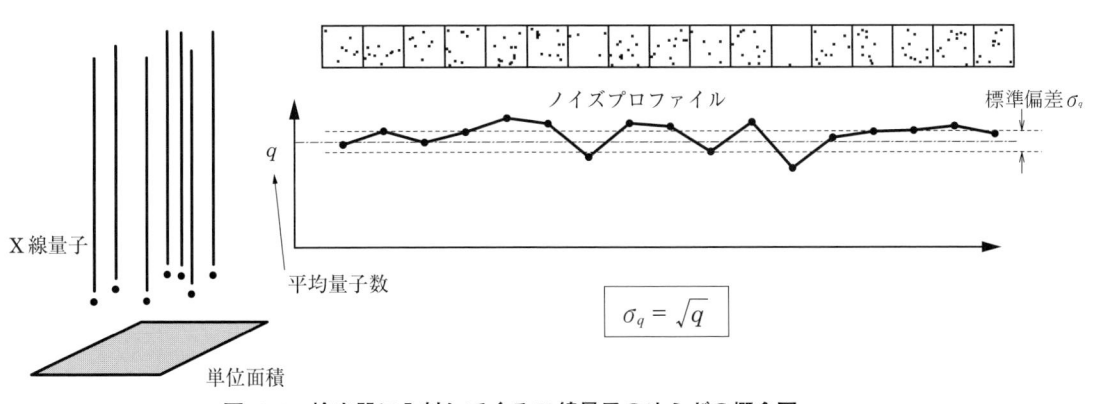

図4.1　検出器に入射してくるX線量子のゆらぎの概念図
量子数のゆらぎ（標準偏差）は，量子数の平方根となる

第4章 ノイズ特性

量子数 小（例：$q=9$, ゆらぎ＝3, 変動割合＝33％）

表示ピクセル

↓

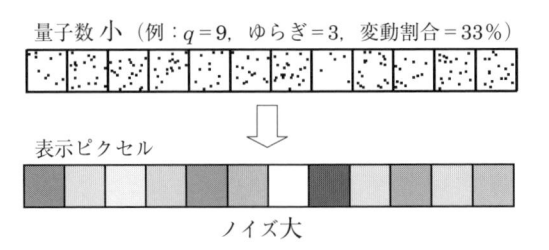

ノイズ大

量子数 大（例：$q=100$, ゆらぎ＝10, 変動割合＝10％）

表示ピクセル

↓

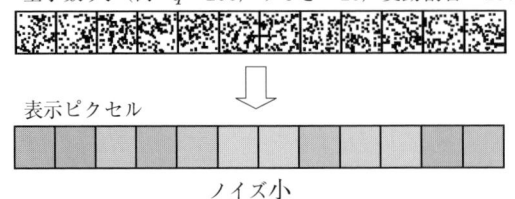

ノイズ小

図 4.2 量子数，ゆらぎ，表示ピクセルにおけるノイズの関係
量子数が多いときは変動割合が少ないため，表示画像上のノイズが減少する

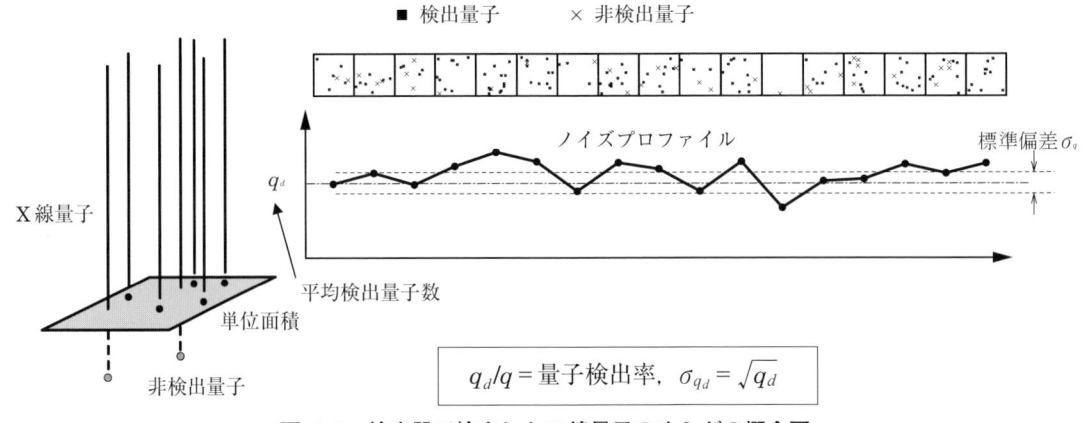

■ 検出量子　× 非検出量子

$q_d/q=$ 量子検出率，$\sigma_{q_d}=\sqrt{q_d}$

図 4.3 検出器で検出したX線量子のゆらぎの概念図

表すことを考える．画像のゆらぎが量子数にのみに従うとするならば，この場合の $NNPS$ (q_d) は，ゆらぎ成分 $\sqrt{q_d}$ を規格化するために平均信号値 q_d で割り（信号値を1とした時のゆらぎとし），それを2乗して得た値であり，次式のように NNPS 値は検出された量子数の逆数となる．

$$NNPS(q_d) = \left(\frac{\sqrt{q_d}}{q_d}\right)^2 = \frac{1}{q_d} \tag{4・3}$$

実際には画素値は検出量子数と等しくはならないため，NNPS は，一様領域で変動する画像のディジタル値を露光量に変換した値 E の平均値 E_{ave} とその単位面積当りのゆらぎである標準偏差 E_{SD} を用いて

$$NNPS = \left(\frac{E_{SD}}{E_{ave}}\right)^2$$

によって求める．よって，NNPS は画像から得られた変動 E_{SD} を見かけ上の量子

数の変動とし，平均値 E_{ave} を見かけ上の平均量子数としたノイズ特性の指標であることになる．すなわち，画像から得られたNNPS値は，画像のノイズ量から換算されるその画像に寄与した（と想定される）単位面積当りの量子数 q' の逆数である．たとえばNNPS値が 10^{-5} であるならば寄与した量子数は 10^5 となる．

　実際は，システムの量子検出効率から決まる量子数によるノイズだけでなく，システムの各構成要素によるノイズも加わるが，NNPSでは，それらの総合としての画像ノイズ成分を，画像形成に寄与した量子数によるものとして関連付ける．したがって，本来検出された量子数が q_d であるならば，量子以外のノイズの付加によって，ノイズが増えるのであるから，NNPSが高くなり $1/q_d < 1/q'$ となることから，q' は q_d より小さいものとして扱われる（ノイズの割合の増加→量子数減少）．

　NNPSは一般的に空間周波数の関数であるため，ここに空間周波数の概念を入れる．入射X線のノイズは，全周波数帯で強度が均一である周波数成分をもつホワイトノイズである．よって，ノイズの変動成分のスペクトルであるNNPSは，その値は高周波まで一定で，検出器にボケがない場合は，検出された量子数 q_d に従い，すべての周波数で値が $1/q_d$ である（図4.4上）．各量子による信号はごく微小な点と考えることができ，その点に対する点拡がり関数の周波数応答が，MTFであるため，これに従ってNNPSが周波数成分的に変化する．MTFはゼロ周波数で1であるため，NNPS値は $1/q_d$ のままであり，各周波数においてNNPSは，MTFの1/2乗（NNPSがスペクトルの2乗であるため）で減少する（図4.4下）．このとき，検出器のMTF低下により信号値も低下しているため，変動割合

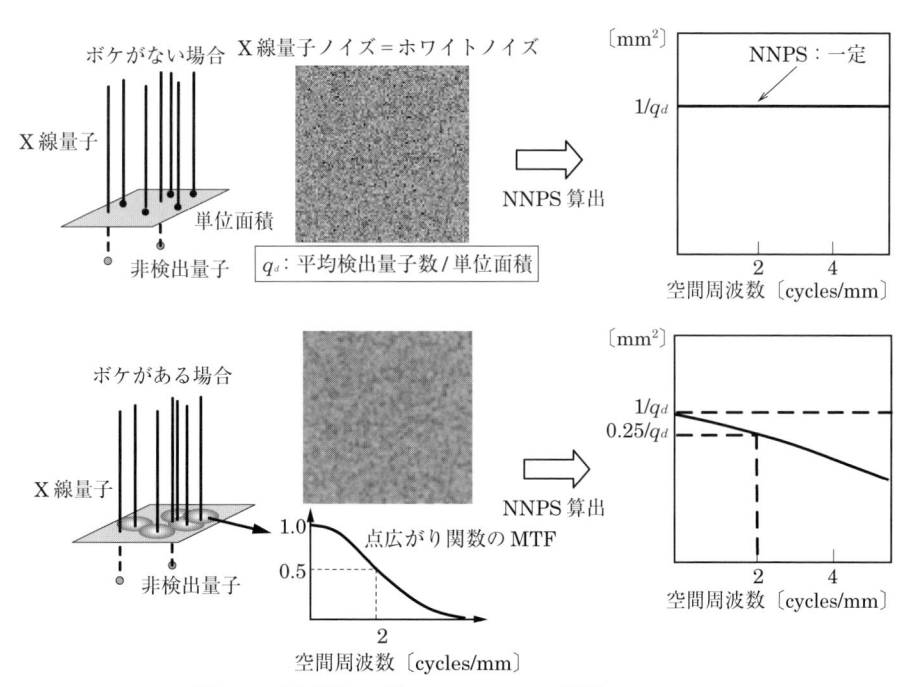

図 4.4　検出器のボケのNNPSへの影響
X線量子以外のノイズ因子がない場合の仮定

第4章　ノイズ特性

は付加ノイズがない限り変化していない．よって各周波数の NNPS を量子数の変化として見ることはできない．NNPS は，変動成分のスペクトル分布であり，信号対雑音比（signal-to-noise ratio：SNR）を空間周波数の関数として求める際や，後に述べる DQE において利用される．

一般的な NNPS 値は，ゼロ周波数付近で $10^{-6} \sim 10^{-5}$ の値を示すことが多い．これは，換算した検出量子数が，単位面積当りに $10^5 \sim 10^6$ 個であることを示している．仮に，画素サイズが 0.1 mm の場合には，画素当りの量子数は，$10^3 \sim 10^4$ となり平均値に対するその変動割合は 1～3％ となる．

4·1·3　ノイズ画像と NNPS

図 4.5 は，ノイズ画像とそれらに対応する NNPS 値の比較である．NNPS は，ノイズ量とその空間周波数特性を示すため，A のように細かいノイズを含みその量が多い場合には，NNPS 値は高周波までのび，NNPS 値が高くなる．A と同じノイズ量（振幅）で，細かいノイズがない B では NNPS 値は高周波で低くなる．また C のように，A と同じように細かいノイズも含むがノイズ量が少ない場合は，NNPS 値は A に比べて全体的に低くなる．すなわち，C は A に対して明らかにノイズ特性が優れる．A と B の比較では，B のシステムは高周波の MTF（解像特性）の低下に応じて高周波ノイズが低下したと判断できるため（ゼロ周波数が同じであるため），一概に B がノイズ特性が良いとはいえない（SN 比でとらえる必要がある．「第 5 章 DQE」参照）．

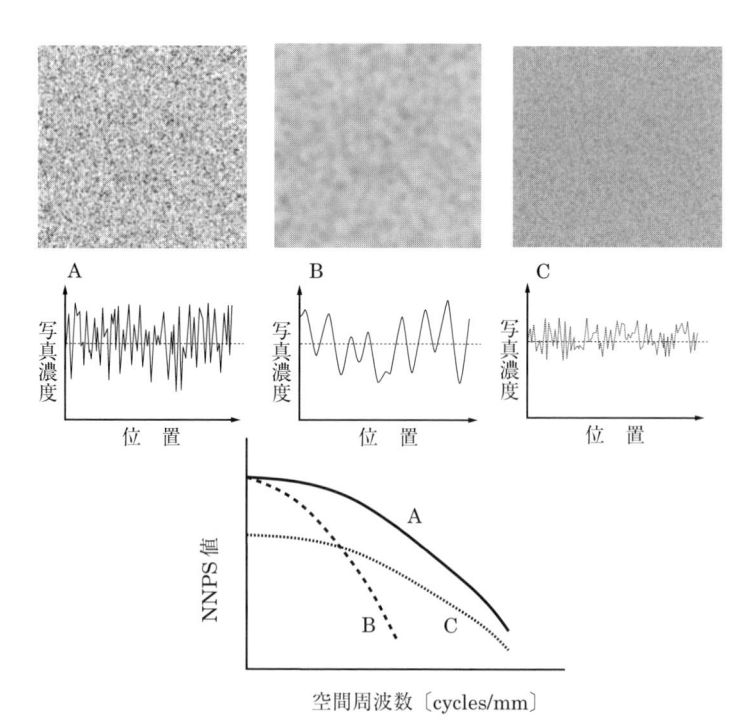

図 4.5　ノイズ画像と対応する NNPS
NNPS は，ノイズ量とその空間周波数特性を示す．
高い NNPS 値は，悪いノイズ特性を意味する．

4・1・4 ディジタル化までのノイズの付加因子

ディテクタに到達したX線量子が十分であり，これを画像上に正確に再現できれば，極めて高い描出能の画像を得ることができる．しかし，ディテクタに入力された信号は，さまざまな過程を経てディジタル化されるため，その過程の中でノイズやボケをともない，SNRの低下が生じる．図4.6にcomputed radiography（CR）システムと図4.7に間接型フラットパネルディテクタ（flat panel detector：FPD）のディジタル化までの過程とその過程に発生するノイズ因子を示す．このように，X線量子ノイズだけでなく，DRシステムには信号検出の過程で構造ノイズ，光量子ノイズ，エクセスノイズ，電気系ノイズなどが付加されSNRを低下させている．そのX線量子ノイズ，光量子ノイズやエクセスノイズはX線量子数に応じて変化し，電気系ノイズはX線量子に依存しない固定ノイズである．構造ノイズはX線量子数に比例するため，X線量を増加しても改善されない．よって高露光で一様曝射したときに，緩やかなムラを感じる場合があるが，このようなムラとして構造ノイズが顕著になる場合が多い．図4.8は間接変換型ディジタルマンモグラフィのディジタル値に対するノイズ割合の例である．量子ノイズ（quantum

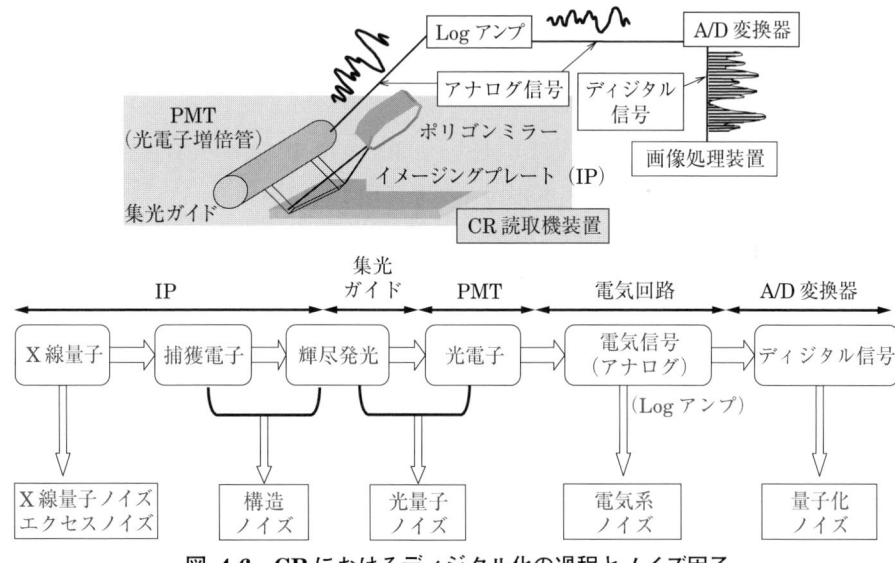

図 4.6　CRにおけるディジタル化の過程とノイズ因子

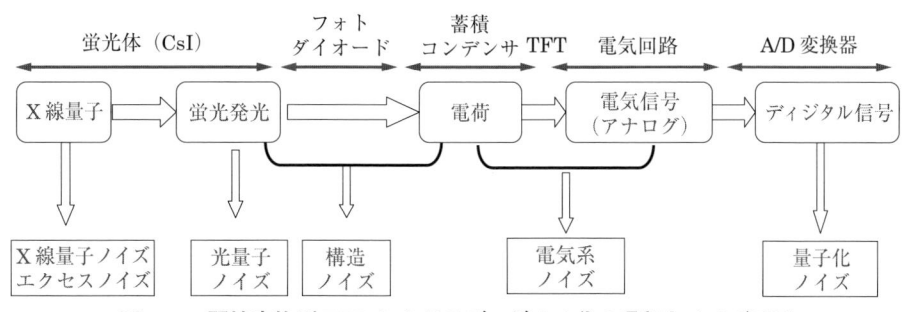

図 4.7　間接変換型FPDにおけるディジタル化の過程とノイズ因子

第4章 ノイズ特性

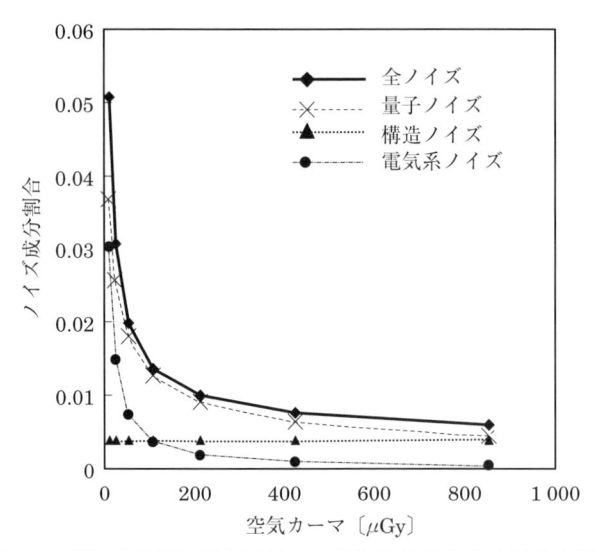

図 4.8 間接型 FPD における pixel 値に対するノイズ成分割合

noise）は X 線量子ノイズ，光量子ノイズ，およびエクセスノイズの和である．低線量域では X 線量子ノイズや電気系ノイズが優位であり，高線量域では構造ノイズが優位となる．そしてこれらのノイズ因子は式（4·4）に示すように加法性が成り立つ[6]．

$$W_{\Delta E/\bar{E}}(u) = W_e(u) + W_Q(u) + W_{ex}(u) + W_{SQ}(u) + W_S(u) \qquad (4\cdot 4)$$

$W_{\Delta E/\bar{E}}$：total noise；各ノイズ因子の総和

W_e：electronic noise；暗電流などの電気系ノイズ

W_Q：primary quantum noise；X 線量子ノイズが吸収帯層の MTF の 2 乗でぼかされたノイズ

W_{ex}：excess noise；光子の吸収過程で散乱等によって生ずる超過ノイズ

W_{SQ}：secondary quantum noise；蛍光発光過程で発生する光量子ノイズ

W_S：structure noise；ディテクタなどの構造上のノイズ

4·2　ノイズ特性（NNPS）の解析

4·2·1　NNPS の算出

　　DR システムの NNPS は，図 4.9 に示すように，一様照射された画像データ（raw データ）に ROI を設定して，その ROI における変動成分のパワースペクトルから算出する方法が多く用いられ，この方法は直接フーリエ変換法と呼ばれる．その他の方法として，Blackman-Tukey 法と呼ばれる変動成分の自己相関関数を求め，フーリエ変換する手法もある[4,7~9]．

　　DR システムの場合はデータが離散的であるため，直接フーリエ変換法において，離散フーリエ変換（digital Fourier transformation：DFT）を用いる．また，DR システムでは，入出力特性によってディジタル値が変化することから，ディジタル値のままでは定量的な解析が困難であるため，データのゆらぎ成分を露光量に

4・2 ノイズ特性(NNPS)の解析

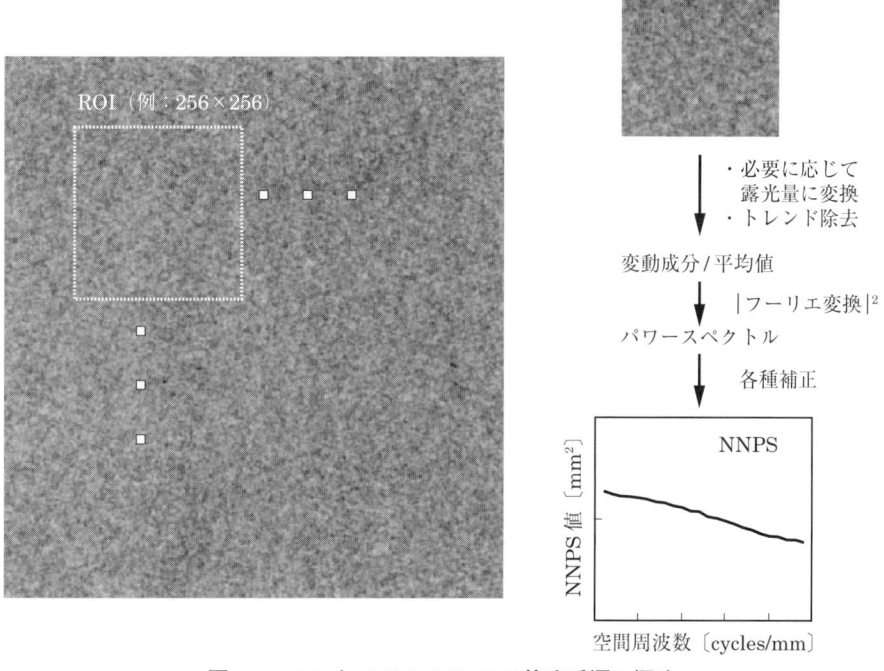

図 4.9　DRシステムのNNPS算出手順の概略

対して線形なゆらぎ ΔE に変換してノイズ特性を評価する．この ΔE は，ディジタル値を入出力特性から露光量に変換した E と平均値 $\bar{E}$ によって

$$\Delta E(x, y) = E(x, y) - \bar{E} \tag{4・5}$$

のように表される．そして，同一露光量であってもDRシステムのディジタル値は異なるため，式(4・6)のように変動成分 ΔE を $\bar{E}$ で除することでディジタル値"1"とした場合のゆらぎ $\Delta E_{normalized}$ に規格化し，これをDRシステムのノイズと定義する（図4.10）[4,7〜14]．

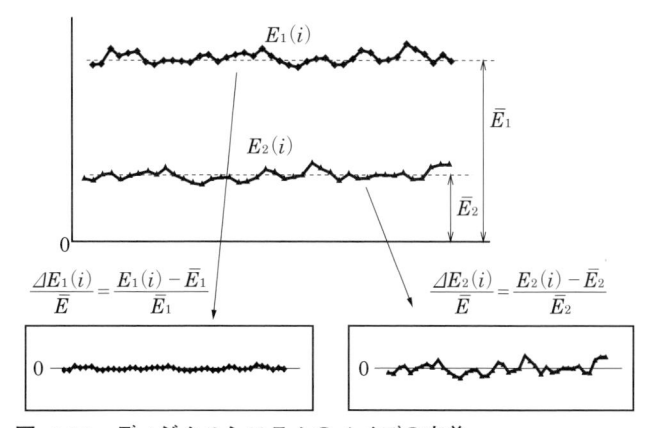

図 4.10　ディジタルシステムのノイズの定義
ディジタル値から露光量に変換したE値のゆらぎ平均信号値で除することで，信号平均値を1とみなしたゆらぎでノイズを評価する

ΔPV からの NNPS 算出

Logシステムのピクセル値 PV のゆらぎ ΔPV は，本来，PV を露光量 E に変換した後に，NNPS を算出するのが理論に忠実な手順である．しかし，式 (4・11) のように，ΔPV は係数 $\{1/(G \log_{10} e)\}$ を乗ずることで $\Delta E/\bar{E}$，すなわち式 (4・6) の $\Delta E_{normalized}$ に変換可能であるため，PV を直接用いて NNPS の算出が可能となる．これは，入出力特性の G の基本的な関係式 $G = \Delta PV / \Delta (\log_{10} E)$ から導ける関係式を利用している．

$\log_{10} E = \log_{10} e \log_e E$ であるので

$G = \Delta PV / \{\log_{10} e \Delta (\log_e E)\}$

$\Delta (\log_e E) / \Delta E = 1/E$ の関係を用いて

$G \Delta E = \Delta PV / (\log_{10} e / E)$ したがって

$\Delta E / E = \Delta PV / (G \log_{10} e)$

$$\Delta E_{normalized} = \frac{\Delta E(x, y)}{\bar{E}} = \frac{E(x, y) - \bar{E}}{\bar{E}} \quad (4\cdot 6)$$

したがって，DRシステムのNNPSは $\Delta E_{normalized}$ の2次元DFTを用いて次式より算出できる．

$$NNPS(u, v) = \frac{\Delta x \Delta y}{N_x N_y} \overline{|DFT_{2D}(u, v)|^2} \quad (4\cdot 7)$$

ただし，u, v は水平および垂直方向の空間周波数，N_x は水平方向のマトリクス数，N_y は垂直方向のマトリクス数，$\Delta x, \Delta y$ は水平および垂直方向のサンプリングピッチである．なお，2次元離散フーリエ変換 $DFT_{2D}(u, v)$ は，次式で表される．

$$DFT_{2D}(u, v) = \sum_{y=0}^{N_y-1} \sum_{x=0}^{N_x-1} \Delta E_{normlized}(x, y) \exp[-2\pi j(ux + vy)] \quad (4\cdot 8)$$

式 (4・7) の補正項 $(\Delta x \Delta y)/(N_x N_y)$ は，以下の理由による．

離散フーリエ変換自体は，データ間隔をもたない計算（データ間隔が1）であるため，まずこれを補正するには，2次元DFTの結果にピクセル面積を掛けて $DFT_{2D}(u, v) \Delta x \Delta y$ とする．そして，フーリエ変換（パワースペクトル）は，ROIの大きさに依存するため，単位面積当りのパワースペクトルとするために $N_x \Delta x \cdot N_y \Delta y$ で除する．これらは次式 (4・9) のようになり，結果的に式 (4・7) と等しい．

$$NNPS(u, v) = \frac{1}{N_x \Delta x N_x \Delta y} \overline{|DFT_{2D}(u, v) \Delta x \Delta y|^2} \quad (4\cdot 9)$$

また，Logシステムの場合は，入出力特性の傾き G を用いて，次式 (4・10) によりディジタル値 PV を E に変換し

$$E = 10^{PV/G} \quad (4\cdot 10)$$

この2次元分布から式 (4・7) により NNPS が算出できる．また

$$\frac{\Delta E(x, y)}{\bar{E}} = \frac{\Delta PV}{G(\log_{10} e)} = \frac{PV(x, y) - \overline{PV}}{G(\log_{10} e)} \quad (4\cdot 11)$$

の関係を使って，PV の変動成分 ΔPV から直接 NNPS を求めるには，ΔPV の2次元 $DFT_{2DPV}(u, v)$ を用いて，次式のように G 値を用いて補正する．

$$NNPS(u, v) = \frac{1}{G^2 (\log_{10} e)^2} \frac{\Delta x \Delta y}{N_x N_y} \overline{|DFT_{2DPV}(u, v)|^2} \quad (4\cdot 12)$$

本章の演習では，LogシステムであるCRシステムの演習に，式 (4・12) の算出式を用いている．

実際の2次元フーリエ変換のアルゴリズムにはrow-column法が多く用いられる．その手順は，**図 4.11** で示すように，まず，(a) $m \times n$ の $\Delta E(x, y)/\bar{E}$ のノイズ成分に対し，(b) 水平方向に1次元DFTを行い，次に，垂直方向の1次元DFTを行う．なお，2次元空間周波数面の表現は，原点をゼロ周波数とするのが一般的であるため，(c) のようにデータの並べ替えを行う．DFTの演算は，自由なデータ数に対して適応できるため汎用性があるが，このデータ点数を2のべき乗（例：256, 1 024）とすることで計算速度を飛躍的に高めたのが，高速フーリエ変換（fast Fourier transformation：FFT）であり，本書の演習では，データ点数を2のべき乗として，表計算ソフトのExcelに実装されている1次元FFTや，フリ

4・2 ノイズ特性（NNPS）の解析

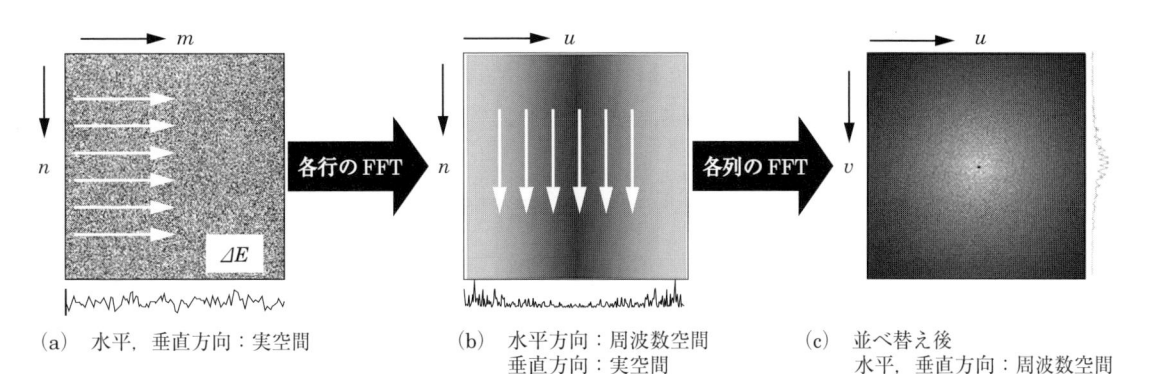

(a) 水平，垂直方向：実空間
(b) 水平方向：周波数空間　垂直方向：実空間
(c) 並べ替え後　水平，垂直方向：周波数空間

（m, n はマトリックス数，u, v は空間周波数）

図 4.11　2次元フーリエ変換法（Row-Column 法）

一の解析ソフトである Image J の 2 次元 FFT（2 DFFT）を利用する．

4・2・2　解析方法

〔1〕 ROI の設定

画像データに ROI を設定する場合，解析範囲内にキズやピクセルの欠損などのアーチファクトがないことを確認する．IEC 62220 シリーズの一般撮影系では，図 4.12 に示すように 160×160 mm 以上の範囲に均一露光された試料の中心付近に，125×125 mm の解析範囲を設定し，その解析範囲内に ROI を設定し 2 DFFT を計算する．そして，複数画像を用いて平均し精度を高める必要があり，総解析画素数を 400 万画素以上とするように求めている．IEC 62220 シリーズでは ROI の大き

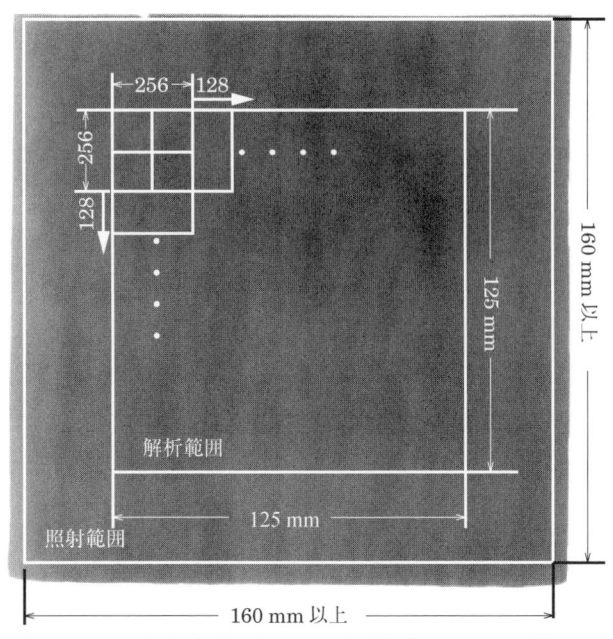

図 4.12　NNPS 測定の照射範囲，解析範囲，および ROI の設定方法（IEC 62220 シリーズ，一般撮影領域）

第4章 ノイズ特性

さを256×256ピクセルとし，図4.12のようにROIの位置を128ピクセルオーバラップさせながら移動し複数解析を行い平均する[12~14]．この範囲に従うならば，サンプリングピッチが100 μmの場合，8×8個のROI設定が可能となる．しかし，実際は128ピクセルのオーバラップをすることによる測定精度の向上はなく，解析範囲（総データ数）をより多く取ることの方が効果的である．**図4.13**にオーバーラップの有無での総解析画素数に対するNNPSの誤差率を示す．グラフよりオーバーラップの有無によって誤差率に違いがないことがわかる[15]．したがって，IEC 62220シリーズで要求される400万画素を解析するためには，サンプリングピッチが100 μmのシステムでは，解析範囲1 024×1 024ピクセル内にオーバーラップなしの4×4個のROIをとり，これを4画像分について計64個を平均する．なお，図4.13から誤差率を見積もると，総解析画素数100万画素で約2.5%，400万画素で約1.3%となる[15]．また，マンモグラフィシステムでは，SIDが短く，X線質や管球の配置位置のためヒール効果の影響を受けやすい．よってIEC 62220-1-2では，胸壁側より60 mmを中心とした100×100 mmの範囲を照射範囲とし，解析範囲もおおよそ50×50 mmと狭くする[13]．

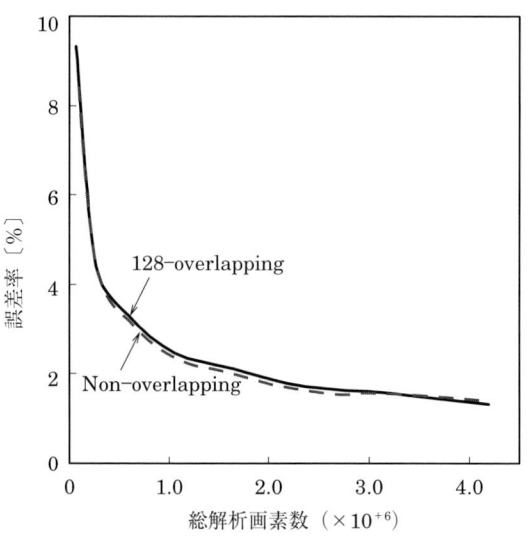

図 4.13 ROIのオーバーラップの有無によるNNPSの誤差率の比較

〔2〕 トレンド除去処理

トレンドとは，信号成分に入り込んだ非常に緩やかな低周波数成分のことをいい，トレンドを含んだままNNPS解析すると，低周波数の精度が低下するため，あらかじめ除去することが望ましい．**図4.14**(a) に1次元のトレンド除去処理の手順を示す．まず，ノイズプロファイルに対して多項式近似（図は2次）を行う．これによりノイズプロファイルのトレンド成分を推測する．そして，ノイズプロファイルからこのトレンド成分を減算することで，ノイズプロファイルが平坦となりトレンド成分が除去される．また，トレンド成分はノイズデータのほぼ平均値となることから，トレンド処理後のプロファイルは，ディジタル値0を中心としたノイズプロファイルとなる．

4・2 ノイズ特性（NNPS）の解析

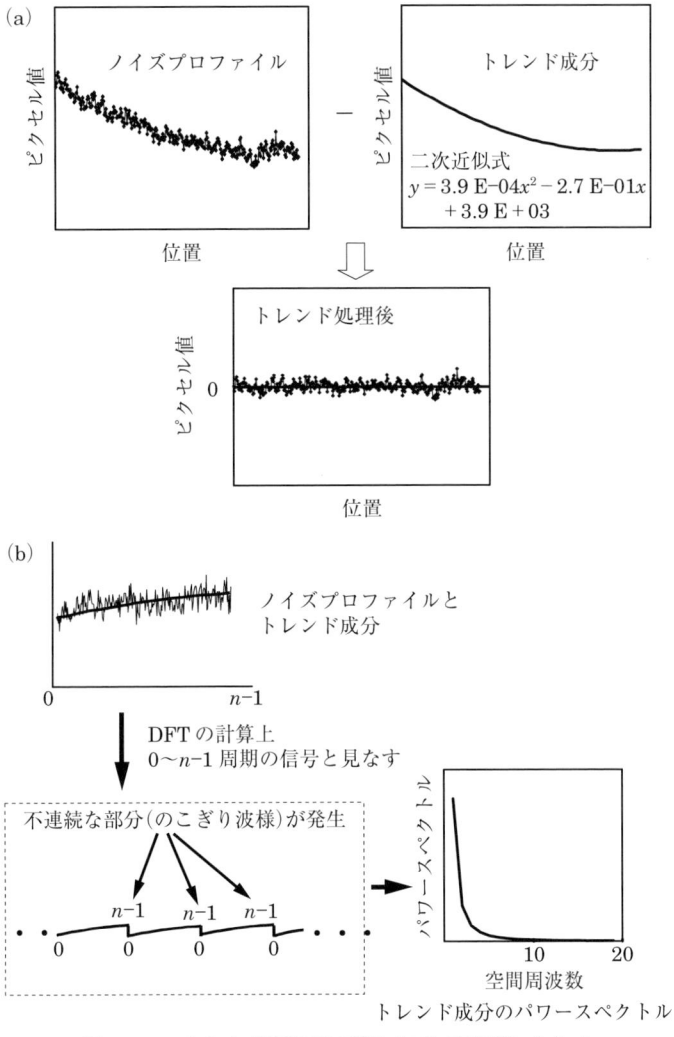

図 4.14 トレンド補正の手順（1次元の例）(a) と
トレンドによる誤差の発生機序 (b)

トレンド成分の発生原因としては，ヒール効果などのX線強度分布変化，蛍光体の塗布ムラなどの感度ムラ，CRの読み取り走査によるムラ，およびFPDのリードアウトラインごとの読み取り感度ムラなどが存在する．これらの多くのムラは低い空間周波数成分をもっており，そのまま処理するとNNPSの過小評価（低周波でのNNPSの持ち上がり）となる場合があるので注意をしなければならない．

また，緩やかな変動成分はフーリエ変換を行う場合に誤差を生じさせる．フーリエ変換では，図4.14(b) のようにプロファイルをそれ自体が無限に繰り返す周期データと見なすため，試料の両端で信号に著しい差があると，不連続なノイズプロファイルとして扱われ，低周波数側に本来ない成分が生じ誤差となる．そのための，補正処理として，ハニング窓やハミング窓などの窓関数による処理があるが[1,16] 周波数解析の分解能を低下させることから，IEC 62220シリーズでは推奨されていない．

第4章 ノイズ特性

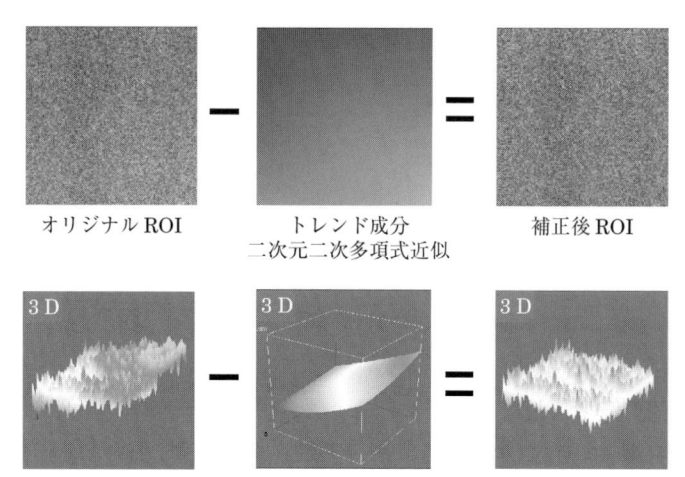

図 4.15 2次元のトレンド補正

IEC 62220 シリーズでは，トレンド除去処理の方法として，図 4.15 のような2次元2次多項式による面近似を用いた方法が推奨されている．そしてこの多項式近似の次数は2次で十分であるという結果が報告されている[15]．本書の実習では2次元の面近似を求めるため，Image J[17] の Plug-in として "polynomial-fit[18]" を使用する．

〔3〕 空間周波数ピッチ

二次元フーリエ変換されたパワースペクトルの各データ点の空間周波数は，最小空間周波数ピッチの整数倍となり，その最小空間周波数ピッチは ROI の一辺の長さ〔mm〕の逆数となる．

$$f_{pitch} = \frac{1}{N_x \times \Delta x} \quad \text{〔cycles/mm〕} \tag{4.13}$$

この周波数の間隔は，ROI の1辺に1周期の信号が存在したときの空間周波数であり，スペクトルの軸上の i 番目データ点の空間周波数は u_i は，その整数倍 $i \cdot f_{pitch}$ となる．そして図 4.16 のように軸上以外の空間周波数 $f(u_j, v_k)$ は原点からの距離によってきまり，$\sqrt{u_j^2 + v_k^2}$ で表される．

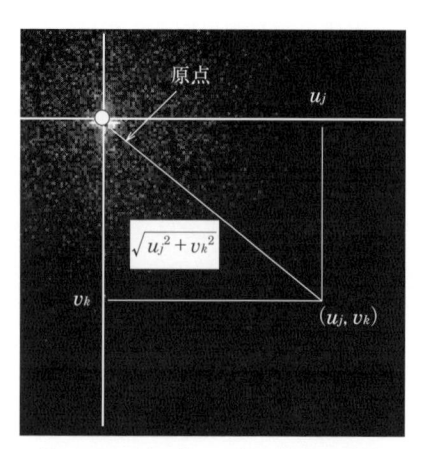

図 4.16 各データ点の空間周波数

〔4〕 1次元 NNPS と周波数ビン

画像が 2 次元であることから，NNPS は本来 2 次元の関数であるが，そのままではグラフによる比較などが困難であることから，その断面のプロファイルを抽出した 1 次元の NNPS（特定方向の NNPS）を用いる．IEC 62220 シリーズでは，1次元 NNPS を得るために 2 次元 NNPS の軸上を除く，軸に沿った両サイド 7 ライン，合計 14 ラインを加算平均するように定められている[12〜14]．ここで，軸上のデータを用いない理由として，軸のスペクトルには特異点と呼ばれるスパイク状の成分（周期成分）が現れることがあり，これを除外するためである．この周期成分は，DR システムのデータ読み取り走査が x または y 方向で行われる際の走査に起因する微小な成分であり，視覚的には認識できないことから NNPS の評価には不必要である．仮想スリット法など 1 次元フーリエ変換を用いた NNPS 解析では，この軸上のデータを除外することができないため，これらの方法と IEC 62220 の方法では測定結果が異なる可能性がある[10,11]．

IEC 62220 では，1 次元の NNPS を求めるために，14 ラインを平均することを先に述べたが，さらにピクセルピッチ（pixel pitch）で規格化した $2f_{int}$ を間隔とした周波数ビン（ある周波数範囲の bin：入れ物）を定義して平均処理を行う．f_{int} は次式によって示される．

$$f_{int} = \frac{0.01}{\text{pixel pitch (mm)}} \quad (4\cdot14)$$

n 番目の周波数ビンの中心周波数は $2f_{int}n$ であり，範囲は $2f_{int}n \pm f_{int}$（$n=1\cdots24$）である．そして，それぞれのビンの中の NNPS 値を平均して，バラツキを抑制する．図 **4.17** にピクセルピッチが 0.1 mm の場合の u 軸に沿った空間周波数と周波数ビンの範囲を示す．1 番目のビンを例にとると，平均範囲は 0.1〜0.3 cycles/mm となり，その空間周波数内のデータ点を平均して中心周波数の 0.2 cycles/mm の値とする．同様に 24 番目までそれぞれ平均し，これをプロットして NNPS とする．この $2f_{int}$ 間隔の周波数ビンでは 1 ビン当り，約 70 点のデータが

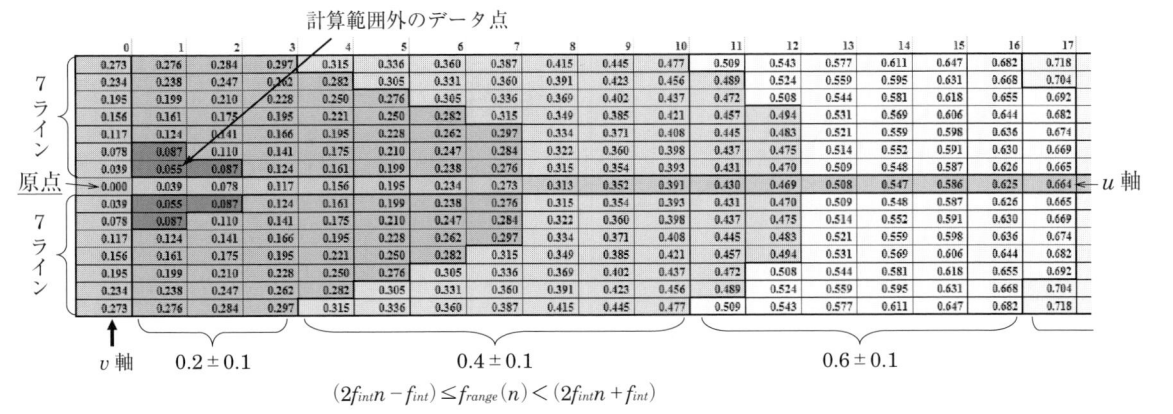

図 **4.17** 2 次元パワースペクトル上の横軸（u 軸）まわりにおける空間周波数と周波数ビンの区間設定ピクセルピッチが **0.1 mm** の場合の例を示している

第4章　ノイズ特性

加算平均される（**図 4.18**）．**図 4.19** に間接変換型マンモグラフィの 1 回の ROI から得られた NNPS と，IEC 62220 で推奨する 400 万画素を用いた NNPS の比較を示す．1 回分では変動が大きく，400 万画素の精度が高いことがわかる．IEC 62220 では，DQE を求めることを目的としているため，このような高精度な NNPS 解析が必要となる．精度を高めるために多数の平均を行うことは複数の画像データを解析することにつながり，画像間の照射線量やその他の要因によるばらつきに注意を要する．よって，臨床施設での簡単な比較に用いるならば，その施設の判断により，精度を考慮し平均する画素数を決定すれば良い．

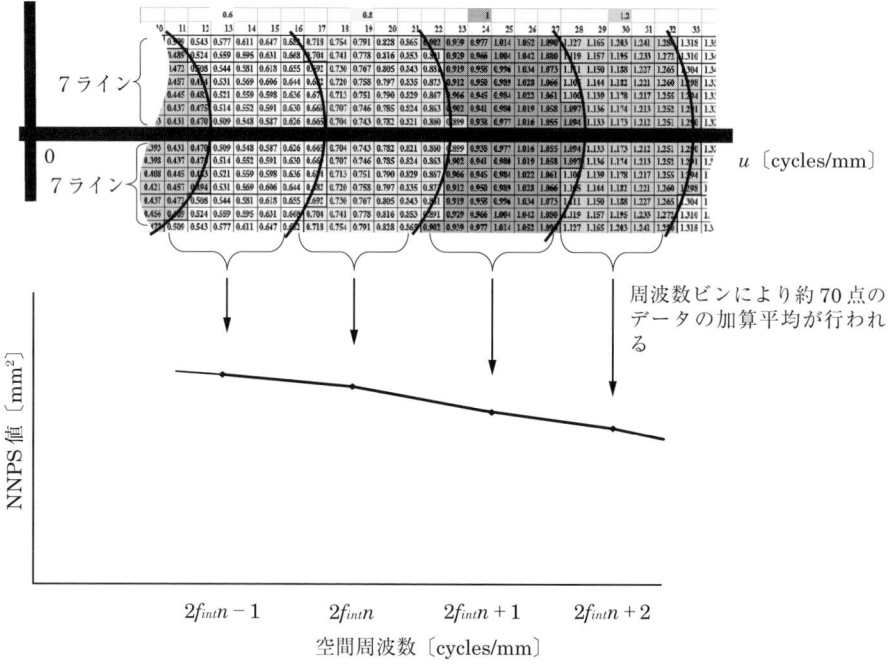

図 4.18　周波数ビンによる NNPS の加算平均

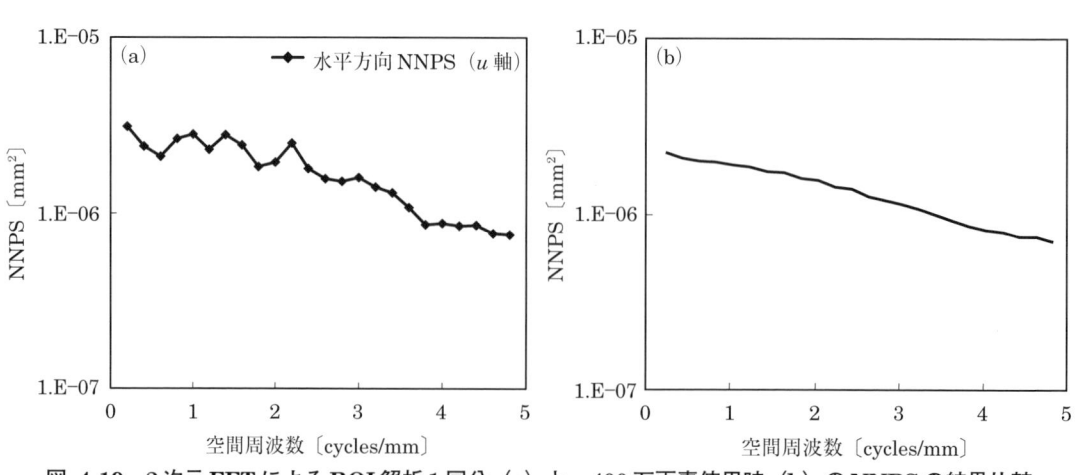

図 4.19　2 次元 FFT による ROI 解析 1 回分（a）と，400 万画素使用時（b）の NNPS の結果比較

=== コラム　周波数ビンにおける f_{int} ===

ピクセルピッチ p の 256×256 点の 2 次元データに対するパワースペクトルでは，軸方向に 0～128 番目までのデータを使用することから，最高周波数は $128/(p×256)=0.5/p$ である．IEC 規格では，これを 50 等分（0～49）に区分し，その区分間隔を f_{int} としており，$f_{int}=0.5/(50×p)=0.01/p$ となる．そして，0 番目と 49 番目の区分を用いずに，1 番目の区分から 2 区分ずつを周波数ビンとするため，周波数ビンの範囲と間隔は，$2f_{int}$ となり，結果的に 24 個の周波数ビンが設定される．

4・3　NNPS の測定方法

4・3・1　測定前の準備

　　NNPS のデータは，入出力特性のデータが照射線量が既知であることから，それを利用するのが望ましい．ここでは，特に注意すべき点のみを述べ，詳細については「2・2　タイムスケール法による入出力特性の測定方法」を参照されたい．NNPS は 4・1・2 項でも述べたように，照射線量によって値が異なるため，実験目的に合わせた入射表面線量を設定する．IEC 62220 シリーズでは，総解析画素数を 400 万画素以上必要としているため，ディテクタの照射範囲および解析範囲とピクセルサイズから，1 画像当りの解析画素数を決定し，試料枚数を調整する．

〔1〕　X 線質と入射表面線量の決定

　　入出力特性の「2・2・3　半価層による X 線質の決定」を参照して X 線質を決定し，入射表面線量は，「2・2・4　入射表面線量の測定」を参照して測定する．この測定された線量は，DQE を求める際の入射量子数（SNR_{in}^2）を決定するため，精度よく測定する必要がある．IEC 62220-1 および IEC 62220-1-3 では，基準となる照射線量と，その 1/3.2 倍と 3.2 倍で NNPS を測定することとなっており，マンモグラフィ領域である IEC 62220-1-2 では，基準線量と，1/2 倍と 2 倍を測定する．この基準線量はメーカごとに設定してよく，ユーザーは基準線量をメーカに確認するか，各自で目的に応じて決定する．試料を複数枚取得する時，モニタリング線量計を用いて，照射線量をチェックし，距離の逆 2 乗則を用いてディテクタへの入射表面線量に換算する．

　　IEC 62220 の評価以外の目的で行う場合も，入出力特性は NNPS 計算の際に露光量変換，G の決定，線形性の確認のために重要である．また，測定精度を担保するため，それぞれの線量について総解析画素数が 400 万画素程度となるような資料数を確保した方がよい．

4・3・2　一般撮影装置とマンモグラフィ装置における実測例

〔1〕　一般撮影装置

　　X 線質を RQA 5 として，NNPS を実測した例を示す．「2・3・1　RQA 5 による一般撮影装置の実測」に従って，線質（74 kV，AL 付加フィルタ 21 mm）およびディテクタ表面線量を決定した．基準線量を 1 mR として，1 mR，1/3.2 mR，

第4章　ノイズ特性

3.2 mR となるような X 線量を求め，3 回ずつ測定し平均した．

図 4.20(a) の配置にて，図 4.20(b) に示すような照射野（160×160 mm 以上）となるようにして，照射してそれぞれの線量にて画像データを取得した．1 画像データ当りの解析範囲は約 125×125 mm であるため，サンプリングピッチが 0.175 mm の場合，解析範囲を 768×768 ピクセルと設定する．試料は各条件，400 万画素解析するためには，7 枚ずつ必要となる．

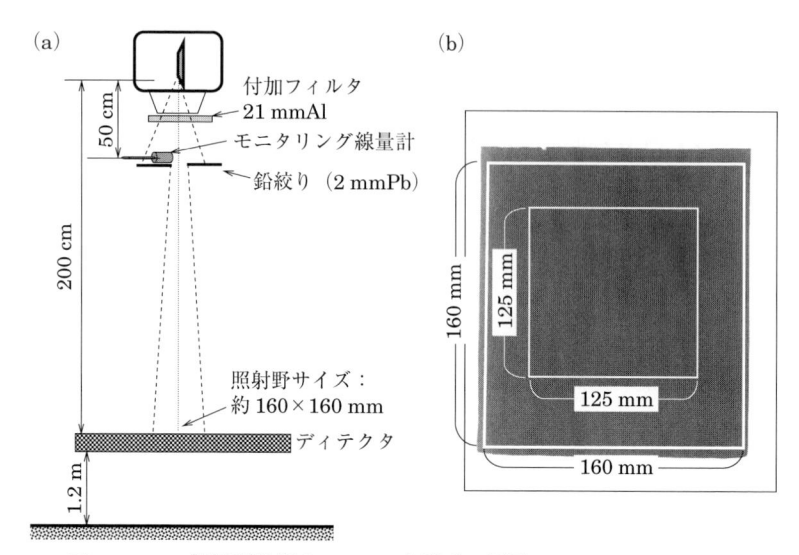

図 4.20　一般撮影装置の NNPS 実測時の配置
(a) 配置図（SID 200 cm），(b) 照射野設定と解析範囲

〔2〕マンモグラフィ装置

X 線質を RQA-M2 として，NNPS を実測した例を示す．「2・3・2　RQA-M2 によるマンモグラフィ装置の実測」に従って，線質（27 kV，AL 付加フィルタ 0.6 mm）およびディテクタ表面線量を決定した．基準線量を 104.25 μGy として

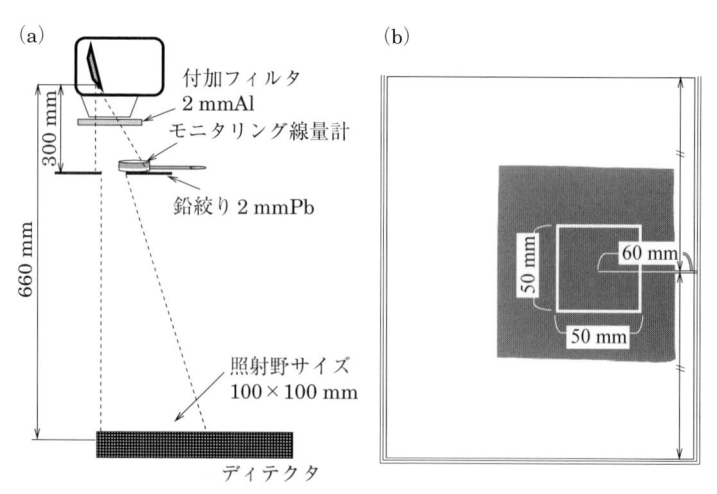

図 4.21　マンモグラフィ装置の実測時の配置
(a) 配置図
(b) 照射野設定と解析範囲

51.6 μGy, 104.25 μGy, 206.8 μGy となるような X 線量を求め, 3 回ずつ測定し平均した.

図 4.21(a) の配置にて, 図 4.21(b) の示すような照射野 (100×100 mm) となるように 3 種類の線量にて照射し, 画像データを取得した. 1 画像データ当りの解析範囲は約 50×50 mm であるため, サンプリングピッチが 0.100 mm の場合, 解析範囲を 512×512 ピクセルと設定する. 試料は各条件, 400 万画素解析するためには, 16 枚ずつ必要となる.

4・4 ノイズ特性評価の臨床応用

実際の臨床で用いられている装置においてノイズ特性を測定することは,「4・1 ノイズ特性の基礎」にて述べたように, NNPS が画像に寄与したと想定される量子数の逆数に相当することからも, ノイズレベルを詳しく知る上で有用である. しかし, ノイズ特性の算出は多くの計算手順と補正項目を含み, 測定して得た値の精度を得ることが簡単ではない. ここでは実際の臨床装置の測定結果からノイズレベルを示すともに, X 線量や X 線質などの影響因子について解説する.

4・4・1 異なるディテクタシステムのノイズ特性

現在, 一般撮影で用いられている DR システムは, CR, 間接変換型 FPD, 直接変換型 FPD の 3 種類が主であり, 多くの臨床施設では複数のシステムが混在して運用されている. よって, それぞれの DR システムの物理特性を理解して使用することは適切な臨床画像を提供する上で重要である.

本測定では, 直接変換型 FPD (以下, direct FPD), 間接変換型 FPD (以下, indirect FPD), および CR の機器を用いて, 異なるディテクタシステム間の比較評価を行った. 実験配置は図 4.20(a) に準じ, RQA 5 の X 線質 (表 2.2 参照) を用いて, 入射表面線量が 1 mR ($2.58×10^{-7}$ C/kg) となる条件にて各 DR システムの presampled MTF と NNPS を測定した.

NNPS の結果を図 4.22 に示す. direct FPD と CR のノイズレベルはほぼ同等であった. direct FPD の NNPS では極低周波数以外はほぼフラットな周波数特性を示しており, CR は高周波数になるほど値は低下するが, indirect FPD ほど低下しなかった. ここで, 図 4.23 に同一条件で撮影したそれぞれの presampled MTF を示す. 解像特性は, direct FPD が最も良く, ナイキスト周波数まで高い解像特性を有している. CR と indirect FPD ではやや indirect FPD のほうの presampled MTF が低い結果となった. そして, 本結果では同一 X 線量, 同一 X 線質, つまり同一量子数での 3 システムのノイズ特性を示しており, 特に低周波数の NNPS (最低周波数の上昇部分を除く) は, その DR システムの量子検出効率にかかわることから, indirect FPD のノイズ特性が最も良いことが示されている. よって, これらのグラフから, direct FPD は, 解像特性が良い反面ノイズ特性は悪く, indirect FPD は, ノイズ特性は良いが解像特性は悪く, CR は, ノイズ特性, 解像特性双方とも悪いことが理解できる. このように DR システムによって, 物理特性が大きく異なる.

ディテクタに吸収された量子は, 蛍光体などでぼかされ, さらにサンプリングア

第4章 ノイズ特性

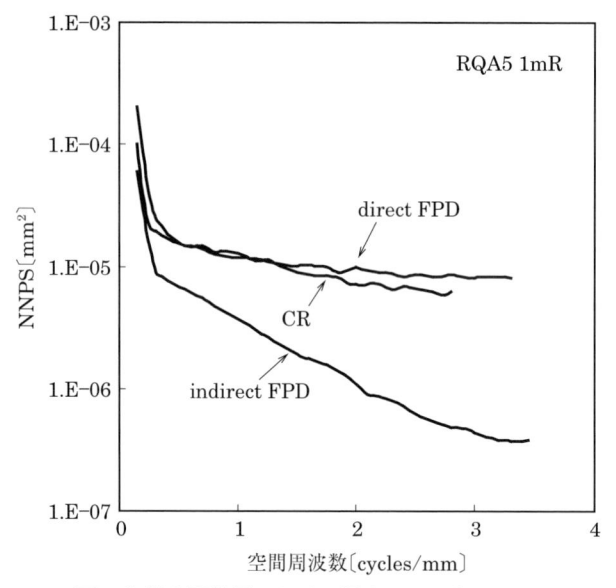

図 4.22 同一入射表面線量における異なる DR システムの NNPS

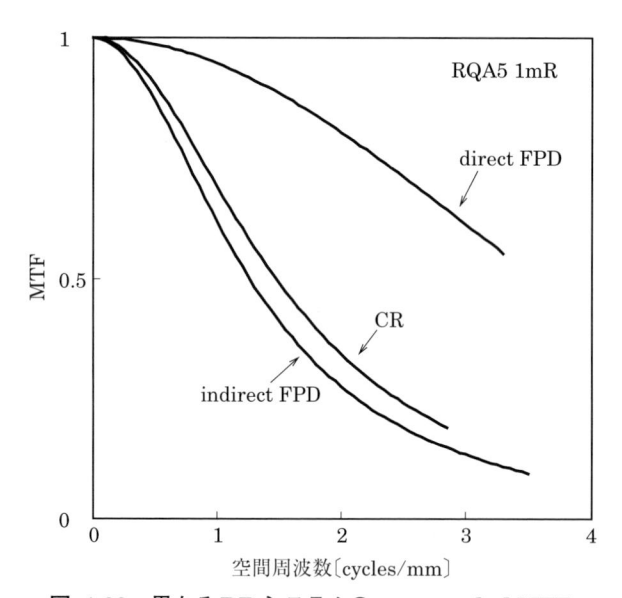

図 4.23 異なる DR システムの prasampled MTF

パーチャによるぼけも加わるため，量子ノイズの NNPS は presampled MTF の二乗で低下する．したがって，高周波数における NNPS の低下は，高周波数の検出量子増加を示しているのではなく，ノイズのスペクトル低下である．また，DR システムのノイズは，量子ノイズ以外に電気ノイズや構造ノイズなどがディジタル化の過程で付加され，これらがノイズ特性を低下させる[6]．CR と indirect FPD の比較では，X 線の吸収効率が異なるため全体のノイズレベルは異なるが，presampled MTF が同等レベルであるにもかかわらず，CR は，NNPS の高周波数の低下が少ない．これは CR の方が，付加ノイズが多いことを示している（付加ノイズに

4・4 ノイズ特性評価の臨床応用

よって，MTF に応じた NNPS 低下がない）．

また，direct FPD の NNPS が，ほぼフラットであることは，MTF の二乗に応じた NNPS 低下に対して矛盾がある．これは，NNPS がエリアシングを含んだノイズ特性であることによるもので，高周波ノイズがアンダーサンプリングによって折り返し，ノイズが増加したことによる．しかし，これは測定誤差ではなく画像に現れるノイズ量を的確に表すものとして考えられ，DQE の算出にこの NNSP 値を利用可能である．

4・4・2 入射表面線量と NNPS の関係

DR システムにおける NNPS の値は，ボケやシステムノイズを含まない理想的なシステムでは，画像に寄与した量子数の逆数であり，周波数特性がフラットなホワイトノイズとなるが，実際の DR システムでは，付加ノイズのために量子数の逆数には従わず，さらに MTF によるスペクトル変化を伴う．ここでは，同一システムにて入射表面線量を変化させ，NNPS が入射 X 線量子数に対し，どのように変化するかを示す．測定した DR システムは，間接変換型 FPD のマンモグラフィシステム（以下，indirect FPD）と CR システム（以下，CR）である．indirect FPD は，X 線質を RQA-M 2 (27 kV) とし，照射線量を 26.17, 53.08, 107.40, 212.38, 423.29, 853.61 μGy と 2 倍ずつ変化させ，図 4.21(a) の配置にてデータを取得した．総解析画素数は 400 万画素を解析できるよう各線量につき 16 画像取得した．CR では，RQA 5 (74 kV) にて，入射表面線量を 0.17, 0.45, 0.99, 2.11, 4.39, 8.33, 17.10 μGy とし，図 4.20(a) の配置を用いた．

図 4.24 は各入射 X 線量に対する垂直方向のみの NNPS 測定結果である．付加ノイズがない理想的状態では，本測定の indirect FPD のように X 線量を等比的に変化させれば NNPS は対数のグラフ上では等間隔に並ぶ．結果では，indirect FPD は，ほぼ等間隔となったが，最低周波数付近の値のみ，他の周波数帯に比べ，低下の割合が少ない結果となった．これは極低周波数の構造ノイズ成分が原因であ

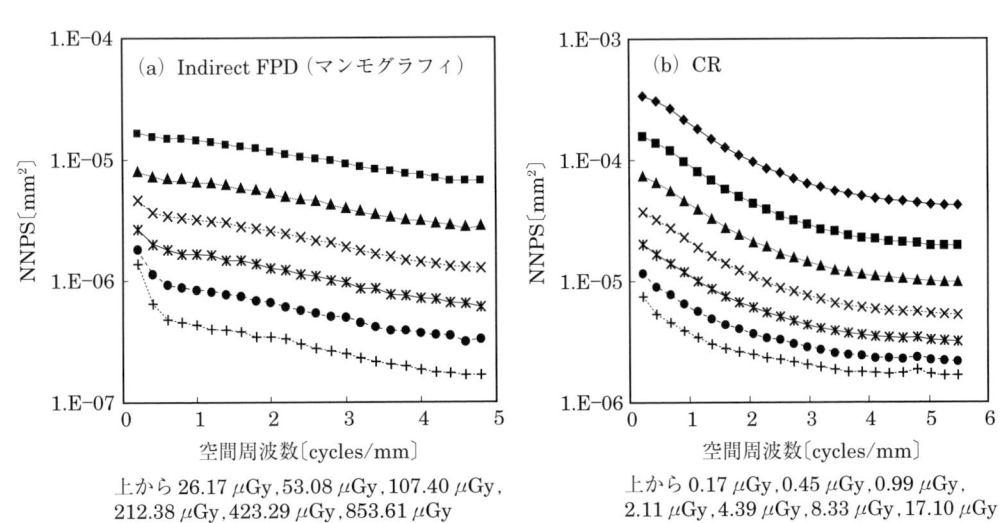

上から 26.17 μGy, 53.08 μGy, 107.40 μGy, 212.38 μGy, 423.29 μGy, 853.61 μGy

上から 0.17 μGy, 0.45 μGy, 0.99 μGy, 2.11 μGy, 4.39 μGy, 8.33 μGy, 17.10 μGy

図 4.24 入射表面線量による NNPS の変化
(a) indirect FPD, (b) CR

第4章 ノイズ特性

(a) Indirect FPD(マンモグラフィ) $y = 1.57x^{-1.010}$

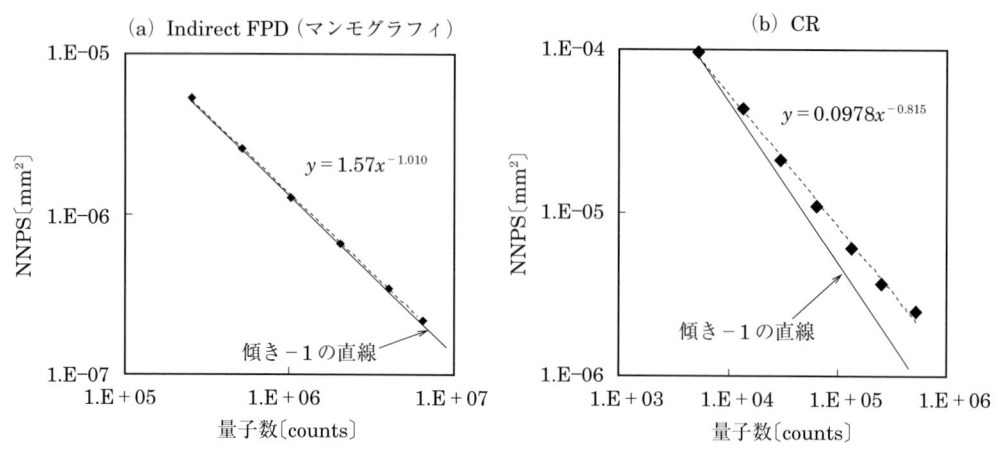

(b) CR $y = 0.0978x^{-0.815}$

図 4.25 indirect FPD (a) と CR (b) における入射表面線量による NNPS 値 (2cycles/mm) の変化
傾き-1の直線から離れるほど量子ノイズ以外のシステムノイズが多いことを示す

り,ディテクタ部のキャリブレーション不良によるムラや,付加フィルタのアルミニウムの構造ムラなどが考えられる.CR では,低線量ではほぼ平行に低下するものの,高線量になるに従い高周波数側の低下の割合が減少した.これは,主にイメージングプレートの構造ノイズや電気ノイズによるものと考えられ,高線量時の低い量子ノイズに対してそれらのノイズ割合が増加したためである.

マンモグラフィに用いる FPD は,X 線焦点とディテクタの幾何学的配置が固定されていることから,ディテクタの感度補正などによって構造ノイズを補正することが可能である.よってディテクタの均一性は高く,構造ノイズの割合は比較的低い.しかし,カセッテタイプの CR は FPD のような補正処理が行えないため,イメージングプレート (IP) のむらなどの構造ノイズが影響し,読み取り操作による不均一性などの他のノイズ因子が加わる.構造ノイズは X 線量子数に比例するノイズであるため,$\Delta E/E$ を扱う NNPS では,その値は X 線量で変化しない.よって,X 線量子数の増加に伴い量子ノイズが低下したとき,構造ノイズの割合が増加し,本測定の CR のような結果を生じさせた.

図 4.25 は,図 4.24 の結果について,2 cycles/mm の NNPS と線量の関係を示した両対数グラフである.ノイズ因子が X 線量子モトルのみならば,このグラフ上では傾きは-1となる.本測定結果では,indirect FPD の傾きはほぼ-1であり,量子ノイズ以外のノイズ成分の割合が低いことを示している.しかし,CR では-1から大きくはずれ(傾き:-0.815),量子ノイズ以外の成分の割合が大きいことを示している.

4・4・3 X 線質の NNPS への影響

[1] 同一 X 線量の比較

入射する X 線質が異なると,同一入射表面線量であってもノイズ特性は異なることは,臨床経験から多くの人が感じているところである.そこで,マンモグラフィ用間接変換型 FPD を用いて,RQA-M 1 (25 kV, Mo/Mo),RQA-M 2 (27 kV, Mo/Mo), RQA-M 4 (35 kV, Mo/Mo), Rh/Rh (28 kV, Rh/Rh) の 4 種類の X 線質[13]にて, 同一入射表面線量 (100 μGy) にて NNPS を求めた結果を入射量子数と合わせて図 4.26 に示す. NNPS の高い順に, RQA-M 1, RQA-M 2, RQA-M 4, Rh/Rh となり, 空間周波数による違いはなかった. NNPS は, 検出された量子数に大きく依存することから, 入射量子数だけでなく, X 線質による検出効率の変化も影響した結果となった. 特に RQA-M 4 が Rh/Rh よりも量子数が多いにもかかわらず NNPS が高くなったのは, 管電圧が 7 kV ほど高く, ディテクタの蛍光体(CsI：ヨウ化セシウム)における X 線吸収効率低下の影響と考えられる.

〔2〕 同一入射量子数の比較

〔1〕と同一の X 線質にて, 入射 X 線量子数を同一 (約 50 万) とした場合の NNPS の比較を図 4.27 に示す. この場合, 量子数が同じであるため, NNPS は

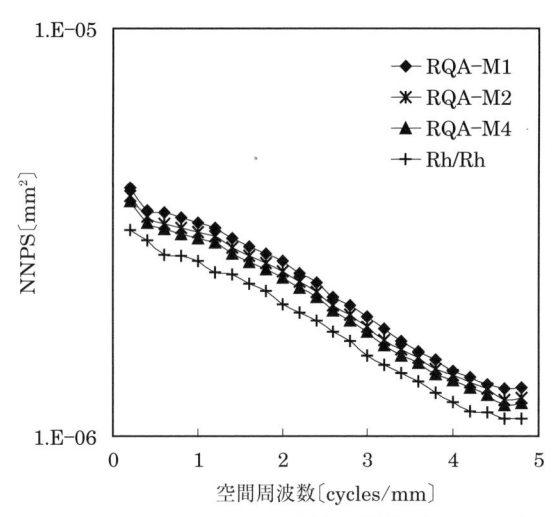

X 線質	入射量子数
RQA-M1	463900
RQA-M2	498100
RQA-M4	632500
Rh/Rh	594400

〔100 μGy〕

図 4.26　同一入射表面線量 (100 μGy) での各 X 線質の NNPS

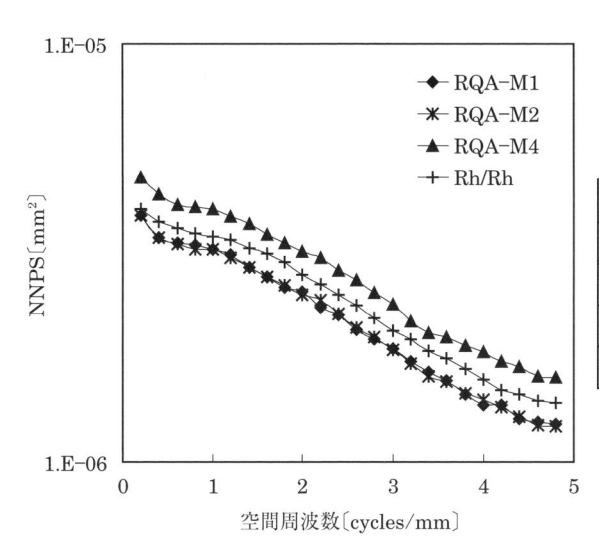

X 線質	入射量子数
RQA-M1	107.78
RQA-M2	100.38
RQA-M4	79.05
Rh/Rh	84.12

〔μGy〕

図 4.27　同一入射量子数 (約 50 万) における各 X 線質の NNPS

第4章 ノイズ特性

検出効率に依存した結果を示すはずである．この結果から，RQA-M1とRQA-M2は同等の検出効率であること，そして，Rh/Rh，RQA-M4の順に検出効率が低下することが示された．

4・4・4 焦点サイズのNNPSへの影響

X線管球の焦点サイズは，画像の鮮鋭性に影響を及ぼすため，目的部位や手技によって，焦点サイズを選択する場合がある．ここでは，焦点サイズに違いによるノイズ特性への影響を示す．CRシステムの高精細モード（サンプリングピッチ：0.0875 mm）を用い，大焦点：1.0 mmと小焦点：0.3 mmにて，図4.20(a)と同様な配置で，X線質：RQA 5，入射表面線量：1 mR（2.58×10^{-7} C/kg）としてデータ取得を行った．解析範囲は17.92 cmに設定し，1画像当りの解析範囲を2 048×2 048ピクセルとすることで，3画像，計約120万画素の解析を行った．図4.28はその結果である．この結果から，焦点サイズにより，NNPSは変化しなかった．

量子モトルは熱電子が陽極に衝突する際に，確立的に発生する事象のばらつき具合であり，そこに焦点サイズは影響しない．言い換えれば，この結果は，小焦点によって被写体情報としての鮮鋭度が向上すれば，同一X線量で画質の向上が期待できることを示している．しかし，焦点サイズによってpresampled MTFの測定値は変化しないため，DQEによってこれを定量的な測定値として評価することはできない．

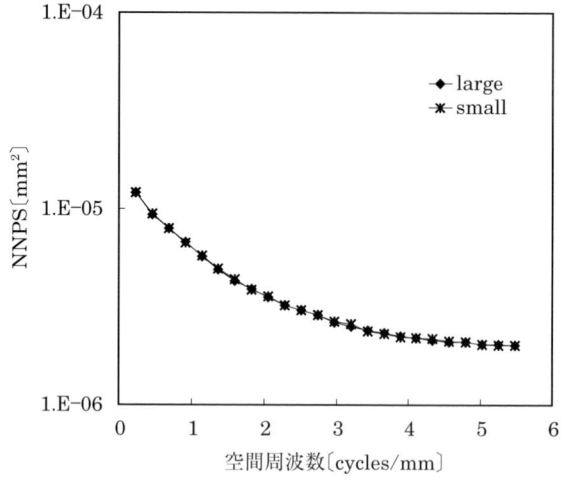

図 4.28 焦点サイズを変化させた場合のNNPS

◎演習（ノイズ特性）（使用データのダウンロード先は目次の最終頁を参照）

〔1〕 NNPS 解析

(1) NNPS の演習を始める前に

この演習ではフリーソフト"Image J"，プラグインフォルダ「NNPS_macro」とマイクロソフト社製"Excel"を使用する．

ノイズ特性の演習用 Excel シートは「演習シート_ノイズ特性（Log システム）.xls」と「演習シート_ノイズ特性（リニアシステム）.xls」の2つに分かれており，測定対象のシステムごとで適切なシートを利用する．演習結果は，ファイル名に（演習済）として2システムとも別の Excel ファイルとして添付した．

(2) 演習画像データについて

Log システムの演習データ「1_CR_NNPS_sample.img」は，一般撮影用の CR 撮影装置である Regius Model 170（Konica Minolta）（サンプリングピッチ，0.175 mm）を使用し，データ取得条件として，RQA 5 の線質を用い，0.98 mR となる入射表面線量にて取得した（撮影条件；74 kV，160 mA，100 ms，200 cm）．

リニアシステムの演習データ「1_FPD_NNPS_sample.dcm」は，間接変換型 FPD のマンモグラフィ装置である Senographe 2000 D（GE）（サンプリングピッチ：0.1 mm）を使用し，データ取得条件として，RQA-M 2 の線質を用い，11.9 mR となる入射表面線量にて取得した（撮影条件：27 kV，32 mAs，660 mm）．

Image J での演習手順

操作手順はほぼ同一であるため，log システムを〈A〉，リニアシステムを〈B〉と表記し，並列して記述する．

① 画像表示

〈A〉「1_CR_NNPS_sample.img」の画像を以下の条件で表示する．

「File」→「Import」→「Raw」を選択する．

画像は，「第4章ノイズ特性」→「ノイズ特性 Log システム」から選択する．

＊画像ファイルにヘッダ情報がないため，画像データに合わせた読み込み条件を設定する（**図1**）．項目設定の詳細は「演習（入出力特性）」の「〔1〕画像の表示方法」を参照．

Image Type	「16-bit Unsigned」
Width	「1430」
Height	「1722」
Offset to First Image	「0」
Number of Image	「1」
Gap Between Image	「0」
White is Zero	「✓」
Little-Endian Byte order	「✓」
Open All Files in Folder	「☐」
Use Virtual Stack	「☐」

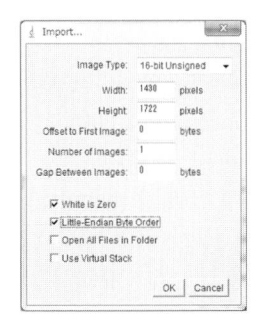

図1 raw image（**1_CR_NNPS_sample.img**）の画像データ読み込み条件

〈B〉「1_FPD_NNPS_sample.dcm」の画像を「File」→「Open」で表示する．

第4章　ノイズ特性

画像は,「第4章ノイズ特性」→「ノイズ特性リニアシステム」から選択する.
＊DICOM形式のヘッダが付加されているため,画像読み込み条件をヘッダから読み取り表示可能にしている.
② 解析範囲として,ROI 256×256ピクセルを切り取る
〈A〉「Edit」→「Selection」→「Specify」にて
　【設定条件】
　　Width：256
　　Height：256
　　X coordinate：715
　　Y coordinate：861
　　Centered　[✓]
と入力し,画像中央でROIを設定する(図2(a)).次に,「Image」→「Crop」にて画像を切り取る.

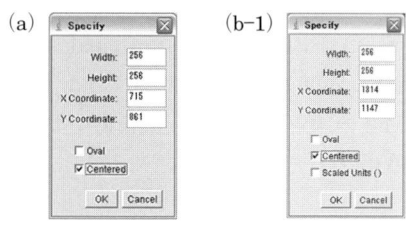

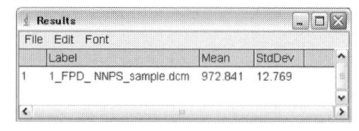

図2　「specify」によるROIの切取り設定
　(a)　Logシステム
　(b-1)　リニアシステム,(b-2)　リニアシステムの平均ディジタル値の測定例

〈B〉「Edit」→「Selection」→「Specify」にて
　【設定条件】
　　Width：256
　　Height：256
　　X coordinate：1314
　　Y coordinate：1147
　　Centered　[✓]
と入力し,胸壁側の中心より60 mmにROIを設定する(図2(b-1).次に,「Image」→「Crop」にて画像を切り取る.
＊同一画像で複数ROIを設定する場合は,解析範囲に合わせたROI設定が必要.複数のROI設定については,「〔2〕複数のROI測定によるNNPSの加算平均」を参照)
②-1　平均ディジタル値の測定〈B〉のみ
「Analyze」→「Measure」にて平均ディジタル値を測定する(図2(b-2)).

リニアシステムでは $\Delta E(x,y)/\overline{E}$ を求めるため ROI の平均値（$\overline{E}$）を測定する．
＊平均ディジタル値は ROI ごとに毎回測定する．

③ 近似面を求める〈A．B〉

トレンド補正をする画像を選択後，「Plugins」→「NNPS_macro」→「Polynomial Fit」を選択する．

二次で多項近似を行うため，x，y とも「2」を入力し，"OK"とする（図3(1)）．
「Poly_Fit…」の近似画像が新規に作成される（図3(2)）．

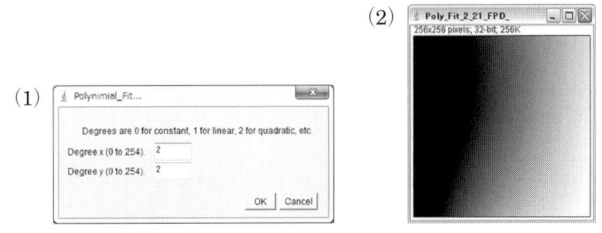

図3　近似面の測定
(1)　「Polynomial Fit」による2次元2次多項式近似の設定
(2)　ノイズデータから得られた近似画像

④ トレンド補正の実施〈A．B〉

「Process」→「Image Calculator」にて，「元画像」から「近似画像」の差分をとり，トレンド補正画像を作成する（図4(1)）．

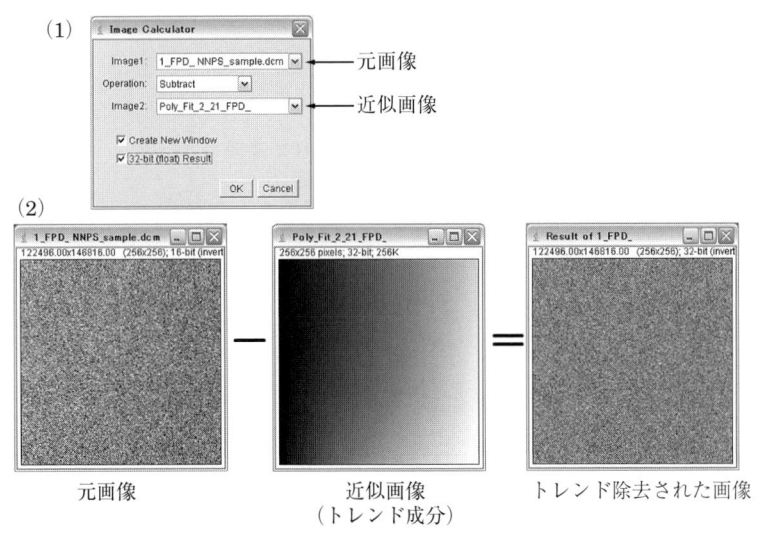

図4　トレンド除去処理の手順
(1)　「Image Calculator」によるトレンド除去の設定例
(2)　画像データによるトレンド除去処理の手順

「Image Calculator」の操作について
　Image 1：「256×256 の元画像」
　Operation：「Subtract」
　Image 2：「近似画像：Poly_Fit…」
　Create New Window　「✓」

第4章　ノイズ特性

32-bit（float）Result　「☑」

「ROI 256×256 ピクセルの元画像」から「近似画像；Poly_Fit…」を減算する．

トレンド除去された画像は，ROI 内の緩やかな勾配を補正し，かつディジタル値が"0"を中心とするノイズプロファイルとなる（図 4(2)）．

⑤　二次元フーリエ変換の実行〈A. B〉

⑤-1　FFT Option を設定する（Image J を起動した初回のみ）

「Process」→「FFT」→「FFT Option」にて，"Raw Power Spectrum"が取得可能なようにチェックを入れる（図 5(1)）．

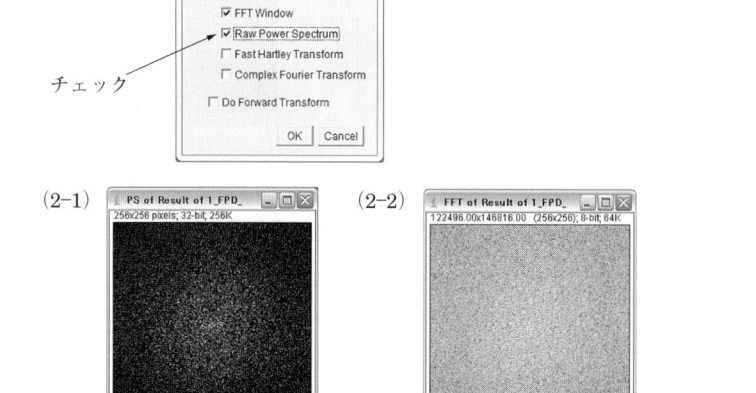

図 5　トレンド補正後の画像データのフーリエ変換
(1)　「Raw Power Spectrum」の設定
(2-1)　NNPS 解析に必要なパワースペクトル画像
(2-2)　「Image J」にてフーリエ変換を行うことで作成される
　　　 8 bit のパワースペクトル画像

⑤-2　二次元フーリエ変換を実行し，パワースペクトルを求める

トレンド補正後の画像を選択した上で「Process」→「FFT」→「FFT」を行う．

パワースペクトル画像が得られる．重なって二画像が作成される．

解析に用いるパワースペクトル画像は「PS of …」であり（図 5(2-1)），画像データは 32 bit, 256 KB となる．

「FFT of …」は FFT Window の設定で作成される（図 5(2-2)）．NNPS 解析には使用できない 8 bit 画像である．

$$\mathrm{NNPS}_{\Delta E/\bar{E}}(u, v) = \frac{1}{G^2(\log_{10} e)^2} \frac{\Delta x \Delta y}{N_x N_y} |F_{\Delta PV}(u, v)|^2 \quad (\text{Log システム})$$

$$\mathrm{NNPS}_{\Delta E/\bar{E}}(u, v) = \frac{\Delta x \Delta y}{N_x N_y} \frac{1}{\bar{E}_m^2} |F_{\Delta E}(u, v)|^2 \quad (\text{リニアシステム})$$

下線部の計算を実施

⑥　Text Image で保存〈A. B〉

「PS of …」を選択した後，「File」→「Save As」→「Text Image」にて保存（図 6）．

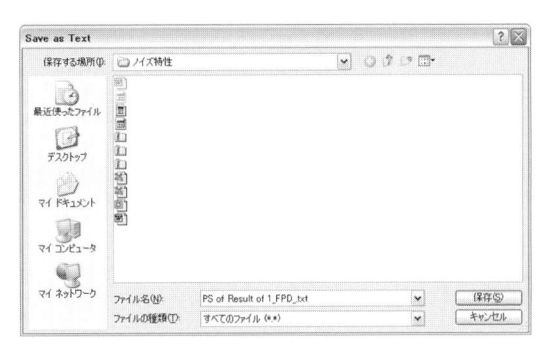

図6 パワースペクトル画像を「Text Image」で保存

複数のROIを解析する場合，ファイル名を適宜変更して保存する．

Excelでの演習手順

Logシステムの演習には，「演習用シート_NNPS測定（Logシステム）.xls」を使用する．
「第4章ノイズ特性」→「ノイズ特性Logシステム」フォルダから起動する．

リニアシステムの演習には，「演習用シート_NNPS測定（リニアシステム）.xls」を使用する．
「第4章ノイズ特性」→「ノイズ特性リニアシステム」フォルダから起動する．

各Excelファイルのシートの内容を下記に示す．

「演習用シート_NNPS測定（Logシステム）.xls」には

「Power Spectrum〈A〉」……Logシステムを解析し，テキストイメージで保存したパワースペクトルを貼り付けるためのシート

「NNPS（Logシステム〈A〉）」……Logシステム用の解析シート

「加算平均シート（1）」，「加算平均シート（2）」……複数のROIを測定した時に測定結果を平均するために使用する．

「演習用シート_NNPS測定（リニアシステム）.xls」には

「Power Spectrum〈B〉」……リニアシステムを解析し，テキストイメージで保存したパワースペクトルを貼り付けるためのシート

「NNPS（リニアシステム〈B〉）」……リニアシステム用の解析シート

「加算平均シート（1）」，「加算平均シート（2）」……複数のROIを測定した時に測定結果を平均するために使用する．

なお，[　]はセルの番地を示す．

⑦　各条件を入力

入出力特性の傾きやサンプリングピッチはDR装置によって異なる．

リニアシステムの平均ディジタル値は解析するROIごとに測定し入力する．

試料の条件

〈A〉　Logシステムの測定条件の例（図7(a)）

「入出力特性の傾き G：1022.6」[B 7]

「サンプリングピッチ $\varDelta x$, $\varDelta y$：0.175」[B 9]

「マトリクス数 N_x, N_y：256」[B 11]

〈B〉　リニアシステムの入力条件（図7(b)）

第4章 ノイズ特性

(a)

⑦．各条件を入力
- 特性曲線の傾き(G)：1022.6 ← 測定DR装置の傾きを入力
- サンプリングピッチ(dx dy)(mm)：0.175 ← 測定装置のサンプリングピッチを入力
- マトリックス数(M,N)：256 ← ROIの大きさを入力（256）

⑧ 空間周波数ピッチ(fpicth)，周波数ビンの範囲(2*fint, fint)をそれぞれ計算．

実習用　fpitch = 0.022　　2*fint = 0.114　　fint = 0.057

- fpicth(最小空間周波数ピッチ) =1/(サンプリングピッチ*マトリック数) =1/(B9*B11)
- 2fint(周波数ビンでまとめた空間周波数) =0.02/(サンプリングピッチ) =0.02/B9
- fint(周波数ビンの範囲) =±0.01/(サンプリングピッチ) =0.01/B9

(b)

⑦．各条件を入力
- 平均ディジタル値 $\bar{E}$：972.841
- サンプリングピッチ(dx dy)(mm)：0.1
- マトリックス数(M,N)：256

⑧ 空間周波数ピッチ(fpicth)　周波数ビンの範囲(2 fint, fint)をそれぞれ計算．

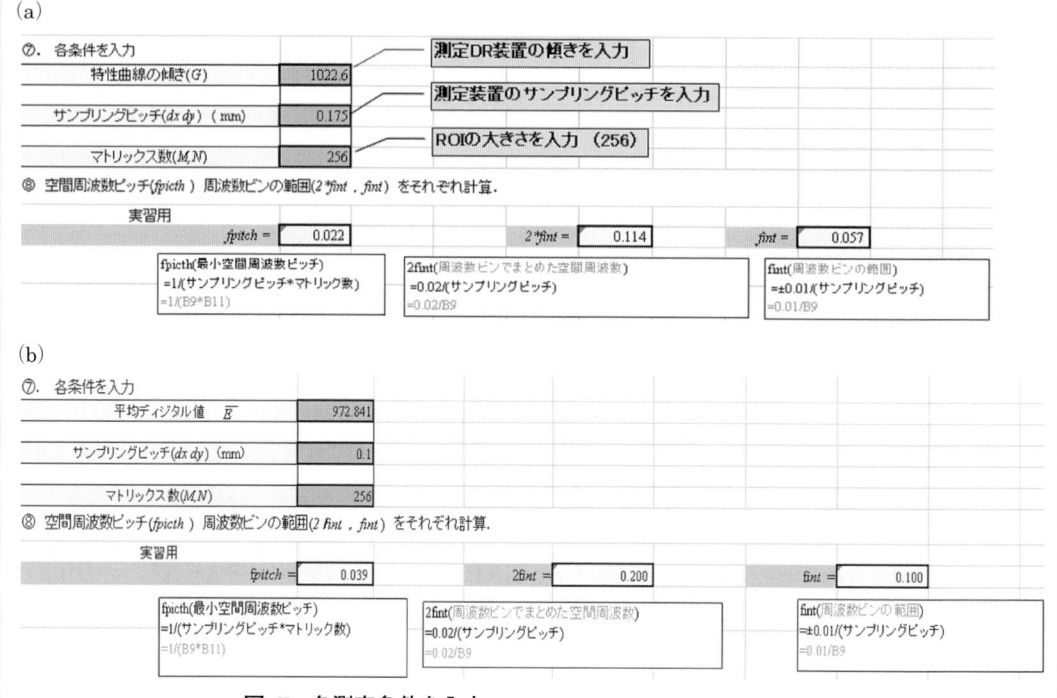

実習用　fpitch = 0.039　　2fint = 0.200　　fint = 0.100

図 7　各測定条件を入力
(a) Log システムの例．(b) リニアシステムの例

「平均ディジタル値 $\bar{E}$：972.841」[B 7]

「サンプリングピッチ x，Δy：0.100」[B 9]

「マトリクス数 N_x，N_y：256」[B 11]

傾き：G は NNPS と同一線質で測定した入出力特性の結果から求める．

$$\mathrm{NNPS}_{\Delta E/\bar{E}}(u, v) = \frac{1}{G^2 (\log_{10} e)^2} \frac{\Delta x \Delta y}{N_x N_y} |F_{\Delta PV}(u, v)|^2 \quad (\text{Log システム})$$

$$\mathrm{NNPS}_{\Delta E/\bar{E}}(u, v) = \frac{\Delta x \Delta y}{N_x N_y} \frac{1}{\bar{E_m}^2} |F_{\Delta E}(u, v)|^2 \quad (\text{リニアシステム})$$

・・・・・・・・ DR システムの違いより異なる箇所
――――― 測定データごとに異なる箇所

⑧ 最小空間周波数ピッチ（f_{picth}），周波数ビンの範囲（$2f_{int}$, f_{int}）をそれぞれ計算〈A. B〉《自動》

　$f_{picth}=1/$(サンプリングピッチ×マトリクス数) [B 14]

　$2f_{int}=2\times0.01/$(サンプリングピッチ) [E 14]

　$f_{int}=0.01/$(サンプリングピッチ) [H 14]

Excel シートのテキストボックス内に赤字で数式を明示した．

　f_{picth}；ROI の 1 辺の長さ〔mm〕に 1 周期分の信号が存在した場合の空間周波数を表す．

　f_{int}；画素ピッチで規格化（サンプリングピッチを基に周波数 bin の範囲を決定する）．

⑦を入力するとパワースペクトル上の各データ点の空間周波数が表示される．

周波数 bin 空間周波数の範囲と色分けが合致しているか確認する（本来は「周波数 bin の範囲」から各空間周波数により色分け作業を行う）．

＊この色分け（周波数ビンの範囲）に従いNPSの値を周波数binの範囲でまとめる．
⑨ テキストファイルを開き，Excelに貼り付け〈A. B〉

保存したパワースペクトルデータ「PS of ….txt」のテキストファイルを開き，パワースペクトルデータをすべてコピーする（図8）．

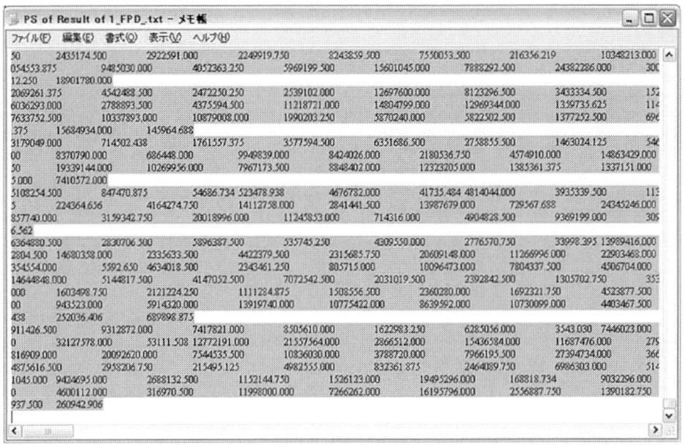

図8 テキストファイルを開き，全データを選択し，コピーする

「編集」→「すべて選択」，「編集」→「コピー」（テキストファイルにて）

「Logシステムは，Excelの『Power Spectrum〈A〉』，リニアシステムは『Power Spectrum〈B〉』」シートの［A1］を選択し，貼り付ける．

「Power Spectrum〈A〉」シートのu軸の周り（u軸を含む）を黄線内（15行×128列）（u軸は計算には含まれない）と，NNPS〈A〉〈B〉それぞれのシートの「水平方向NNPS」とリンクしている（図9）《自動》．

⑩ 「周波数binの範囲で平均」の色分けされた各周波数binについて平均（図10）〈A. B〉《自動》
$2f_{int}(n)-f_{int}\sim 2f_{int}(n)+f_{int}$ の範囲の信号値を平均し，$2f_{int}(n)$の値とする．

⑪ 「実空間周波数の補正」を行う（図11(1)）〈A. B〉《自動》

$$\mathrm{NPS}_{\Delta pv}(u, v)=\frac{1}{N_xN_y\Delta x\Delta y}|F(u,v)\Delta x\Delta y|^2=\frac{\Delta x\Delta y}{N_xN_y}|F(u,v)|^2$$

パワースペクトルにサンプリングピッチの二乗を掛け，実空間の大きさにし，併せてROIの面積〔mm²〕で除して，単位面積当りのパワースペクトルを求める．

⑫ 「有効露光量変換」を行う（図11(2-a)）〈A〉のみ《自動》

$$\mathrm{NNPS}_{\Delta E/\bar{E}}=\frac{1}{G^2(\log e)^2}\mathrm{NPS}_{\Delta pv}(u, v)$$

露光量変換は画像データ（実空間）上で行わず，周波数空間上でパワースペクトル（二乗の絶対値）をとるため，$1/G(\log e)$の二乗を掛け，対数に変換したディジタル値のパワースペクトルを露光量変換により線形化し，露光量（$\Delta E/\bar{E}$）のパワースペクトルに変換する．

⑫ 「平均ディジタル値」の二乗で除算（図11(2-b)）〈B〉のみ《自動》

$$\mathrm{NNPS}_{\Delta E/\bar{E}}=\frac{1}{\bar{E}^2}\mathrm{NPS}_{\Delta E}(u, v)$$

平均ディジタル値で除することを画像データ（実空間）上で行わず，周波数空間上でパワースペクトル（二乗の絶対値）をとったため，平均ディジタル値の二乗で除し，信号値"1"当りのパワースペクトルに変換する．

⑬ グラフに表示させる（図12）〈A. B〉《自動》

第4章 ノイズ特性

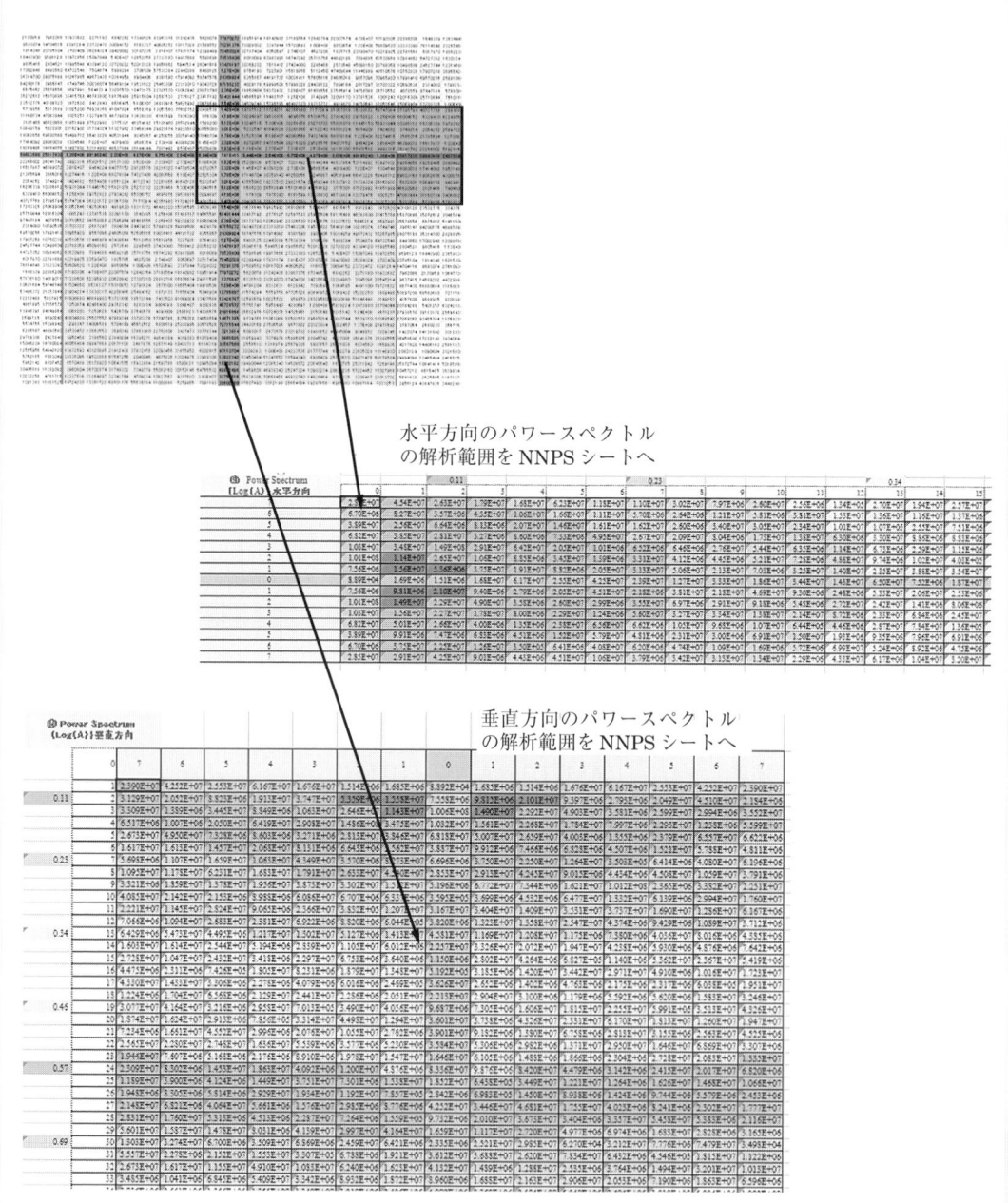

図 9 パワースペクトルの 14 ライン分のデータが水平，垂直方向へリンクして貼り付けされる

第4章 ノイズ特性

演習（ノイズ特性）

⑨ Power Spectrum (Log⟨A⟩) 水平方向

⑩ 周波数Binで平均
空間周波数
Bin内の平均値(NPS) =AVERAGE(C47:E47,C48:F48,C49:G49,C50:H50, ... H58, ... ,C60:F60,C61:E61)

同色のセル（同一周波数bin内のデータ点）を平均する

図 10　周波数 bin による平均

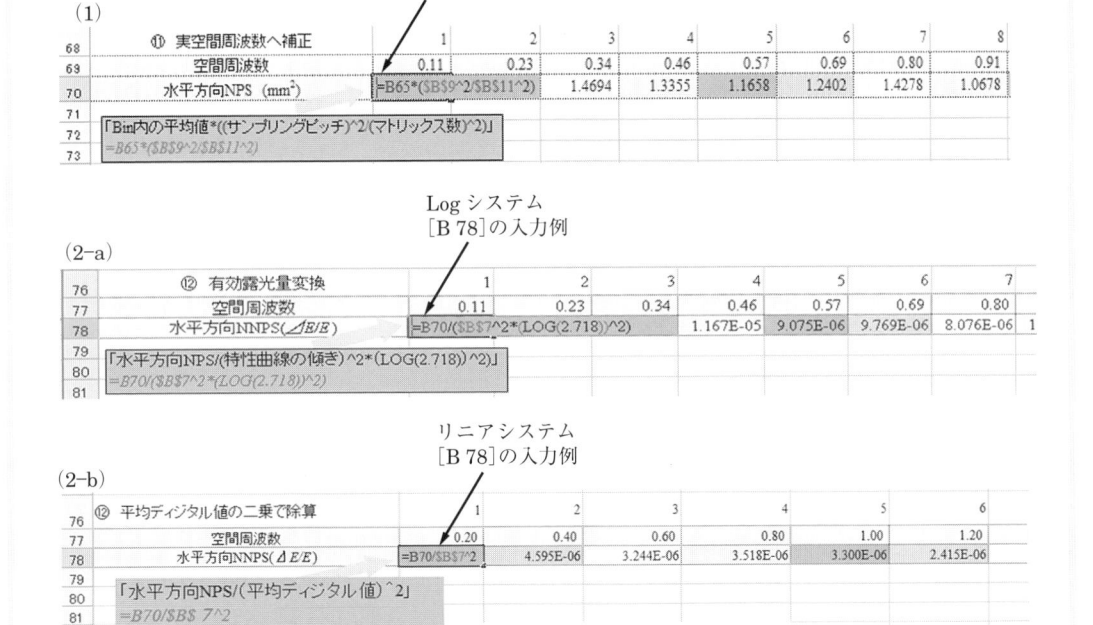

(1)
⑪ 実空間周波数へ補正
[B 70]の入力例
空間周波数
水平方向NPS (mm²)　=B65*($B$9^2/$B$11^2)　1.4694　1.3355　1.1658　1.2402　1.4278　1.0678

「Bin内の平均値*((サンプリングピッチ)^2/(マトリックス数)^2)」
=B65*($B$9^2/$B$11^2)

(2-a)
Logシステム
[B 78]の入力例
⑫ 有効露光量変換
空間周波数
水平方向NNPS (ΔE/E)　=B70/($B$7^2*(LOG(2.718))^2)　1.167E-05　9.075E-06　9.769E-06　8.076E-06

「水平方向NPS/(特性曲線の傾き)^2*(LOG(2.718))^2」
=B70/($B$7^2*(LOG(2.718))^2)

(2-b)
リニアシステム
[B 78]の入力例
⑫ 平均ディジタル値の二乗で除算
空間周波数
水平方向NNPS (ΔE/E)　=B70/$B$7^2　4.595E-06　3.244E-06　3.518E-06　3.300E-06　2.415E-06

「水平方向NPS/(平均ディジタル値)^2」
=B70/$B$7^2

図 11　NNPSへの各補正処理

(1) 実空間周波数への補正処理
(2-a) Logシステムの有効露光量変換
(2-b) リニアシステムの平均ディジタル値の二乗で除算

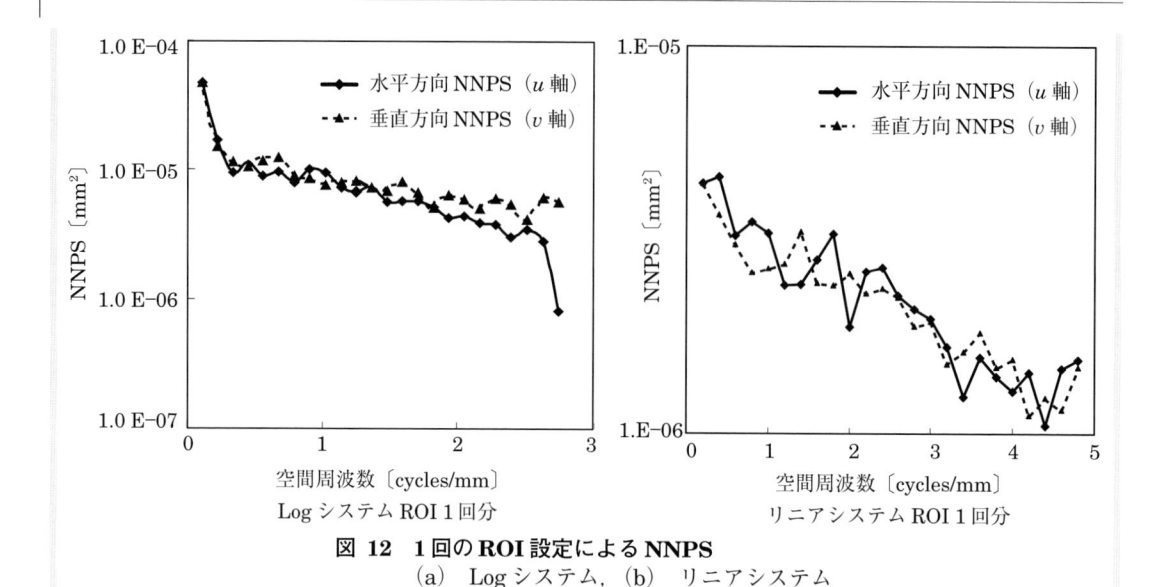

第4章 ノイズ特性

図 12　1回のROI設定によるNNPS
(a)　Logシステム，(b)　リニアシステム

下のグラフに水平方向，垂直方向のNNPSが表示される．
⑭　垂直方向も同様に計算《すべて自動》
　ROI 1回分の解析を行った．1回分のROI解析では十分な精度が得られていない．

〔2〕 複数のROI測定によるNNPSの加算平均

(1)　画像表示（**図13**(1-a)）．
　画像の表示方法は「演習（ノイズ特性）」の「Image Jでの演習手順」の「①画像表示〈A〉」

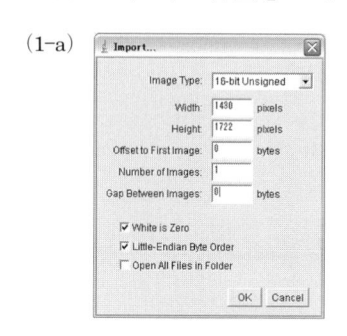

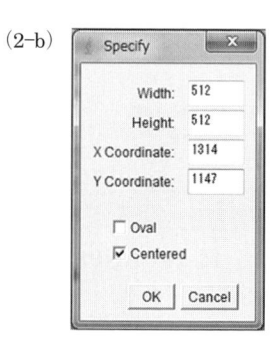

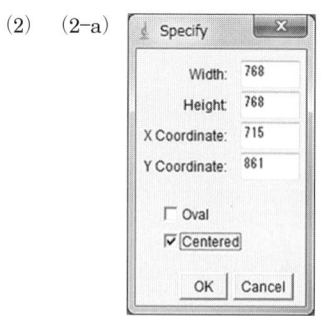

図 13　(1-a)　raw imageの表示条件例
　　　(2)　「Specify」による解析範囲の設定例
　　　(2-a)　Logシステム
　　　(2-b)　リニアシステムの設定例

を参照．

例．「1_CR_NNPS_sample. img」の画像下記の条件で開く．

「File」→「Import」→「Raw」

Image Type	「16-bit Unsigned」
Width	「1430」
Height	「1722」
Offset to First Image	「0」
Number of Image	「1」
Gap Between Image	「0」
White is Zero	「☑」
little-Endian Byte order	「☑」
Open All Files in Folder	「☐」

(2) サンプリングピッチから解析範囲の設定

IEC 62220シリーズに準じた解析範囲を設定する場合を下記に示す．ただし，解析するROI設定のオーバラップは行わない．

　a）　Logシステムのサンプリングピッチ0.175 mm．Regius Model 170（Konica Minolta）は一般撮影機器であるため，IEC 62220-1により，解析範囲が約125×125 mmとされている．したがって，125〔mm〕÷0.175〔mm/pixel〕＝714〔pixels〕となる．やや解析範囲が大きくなるが768×768ピクセルの9個のROIを設定する（図13(2-a)）．または，512×512の4個のROIの設定となる．

　b）　リニアシステムのサンプリングピッチ0.1 mm．Senographe 2000 D（GE）はマンモグラフィ装置であるため，IEC 622220-1-2により，解析範囲は約50×50 mmとされている．したがって50 mm÷0.1 mm/pixel＝500 pixelsとなる．やや解析範囲は大きくなるが，512×512ピクセルの4個のROIを設定する（図13(2-b)）．ただし，解析範囲の中心は胸壁から60 mmである．

(3) 解析範囲を選択

ROI設定を簡便にするため，解析範囲のみにする．

　　「Edit」→「Selection」→「Specify」

　【設定例1】　a）　Logシステム；「1_CR_NNPS_sample, img」の場合（図13(2-a)）

　　Width：768，Height：768，

　　X coordinate：715，Y coordinate：861

　【設定例2】　b）　リニアシステム；「1_FPD_NNPS_sample, dcm」の場合（図13(2-b)）

　　Width：512，Height：512，

　　X coordinate：1314，Y coordinate：1147

　　Centered「☑」

解析範囲内にアーチファクト，キズや著しいトレンドなどがないか確認し，「Image」→「Crop」にて解析範囲を切り取る．

(4) ROIsetの選択

「Analyze」→「Tools」→「ROI Manager」を開き，"ROI Manager"の「More ≫」→「Open...」で解析範囲のマトリクス数にあわせROIsetを読み込む（**図14**）．

第4章 ノイズ特性

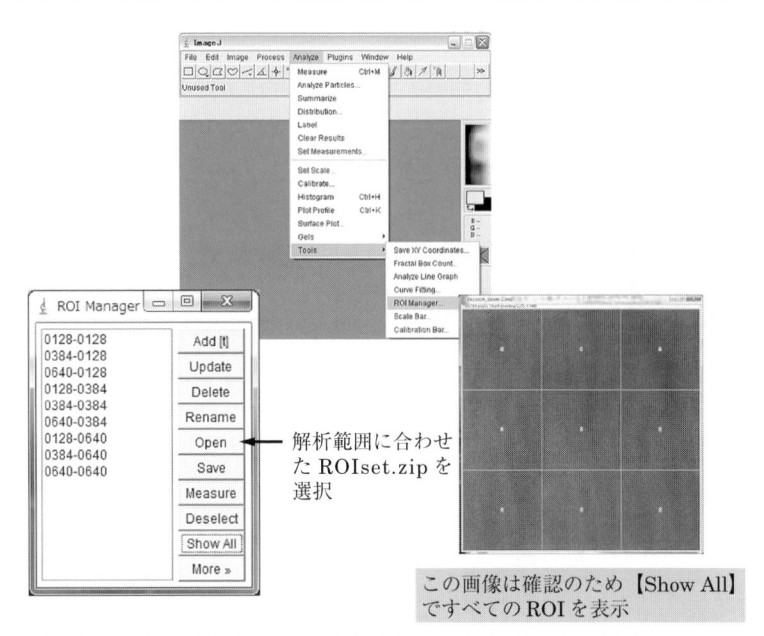

図 14 ROIsetを使用した解析範囲のROI設定（768 Roi 9_Setの例）

解析範囲に合わせたROIset.zipを選択

この画像は確認のため【Show All】ですべてのROIを表示

【512 Roi 4_Set. zip】　　　解析範囲，512×512 ピクセル
【768 Roi 9_Set. zip】　　　解析範囲，768×768 ピクセル
【1024 Roi 16_Set. zip】　　解析範囲，1024×1024 ピクセル

ROISetは，「第4章ノイズ特性」の「ROIset」から選択する．

注）RoiSet.zipとは，複数のROIをひとつのファイルとして保存したもの．画像上の座標とROIの大きさをROIの条件として設定するため元画像のマトリクス数に依存する．

(5) 画像上に測定するROIを表示（図 15）

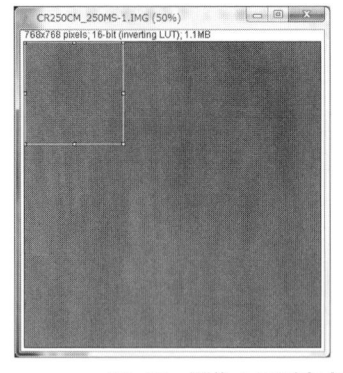

768 ROI 9_set.zipの例

(Image J Ver.1.43)

図 15 画像上の測定するROIを表示

"ROI Manager"の上から順にROIを選択する．

(6) パワースペクトルの計算

「Plugins」→「NNPS_macro」→「Calculator_NPS 1_Macro」を選択する．

ROIを設定した箇所のPower Spectrumが自動で計算される（Logシステム，リニアシステムに関わらず平均ディジタル値を測定する．リニアシステムを測定する場合のみ平均ディジタル値を使用する）（図 16）．

演習（ノイズ特性）

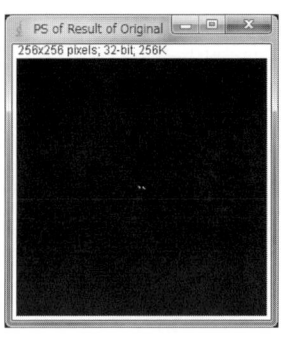

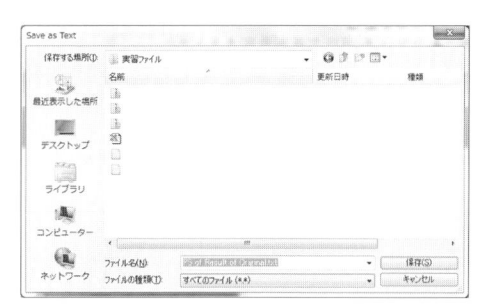

図 16 「Calculator_NPS 1_Macro」による解析後のパワースペクトルと「Text Image」の保存画面

テキストイメージを保存する場合，個別の名称に変更する．

(7) Excel シートへの貼り付け

テキスト保存したデータを解析するシステムに対応した Power Spectrum のシートに貼り付けて，NNPS 手順の⑦以降に従い計算をする．

(8) 加算平均シートへ張り付け

解析が終了し，NNPS の結果の太枠のみ選択し，その都度「加算平均シート」の 4 行目を選

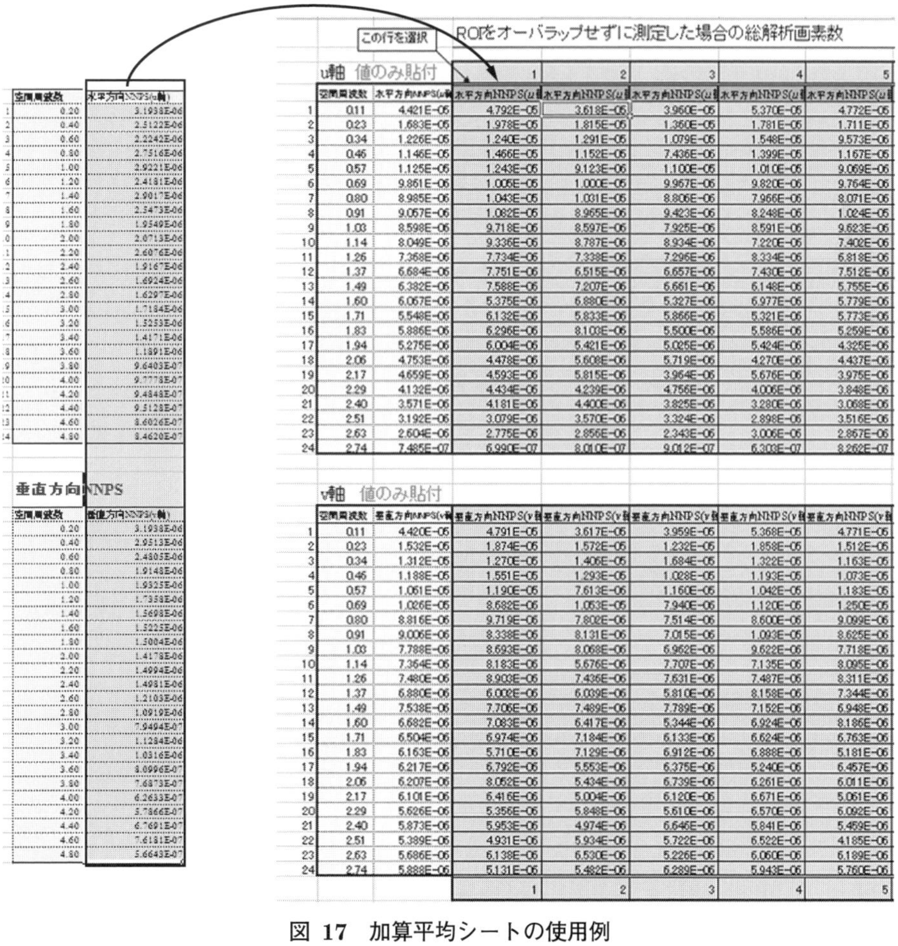

図 17 加算平均シートの使用例

第4章　ノイズ特性

択し，「形式を選択して貼り付け」の「値」のみを貼り付ける（図17）．

1回分のROI測定が終了したら，(5)に戻り，次のROIを選択し測定する．

そして，Logシステムについて，"ROI Manager"のすべてのROIを測定し，加算平均を行った結果を図18に示す．まだ，多少ばらついているが，1回のみの解析である図12(a)と比較しても，ばらつきが抑えられたことかわかる．

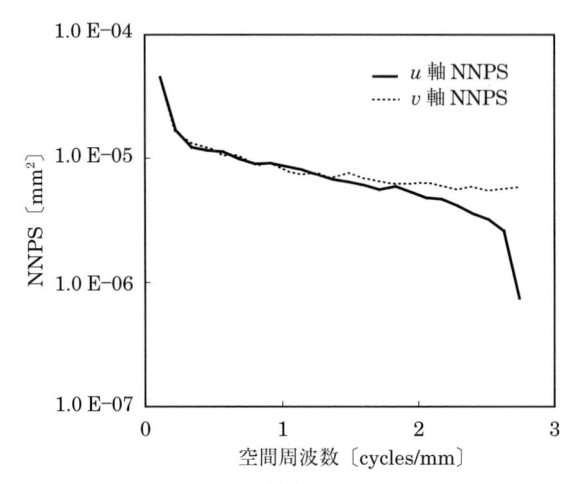

図18　Logシステムの試料を用いて，768Roi9_Set.zipにて9回加算平均を行ったNNPS

◎参考文献

1) 小寺吉衞，大久敏弘，田中　勲，他：委員会報告―放射線画像の粒状性の測定法（Ⅰ），1743-1768，日放技学誌，43(12)，1987
2) Beutel J, Kundel HL, Van Metter RL：Handbook of medical imaging, Volume 1. Physics and psychophysics, SPIE Press, 2000
3) Dobbins JT, Samei E, T Ranger N, et al.：Intercomparison of methods for image quality characterization. II. Noise power spectrum, 1466-1475, Med Phys, 33(5), 2006
4) 石田隆行編，石田隆行，松本政雄，加野亜紀子，下瀬川正幸著：よくわかる医用画像工学，オーム社，2008
5) 内田　勝，金森仁志，稲津　博著：診療放射線技術学大系　放射線画像情報工学(2)，通商産業研究社，1982
6) Mackenzie A, Honey ID：Characterization of noise sources for two generations of computed radiography systems using powder and crystalline photostimulable phosphors, 3345-57, Med Phys, 34(8), 2007
7) 桂川茂彦編，桂川茂彦，藤田広志，杜下淳次，他著：医用画像情報学，南山堂，2002
8) 岡部哲夫，藤田広志編：医用放射線科学講座　第14巻　医用画像工学，医歯薬出版，2004
9) 内田　勝，金森仁志，稲津　博著：診療放射線技術学大系　放射線画像情報工学(1)，通商産業研究社，1988
10) 朝原正喜：基礎講座―ディジタルラジオグラフィの物理的画質評価法―Noise Power Spectrum，1671-1679，日放技学誌，65(12)，2009
11) 山崎達也：ディジタルウィナースペクトルの実践的測定法，40-46，INNER-VISION，18(12)，2003
12) IEC 62220-1：Medical electrical equipment-Characteristics of digital X-ray imaging devices part 1：Determination of detective quantum efficiency, International Electrotechnical Commission, 2003
13) IEC 62220-1-2：Medical electrical equipment -Characteristics of digital X-ray imaging devices -Part 1-2：Determination of the detective quantum efficiency -Detectors used in mammography, International Electrotechnical Commission, 2007
14) IEC 62220-1-3 Ed. 1.0：Medical electrical equipment―Characteristics of digital X-ray imaging devices ― Part 1-3：Determination of the detective quantum efficiency ―Detectors used in dynamic imaging, International Electrotechnical Commission, 2008
15) 國友博史：Noise Power Spectrum 測定時の誤差要因の検討，11-17，画像通信，31(2)，2008
16) 小寺吉衞，大久敏弘，田中　勲，他：委員会報告―放射線画像の粒状性の測定法（Ⅱ），44-62，日放技学誌，44(12)，1988
17) Abramoff M. D. Magelhaes PJ. Ram SJ：Image Processing with ImageJ, 36-42, Biophotonics International, 11(7), 2004
18) Bob Dougherty：Polynomial Fit, OptiNav, Inc, http://www.optinav.com/imagej.html, 2005
19) 日本放射線技術学会放射線撮影分科会　乳房撮影ガイドライン普及班：放射線医療技術学叢書（14-3）乳房撮影精度管理マニュアル(改訂版)，日本放射線技術学会，2004

20) Robert S. Saunders, Jr, Ehsan Samei, Jonathan L. Jesneck, et al.: Physical characterization of a prototype selenium-based full field digital mammography detector, 588-599, Med. Phys, 32(2), 2005

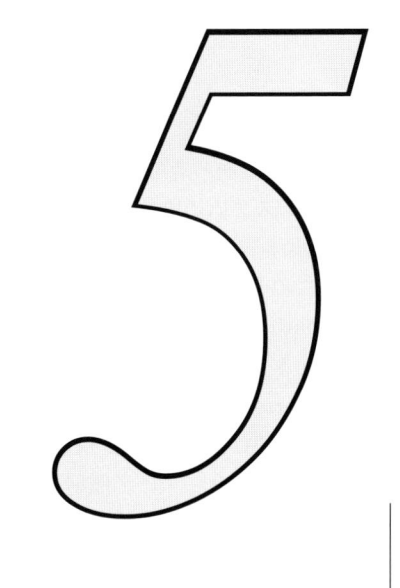

第5章

DQE

5・1　DQEの基礎
5・2　DQEの解析法
演習（NEQとDQEの計算）

第5章
DQE

5・1 DQEの基礎

detective quantum efficiency（DQE）は，量子の検出効率を表し，検出器がX線量子をどの程度有効利用して画像の構成に寄与させているかの指標である．DQEは，現在のところディジタルラジオグラフィ（DR）システムの画質的性能を表すうえでもっとも適した指標であるとされており[1,2]，DRシステムの評価のみならず，新技術の開発のためにも有効に利用されている．このDQEについてメーカー間でDRシステムの性能比較ができるようにInternational Electrotechnical Commission（IEC）のIEC 62220-1[1]）によって，推奨されるDQEの測定法が提案された．DQEは，DRシステムの入出力特性，modulation transfer function（MTF），normalized noise power spectrum（NNPS）をIEC 61267で定める標準的な線質で測定した結果と，入射X線量子数 q（IEC 62220シリーズにて照射線量当りの値が得られる）を用いて次式より計算できる（1次元の空間周波数とした場合）．

$$DQE(u) = \frac{MTF^2(u)}{q \cdot NNPS(u)} \tag{5・1}$$

よって前章までの各測定方法にしたがって規定のX線質で測定した値から，容易にDQEが算出可能である．しかし，DQEを有効に利用するためには，X線量子と検出器の特性を良く理解することが重要であり，本章ではその基礎的事項を述べた後，具体的な測定手法について解説する．

5・1・1 X線量子のゆらぎとSNR

4・1・2項では，X線量子のゆらぎとその指標値であるNNPSについて解説したが，DQEでは，これをさらに信号対雑音比（signal-to-noise ratio：SNR）の観点から順を追って理解することが望ましい．

SNRとは，ノイズに対する信号の比を表し，SNRが高い画像は一般的にノイズが少なく画質に優れる．図5.1は，一様に照射した領域の量子数による1次元ノ

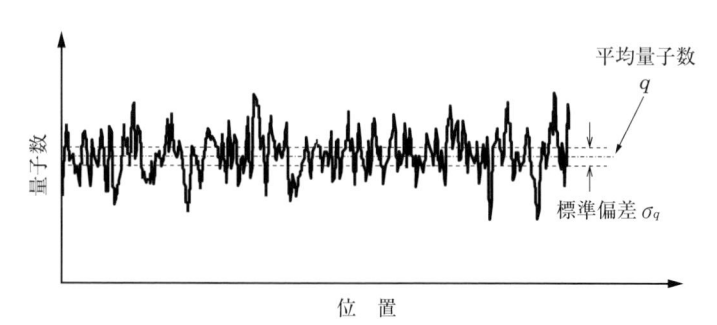

図 5.1 一様に照射した領域の量子数による1次元ノイズプロファイル
ノイズ成分であるσは，qの平方根に等しい

量子数 小（例：$q=9$，ゆらぎ＝3，変動割合＝33％）

$\text{SNR}^2 = (9/\sqrt{9})^2$
$= 9$

表示ピクセル

ノイズ大

量子数 大（例：$q=100$，ゆらぎ＝10，変動割合＝10％）

$\text{SNR}^2 = (100/\sqrt{100})^2$
$= 100$

表示ピクセル

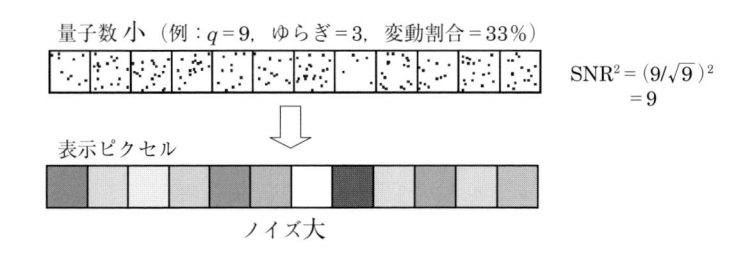

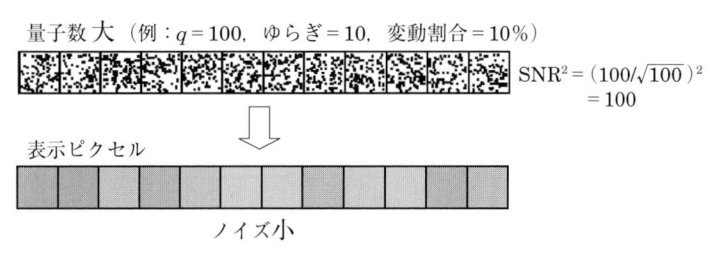

ノイズ小

図 5.2 量子数による SNR の変化
SNR^2 は q と等しいことから，q が大きい場合，SNR が高くなる

イズプロファイルの概念図である．量子数の変動はポアソン分布に従い[3〜6]，これがノイズ成分であり，4・1・2項で述べたように，その変動は平均量子数 q の平方根 $\sqrt{q}$ で与えられる．ここでSNRにおける信号値は平均量子数であり，雑音は変動成分であるため，SNRの2乗は次式のように，q そのものとなる．

$$SNR_q{}^2 = \left(\frac{q}{\sqrt{q}}\right)^2 = q \tag{5・2}$$

よって，DRシステムの検出器に入射してくるX線すなわち"入力"のSNRの2乗は，量子数 q と一致し，量子数が多くなればSNRが向上することを意味する[7]．これは，4・1・2項で述べた，量子数が増加すると表示画像ノイズが減少することと対応し，図 5.2 のように表示ピクセルの一様性の変化として捉えることができる．そして図 5.3 に示すように，量子の検出効率によって検出された量子数が減少すればSNRは低下し，画像表示において，信号値に対するノイズの割合に反映され表示上の画像ノイズが増加する．

5・1・2 NEQ と DQE

実際のDRシステムでは量子数そのものが画素値となるわけではなく，量子の検出効率やその他のノイズ因子によって画像から得られる SNR^2 は，q と一致しなくなる（一般に低下する）．しかし，理想的状態は，q が極力保存される，すなわち画素値が q に従う（比例する，または対数値と比例するなど）ことであるため，量子の検出効率（q の保存割合，すなわち SNR^2 の低下度合い）をもってしてDRシステムの画質的性能とすることは合理的であり，その指標がDQEとして定義されている．

透過X線すなわち入力のSNRの2乗は量子数と等しいことは先に述べたが，出力画像のSNRはどうであろうか．DRシステムは，量子ノイズ以外に，4・1・3

第5章　DQE

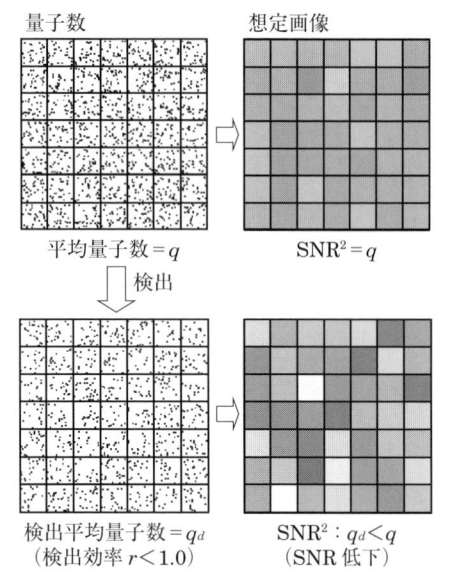

図 5.3　入射量子数と検出効率によって減少した検出量子数におけるSNR
SNR² = 量子数の関係から，量子数の減少はSNRの低下となる

項で述べたようにさまざまな因子があり，これによりノイズ量が変化する．この結果としてのノイズを，保存された量子数に関連付けることができれば，そこから画像すなわち出力のSNRが定義可能である．そこでその指標とされるのが雑音等価量子数（noise equivalent quanta：NEQ）である．NEQは，等価的に"画像に寄与した量子数"のことを示し，「入力のSNR² = 量子数」の関係と同様に，画像（出力）のSNRである SNR_{out} の2乗として定義する．

$$NEQ = (SNR_{out})^2 \tag{5・3}$$

SNR_{out} はさまざまなノイズ因子からなるノイズを扱うため純粋に検出された量子数（の変動）によるものではない．そこで，NEQでは，出力から得られたSNRと同等のSNRを示す理想的検出器（量子数にのみ従う検出器）における量子数を"画像に寄与した量子数"として扱う．これによって入力してきた量子数 q に対して，"画像に寄与した量子数"は保存された量子数 q_s とも考えられ，q_s/q であるDQEの測定に用いることができ，有用である．

図5.4は，DRシステムの検出過程のノイズ付加と検出量子数との関係を示した概念図である．検出量子数 q_d のときの理想的検出器では画像から得られたSNRの2乗は q_d と一致する．そしてそこへノイズ（平均値は0）が付加された場合には，平均値は変化せず変動成分が増加して結果的にSNRが低下する．ここでは検出量子数自体は変化していないが，低下して観測されたSNRから量子数を換算するため，結果的に量子数が減少したことと等価である．このように，NEQではノイズ付加を検出量子数の低下として捉える．

出力のSNRは，出力の変動に対する平均信号値の比であるため，一様な画像の画素値の平均を標準偏差で除することで求めることが可能である．ただし，露光量

理想的検出器（検出量子数にのみ従う）

$P/\sigma(\mathrm{SNR}) = q_d$

検出平均量子数 = q_d　　画素平均値：P 標準偏差：σ

ノイズ付加

ノイズ大
⇩
σ 増加
⇩
$P' \fallingdotseq P$ であるため
$P'/\sigma' < P/\sigma$
⇩
SNR 低下
（q_d の減少と見なす）

画像に寄与した量子数：
$q_s < q_d$ とみなせる

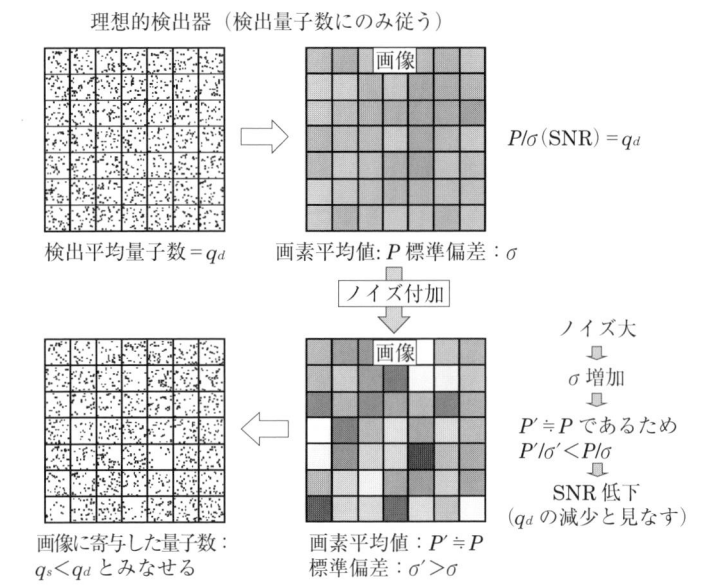

画素平均値：$P' \fallingdotseq P$
標準偏差：$\sigma' > \sigma$

図 5.4　ノイズ付加による SNR の変化と画像に寄与した量子数との関係
　　DR システムにおけるディジタル化の過程でノイズが付加された
　　場合，SNR の低下となり，これは検出量子数の減少とみなせる

と画素値は比例している必要があり，必要に応じて入出力特性を用いて画素値は露光量に変換されるべきである．

　NEQ は一般的に空間周波数の関数として表され，空間周波数の関数である MTF と NNPS を用いて次式のように表される（1次元に簡略化）．

$$NEQ(u) = \frac{MTF^2(u)}{NNPS(u)} \tag{5・4}$$

この式は，NEQ が SNR_{out} の2乗であることから，ノイズが NNPS，信号が MTF に従うと考えれば容易に理解できる．また，4・1・2項で述べたように NNPS は，量子数の逆数であるので，ゼロ周波数において単位面積当りの検出量子数（ここでは画像に寄与した量子数）の逆数（$1/q_s$）に等しい尺度であり，MTF はゼロ周波数で1であることから

$$NEQ(0) = \frac{1}{1/q_s} = q_s \tag{5・5}$$

となり，NNPS と MTF から NEQ すなわち"画像に寄与した量子数"が求められることがわかる．ゼロ周波数以外では，NNPS はノイズのスペクトルの変化として捉え，MTF も同様に，信号スペクトルの変化として捉える．

　式（5・4）の関係からわかるように，NEQ は，付加ノイズがない場合は，**図 5.5** 上に示すように高周波に渡って検出された量子数 q_d のままである．これは，NEQ の定義が出力の SNR^2 であることから，付加ノイズがない場合は MTF が低下すればその2乗で NNPS も同様に減衰し，お互い相殺し合うことで SNR が変化しないためである．そして付加ノイズがある場合には図 5.5 下に示すように，q_s が q_d よりも小さい量子数となるために，NNPS（＝q の逆数）は増加し，NEQ は低下する．また付加ノイズは，MTF の影響を受けない場合が多いため，NEQ は結

第5章　DQE

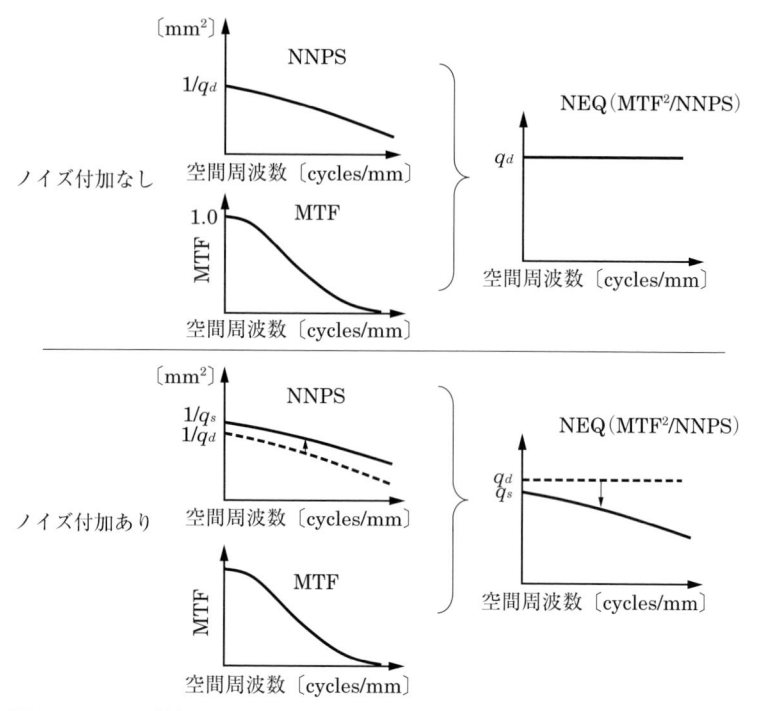

図 5.5 ノイズ付加がある場合とない場合のNNPS，MTF，NEQの関係
検出器によるノイズ付加がなければ，MTFとNNPSは相殺し合いNEQは高周波まで一定となる．ノイズ付加によって，NEQは低下し周波数依存が生じる

果的に周波数に依存して変化し，一般に高周波になるほど低下する（高周波ほどMTFの低下に比してNNPSが低下しないため）．

これらのことを総合して，DQEは，入力の量子数に対する出力の量子数の比q_s/qであるため，q_sと等価であるNEQとは次式のような関係となる．

$$DQE(u) = \frac{NEQ(u)}{q} \tag{5・6}$$

ここで，量子検出効率＝1である理想的なDRシステムの条件からDQEを求めてみる．式（5・4）および式（5・5）から，理想は$q_s = q$であるため，NEQはqそのものとなる．そして式（5・6）から，DQEは1となり，付加ノイズがないため高周波に向けて1となる．

以上のように，DQEは，SNRが量子数と密接に関わることを条件として，画像から得られたSNR_{out}^2と入射量子数qの比より量子検出効率を求めた画質評価尺度である．このDQEをDRシステムの評価に用いることで，X線をいかに効率よく画像に寄与させているかを測定でき装置間の評価に有効に利用できる．

5・1・3　DQEにおけるエリアシングの考慮

前項の記述は，説明を複雑難解にしないために，システムによっては起こりうるエリアシング誤差を考慮していない．一般にMTFの高いシステム（たとえば直接変換型フラットパネルディテクタ（flat panel detecter：FPD））では，アンダー

サンプリング状態となり，エリアシング誤差が信号とノイズともに起こる．ノイズにおいては，高周波ノイズが増加し，この場合には前節のノイズ付加がない場合（図 5.5 上）の MTF と NNPS の相殺関係が成り立たず高周波で NEQ は低下する．これは，NEQ の計算において，MTF はエリアシングを含まない presampled MTF を用いるのに対して，NNPS はエリアシングを含めた指標であることによる．しかし，この場合に，エリアシング誤差を含む画像からの DQE 測定に大きな問題があるわけではない．

DQE 測定に用いる NEQ は画像から観測できる SNR を示している．この観点からするとエリアシングによって増加したノイズも観測されるノイズには変わりない．また信号成分については，エリアシングによって見かけの MTF が変化するものの，平均的レベルとして presampled MTF はほぼ妥当である．よって，画像から観測される SNR は，エリアシング誤差を含む場合であってもその値が妥当であり，よって DQE 測定にエリアシングを含んだ NEQ を使用することに大きな問題はないと考えられる．

5・1・4　NEQ および DQE 計算における G 値

CR システムでは，露光量の対数に比例する入出力特性をもつ機種が多い（Log システム）．この際の入出力特性の傾きが G 値である[8]．また FPD では一般に，ピクセル値は露光量に比例していることが多いため G の概念がない．他書の NEQ や DQE の解説の多くは，この G 値が用いられているが，本書では用いていない．Log システムの NEQ の計算に G 値を用いるのは，画素値をそのまま用いて（露光量に変換せずに）$NPS(u)$ を求め，それを NEQ に使用する場合である．本書では，NPS ではなく，NNPS を用いているため，Log システムではその計算過程ですでに G 値を使用しており，NEQ の算出に G 値を必要としない．

5・2　DQE の解析法

DQE を算出するためには，先に述べたように，MTF と NNPS，そして入射量子数 q が必要である．またそれぞれの測定には X 線質（アルミニウム半価層）と入出力特性の測定があらかじめ必要である．入出力特性と X 線質，MTF，NNPS に関しては，それぞれ第 2 章，第 3 章，第 4 章に，そして入射量子数は第 2 章に解説があるため，ここでは再度簡単に解説する．

5・2・1　X 線質

X 線質は，入射量子数を求めるために重要であり，またそれぞれの評価項目に同じ線質を用いて一貫性を確保するためにも有効である．IEC で規定される線質は一般撮影用に RQA 3（50 kV），RQA 5（70 kV），RQA 7（90 kV）および RQA 9（110 kV），マンモグラフィ用に，Mo/Mo（モリブデンターゲット/モリブデンフィルタ）のための RQA-M 1～RQA-M 4（25 kV, 28 kV, 30 kV, 35 kV）と，他の W/Rh や W/Al などの 4 種類のターゲット/フィルタ用が規定されている（2.2.2 項参照）．

これらの線質は，各管電圧で人体透過後とほぼ同等の線質となるようなアルミニ

第 5 章　DQE

ウム付加フィルタによって得るようになっており，たとえばRQA 5という線質では約 70 kV の管電圧で，21 mm の付加フィルタでアルミニウム半価層が 7.1 mm と規定されている．一般的な手順としては，RQA 5 の場合は，管電圧を 70 kV 中心に変化させて，7.1 mm の半価層となるような管電圧を求める．注意点として後方散乱の影響を抑えることが示され，壁や床からの線量計の距離が示されている．詳しくは「2・2・3　半価層によるX線質の決定」を参照されたい．

5・2・2　入射 X 線量子数

式（5・1）および式（5・6）に示したように，DQE の測定においては，MTF や NNPS とともに入射 X 線量子数の測定が必要である．しかし，異なる DR システム間では，X 線管の固有ろ過などが異なり，同じ管電圧を用いても線質が異なることから，入射 X 線量子数を測定または推定することは困難である．そこで X 線質を半価層で規定し，その線質における照射線量（空気カーマ）対量子数の関係を示すことで，容易に量子数を推定できる．IEC 62220-1 シリーズでは，前節の基準 X 線質に対して，照射線量当りの量子数テーブルを提示している．よって，これらのテーブル（第 2 章の表 2.2 と表 2.3 参照）を用いて測定された入射表面線量から入射 X 線量子数を求めることができる．

5・2・3　入出力特性

本書で取り扱う入出力特性に該当する特性は，IEC 62220-1 シリーズでは，conversion function として定義されている．これは，ディジタル値と単位面積当りの入射フォトン数の関係を表す．本書では，他書や論文で多く見られる DQE の算出式に従うために，この conversion function は使用せず，単純に露光量とディジタル値の関係を測定しこれを入出力特性とする．DR システムの入出力特性は，相反則不軌がないことを利用して，タイムスケール法を用いて測定するのが一般的である．詳しい手順や注意事項は，2・2・3 項を参照されたい．

DQE 測定において入出力特性を求める目的は，各線量における入射量子数を求めることと，MTF や NNPS の測定において，ディジタル値を露光量に変換するための関数を得ることである．本書では，CR（Log システム）において，ディジタル値そのものから（露光量に変換せず）計算した NPS を，入出力特性の傾きである G 値で補正する方法を示しており，精度よく G 値を求める必要がある．

入出力特性は，装置の特性を知る上では，ディジタル値が 0 となる最低線量から，飽和する最高線量まで求めることが望ましいが，DQE の測定においては，撮影における最高ディジタル値（エッジ撮影の直接線領域など）をやや上回る程度までを得るだけでよい．最低線量付近の特性は，エッジなどの不透過部分があるために必ず必要である．

5・2・4　露光量変換

ディジタル値は露光量に変換する必要があることは先に述べたが，FPD のようにディジタル値が露光量に比例する場合（ここではリニアシステムとする）には，以下の条件を確認した上で，露光量変換を省略してディジタル値を露光量として扱

うことができる．

　まずは，直線性の確認である．入出力特性を低線量から測定してグラフを注意深く観察し，確実に0付近から比例関係にあることを線量計誤差を考慮しながらを確認する．装置によっては，X線量が0でも一定のディジタル値（バイアス）をもつ場合がある．この場合に，ディジタル値をそのまま用いることは当然不適切であるので，バイアス分を差し引いて用いるべきである．また低線量領域で，非線形となっているような場合もあり，その場合は入出力特性の曲線を関数化して，ディジタル値を露光量に変換すべきである．ただしCR（logシステム）では，X線量0は入出力特性の横軸（対数軸）の無限遠点にあたるため，その付近の特性を考慮する必要はなく，十分に広い露光量範囲（数100倍）で，露光量の対数に対する直線性が確保されていることを確認する．

5・2・5　MTF

　IEC 62220-1シリーズでは，MTFをエッジ法（「3・2・1　エッジ法」参照）で求める方法を提案している．ただし，同等の精度が得られるのであれば，その他の方法を代替することができる．エッジ法は，精度良く裁断されたタングステンプレートを用い，これを画素マトリクスに対してわずかに傾けて（1.5〜3度）配置して撮影画像を解析してpresampled MTFを測定する手法である．わずかに傾けたエッジが画素格子に対して少しずつ違うアライメントとなることを利用して，本来のサンプリング間隔の数十分の1の実効サンプリング間隔とし，緻密なエッジプロファイルを得た後，必要に応じてこれを露光量に変換する（前項参照）．露光量変換されたエッジプロファイルは，エッジ拡がり関数（edge spread function：ESF）と呼ばれ，これを微分した後，フーリエ変換，正規化にすることでpresampled MTFが計算できる．本書では，第3章でエッジ法の他に，スリット法（「3・2・2　スリット法」参照）や矩形波チャート法（「3・2・3　矩形波チャート法」参照）の測定方法について示している．

5・2・6　NNPS

　NNPSは，IEC 62220-1シリーズでは，画像データから256×256のregion of interest（ROI）を抽出して，これを2次元フーリエ変換した後パワースペクトルを求める方法を推奨している[8]．この方法では，周波数ビン（bin）という一定範囲の平均化により測定のばらつきを軽減する手法がとられている．

　DQE測定においては，NNPSの測定時の照射線量が，入射量子数を決める上で重要である．5・2・1項で述べた規定の線質であることはいうまでもなく，NNPS用資料作成時のディテクタ面の入射表面線量の正確な測定は，必須である．

第 5 章　DQE

◎演習（NEQとDQEの計算）（使用データのダウンロード先は目次の最終頁参照）

　NEQおよびDQEでは，各物理測定の結果を使用するため，表計算ソフト（Excel）のみの演習となる．NEQは，式（5・4）のようにpresampled MTF，NNPSの結果から算出し，DQEは，式（5・1）のようにNEQの値を入射フォトン数で除する．これらの計算を行うExcelのシートの解説を以下に述べる．なお，本演習は3章と4章の演習で用いたマンモグラフィ装置のMTFとNNPSを使用する．

　なお，以降［　］はExcelのセルの番地を示す．

〔1〕「NEQ，DQE_計算演習」Excelファイルの説明

　「NEQ，DQE_計算演習」は，「入力用シート」，「NEQ結果」，「DQE結果」の3つのシートに分かれている．

　　「入力用シート」……各測定結果や測定条件を入力するシート
　　「NEQ結果」……NEQの結果を表示するシート
　　「DQE結果」……DQEの結果を表示するシート

であり，2つの結果シートでそれぞれの計算を行う（結果シートのみシートが保護されている）．

　NEQ結果シートでは，まず，エッジ法によるpresampled MTFの空間周波数ピッチを線形補間を用いてNNPSと同一の$2f_{int}$間隔の空間周波数ピッチに変換した後，基本式に従ってNEQを計算する．そして，DQE結果シートでは，入力されたX線質，X線量（単位指定可），距離補正などから，入射量子数を算出し，NEQをこれで除することでDQEを算出する．

〔2〕測定結果の入力（NEQの算出）

① DRシステムのサンプリングピッチ〔mm〕を入力する［D1］．なお，サンプリングピッチとピクセルピッチは同義とする．

　　ナイキスト周波数（$F_{ny}=1/(2×\text{pixel pitch})$）［J1］，空間周波数ピッチ（$2f_{int}=0.02/(\text{pixel pitch})$）［J2］と空間周波数［F5：F28］が自動計算され表示される（**図1**）．

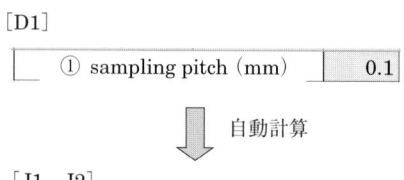

[D1]

① sampling pitch (mm)	0.1

⇩ 自動計算

[J1, J2]

Nyquest Freqency (cycles/mm)	5
2fint (cycles/mm)	0.2

図1 サンプリングピッチの入力と，ナイキスト周波数（F_{ny}）と空間周波数ピッチ（$2f_{int}$）の算出

② エッジ法（スリット法）のExcelファイルのpresampled MTFの測定結果を，空間周波数［B列］と結果［C列］の2列分コピーして，本Excelファイルのシート"入力用シート"の空間周波数［B5］に，「形式を選択して貼り付け」の「値のみ」にてペーストする（**図2**（a））（presampled MTFの測定結果からナイキスト周波数"以上"までを含む空間周波数範囲を選択すること）．

　図3（a）のように，元データであるpresampled MTFと空間周波数ピッチ（$2f_{int}$間隔）でナイキスト周波数まで補間されたpresampled MTF，"interpolated"が表示される．

③ NNPSのExcelファイルから，測定結果（空間周波数ピッチでまとめられ，複数回加算

(a) 入力用シート[B5]　　(b) 入力用シート[G5]

図2 (a) presampled MTFデータと (b) NNPS
データの入力（貼り付け）例

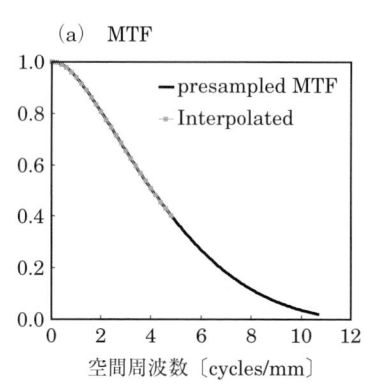

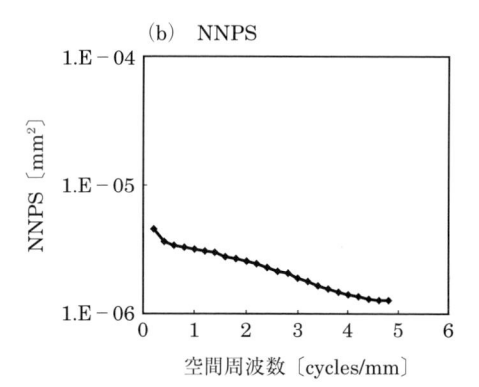

図3 (a) presampled MTFと，NNPSと同じ空間周波数ピッチで補間された
MTFのグラフ
(b) グラフ表示されたNNPSデータ

平均したもの）をコピーし，本エクセルファイルの"入力用シート"の[G5～]に「形式を選択して貼り付け」の「値のみ」にてペーストする（図2b，図3b）．

これらの入力により〔NEQ結果〕のシートに，NEQの結果[C3：C26]が示される（図4）．

〔3〕 入射フォトン数の計算（DQEの算出）

④　X線質を選択する[J7]．

図5に示すように[L2]からの表に示されている一般撮影系（RQA 3，RQA 5，RQA 7，RQA 9），マンモグラフィ（RQA-M 1，RQA-M 2，RQA-M 3，RQA-M 4，Mo/Rh，Rh/Rh，W/Rh，W/Al）から番号を参照し選択し，[J7]に入力する．このX線質により単位面積，単位線量当りフォトン数が決定される．

⑤　線量の単位を選択する[J16]．

IEC 62220シリーズの入射フォトン数は単位マイクログレイ（μGy）当りのフォトン数で

第5章　DQE

NEQ 結果シート [B3]

空間周波数	NEQ
0.2	217273.68
0.4	268364.28
0.6	278633.82
0.8	279992.45
1	276502.46
1.2	272784.64
1.4	262996.21
1.6	266831.27
1.8	259031.00
2	253681.97
2.2	245358.56
2.4	242290.34
2.6	238792.16
2.8	226794.23
3	227483.00
3.2	218935.43
3.4	214653.31
3.6	204379.16
3.8	196509.64
4	182692.39
4.2	168944.53
4.4	157608.66
4.6	143327.78
4.8	127236.90

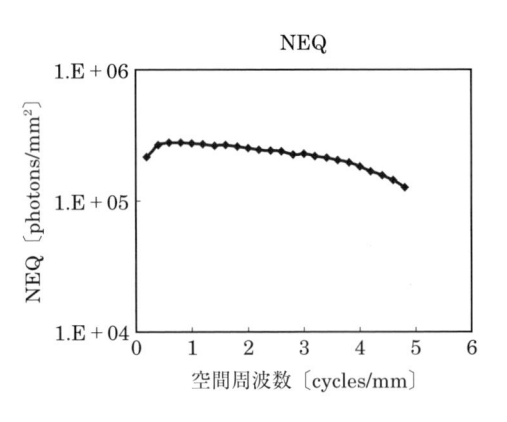

図4　NEQ の結果とグラフ

入力用シート [J7]

④ X線質の選択(1-12) （右より選択）	6

線質の選択(1-12)	
IEC-62220-1,1-3 一般撮影領域	
1	RQA 3
2	RQA 5
3	RQA 7
4	RQA 9
IEC62220-1-2 マンモグラフィ領域	
5	Mo/Mo（RQA-M1）
6	Mo/Mo（RQA-M2）
7	Mo/Mo（RQA-M3）
8	Mo/Mo（RQA-M4）
9	Mo/Rh
10	Rh/Rh
11	W/Rh
12	W/Al

図5　X線質の選択例と IEC62220 シリーズで規定される X 線質

入力用シート [J16]

⑤　線量計の単位	
1. mR, 2. μC/kg, 3. μGy	1

⑥　測定線量	24.67

⑦　測定点と入射表面の焦点からの距離	
線量計の測定点(mm)	500
ディテクタ表面までの距離(mm)	660

⑧　吸収物質等による補正係数	0.841

図6　⑤線量単位の番号，⑥線量計読み値，⑦距離の補正および⑧吸収物質などによる補正値の入力

あるため，線量計の表示値から必要に応じ変換しなければならない．よって，図6に示すように線量単位を番号で入力する．

mR → μGy への換算は

- 1 R = 2.58×10⁻⁴ C/kg（SI 単位）．
- W 値（空気中で1イオン対を生成するのに必要な平均エネルギー）= 33.97 eV
- 1 eV = 1 J/C
- 吸収線量 1 Gy = 1 J/kg

よって，1 R = 2.58×10⁻⁴×33.97 J/kg = 0.008764 J/kg，ゆえに，1 mR = 8.764 μGy である．

μC/kg → μGy への変換は，上記 W 値より，1 μC/kg → 33.97 μGy である．

⑥ 測定線量：線量計の読み値を入力する［J 18］（図 6）．
⑦ 測定点と入射表面の焦点からの距離［J 22：23］（図 6）．
　距離の逆二乗則による入射表面上への補正を行う．
　補正係数 =（焦点-測定点間距離）²/（焦点-ディテクタ表面間距離）²
⑧ 吸収物質等による補正係数［J 25］（図 6）．
　測定上取り除くことが困難な付属品（CR リーダタイプのカバー，マンモグラフィの天板など）の線質ごとの吸収係数を求め，入射表面線量を補正する．吸収物質がない場合や吸収係数が測定できない場合は 1 を入力する．

以上の入力により〔DQE 結果〕のシートに，DQE の結果［C 3：C 26］が示される（図 7）．

DQE 結果シート［B3］

空間周波数	DQE(u)
0.2	0.418
0.4	0.517
0.6	0.539
0.8	0.539
1	0.532
1.2	0.525
1.4	0.506
1.6	0.514
1.8	0.499
2	0.489
2.2	0.473
2.4	0.467
2.6	0.460
2.8	0.437
3	0.438
3.2	0.422
3.4	0.413
3.6	0.394
3.8	0.378
4	0.352
4.2	0.325
4.4	0.304
4.6	0.276
4.8	0.245

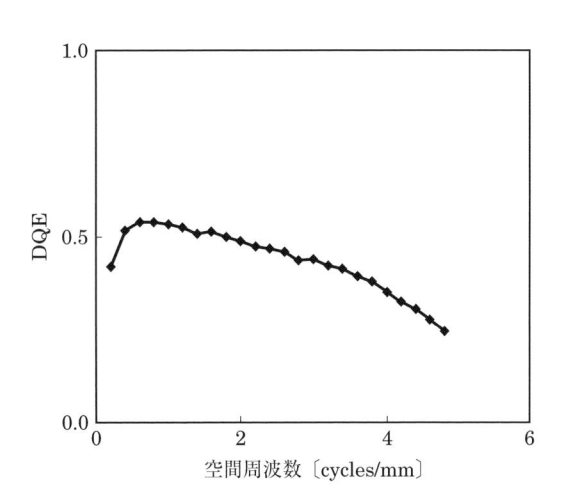

図 7　DQE の結果とグラフ

参考文献

1) IEC 62220-1: Medical electrical equipment-Characteristics of digital X-ray imaging devices part 1: Determination of detective quantum efficiency, International Electrotechnical Commission, 2003
2) IEC 62220-1-2: Medical electrical equipment -Characteristics of digital X-ray imaging devices -Part 1-2: Determination of the detective quantum efficiency -Detectors used in mammography, International Electrotechnical Commission, 2007
3) 石田隆行編, 石田隆行, 松本政雄, 加野亜紀子, 下瀬川正幸著：よくわかる医用画像工学, オーム社, 2008
4) 内田　勝, 金森仁志, 稲津　博著：診療放射線技術学大系, 放射線画像情報工学(2), 通商産業研究社, 1982
5) 桂川茂彦編, 桂川茂彦, 藤田広志, 杜下淳次, 他著：医用画像情報学, 南山堂, 2002
6) 内田　勝, 金森仁志, 稲津　博著：診療放射線技術学大系, 放射線画像情報工学(1), 通商産業研究社, 1988
7) 小寺吉衛, 大久敏弘, 田中　勲, 他：委員会報告－放射線画像の粒状性の測定法（Ⅰ）, 1743-1768, 日放技学誌, 43（12）, 1987
8) 山崎達也：ディジタルウィナースペクトルの実践的測定法, 40-46, INNER-VISION, 18（12）, 2003

第6章

DRの画像処理

6・1 階調処理
6・2 周波数処理
6・3 ダイナミックレンジ圧縮処理
6・4 画像処理の臨床応用
演習（USM処理）
演習（MFP）

第6章
DRの画像処理

　1983年に，世界初のディジタルX線画像システムであるcomputed radiography（CR）システムが開発されて以来，多くの施設でアナログシステムである増感紙-フィルムシステム（screen-film system：SFシステム）に代わってディジタル化が進み，近年ではフラットパネルディテクタ（flat panel detector：FPD）が実用化されたことで，よりいっそうデジタルラジオグラフィ（DR）システムが普及し日常診療で使われるようになった．そして，CRシステムの実用化の当初から搭載されてきた画像処理機能は，日々進化し，複数のメーカの開発により多様化している．

　DRの画像処理の目的は，第1に診断しやすい画像に変換すること，そして第2に画像から客観的で定量的な情報を取り出すことである．第1の診断しやすくするための処理技術には，画像の変換や画像強調などが含まれ，診断目的に応じた読影しやすい画像を表示することを目的とする．第2の客観的および定量的情報の取り出し技術には，信号検出処理や特徴量抽出処理などが含まれコンピュータ支援診断（computer-aided diagnosis：CAD）に利用される[1]．

　この章では，DRでよく用いられる画像処理技術に関して，ルックアップテーブル，周波数処理，ダイナミックレンジ圧縮処理を中心に紹介し，周波数処理に関しては演習も含めて解説する．

6・1　階調処理

6・1・1　ルックアップテーブル

　DRシステムでは，図6.1に示すようにX線検出器の広いダイナミックレンジ（10^4）を利用して取り込んだ画像データに，対数変換，周波数処理などを施した後，階調処理をとおして画像出力する．ルックアップテーブル（look up table：LUT）は，階調処理の中で定義される入力画像のピクセル値に対応する出力画像のピクセル値の変換テーブルのことで，画像のコントラストを改善し，特定のディジタル値範囲を強調して画像中の対象物コントラストを際立たせることができる．このような操作を画像の階調変換または濃度変換と呼び，LUTはこの階調変換を

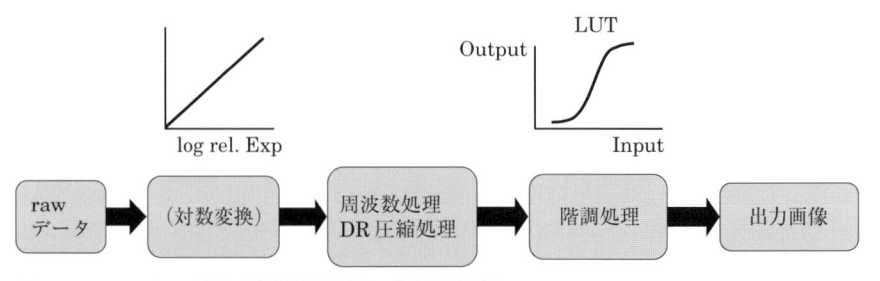

図 6.1　DRシステムの基本的なデータ処理過程
　　　　Logシステムでは，検出過程であらかじめ対数アンプにより対数変換される

効率良く行うために考案された．LUT は，通常その階調数分だけのテーブル容量をもっている．たとえば，12 ビットの画像データであれば 4 096 階調であり，4 096 個分の変換テーブル容量が必要となり，原画像が取りうるすべてのピクセル値を 1 対 1 の対応で，どの値に変換するかを示している．

DR では線形的に変換する直線階調の LUT の他，シグモイド曲線などの非線形の LUT などさまざまな LUT が用いられ，撮影部位によって必要に応じてこれらの LUT を変形させ最適な階調を得る．図 6.2 は DR システムで使われる LUT の例を示したグラフで，"A" は無変換で広いラチチュードをもったリニアタイプ，"B" はコントラストを高くしつつ，低濃度領域と高濃度領域の白とびと黒とびを抑えたシグモイドタイプ，"C" は低濃度のコントラストを重視した非線形タイプの一種である．図 6.3 に，リニア LUT とシグモイド LUT のグラフとこれらを乳房画像に適用した画像例を示す．2 つの LUT の中央部分の傾き（ガンマ，gamma，γ）は同じであるが，低濃度部と高濃度部がシグモイド LUT では曲線的に滑らかになっている．そして，乳房画像では，リニア LUT の場合，乳腺周囲の

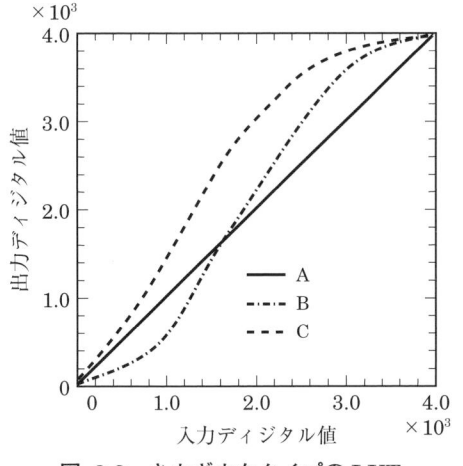

図 6.2 さまざまなタイプの LUT

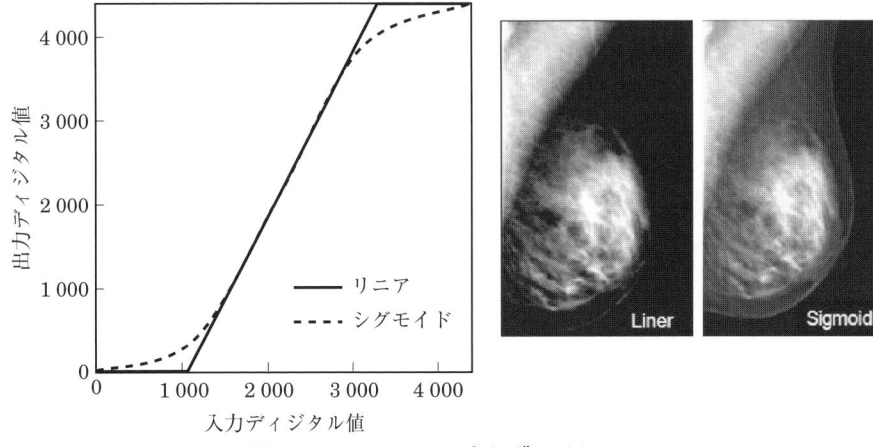

図 6.3 リニア LUT とシグモイド LUT

第6章　DRの画像処理

組織が黒く表現されているのに対して，シグモイドLUTではその領域のコントラストが保たれ，コントラストとラチチュードがある程度両立されているのがわかる．

6・1・2　LUTによる階調処理

階調処理は，LUTを調整しコントラストや濃度の適正化を行う処理で，DRシステムの出力画像の階調を決める．一般に1つのDRシステムには複数の基本LUTが用意され[2]，これらをいくつかのパラメータで変形して使用することが多い．

多く用いられるパラメータとしては，LUTの勾配を調節するもの（ガンマ）と，LUTを割り当てる露光量範囲を変化させ感度を調節するもの（シフト）がある．階調処理では，基本となるLUTを目的撮影部位に合わせて選択し，ガンマとシフトによって出力画像を調整する．**図6.4**(a) では，胸部画像におけるガンマの調節の例であり，中心濃度はあまり変化せずコントラストが変化している．図6.4(b) では，LUTが左右方向へシフトし，コントラストは変化せず画像全体の濃度が変化する．これらの処理結果から得られる変換曲線を最終的なLUTとして画像データに適用し階調処理が実現される．

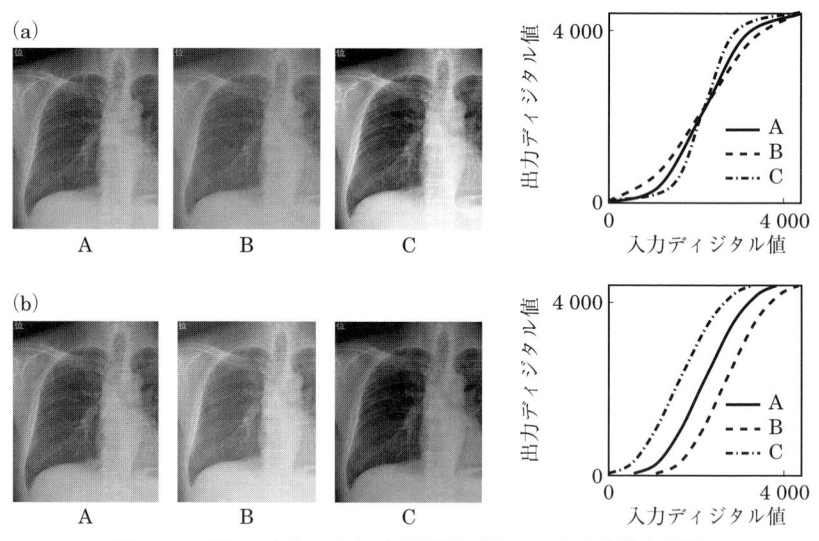

図 6.4　ガンマとシフトによる階調パラメータの変化と画像

6・2　周波数処理

周波数処理は，画像の空間周波数成分（「1・4・1　空間周波数」参照）をコントロールすることにより，撮影された人体の構造物を鮮鋭に表現したり，逆に平滑化してノイズ抑制などをする画像処理である．鮮鋭化とは画像に含まれるエッジなどの情報を含む高周波成分を強調する処理であり，平滑化は，逆に高周波成分を抑制して，細かな変化を低下させる．この周波数処理の理解のためには，実空間情報である画像と空間周波数分布の関係を知ることが有効で，これにより感覚的に周波数処

理の原理を理解できる．よって，本節では，最初に周波数空間と実空間の関係および空間周波数処理について概説し，続いて，周波数処理の手法であるアンシャープマスキング処理（unsharp masking：USM），マルチ周波数処理（multi-objective frequency processing：MFP）の原理と演習を解説する．

6・2・1 周波数空間と実空間

〔1〕 周波数領域への変換

実空間領域から空間周波数領域の関係は対になっており，「任意の波形は単純な正弦波の和で表現できる」というフーリエによって示された原理が基礎になっている．たとえば，図 6.5(a) の波形は，図 6.5(b)，(c)，(d) に示す 3 つの異なる周波数（それぞれの波を高周波数成分，中周波数成分，低周波数成分とする）をもった正弦波に分解できる[3]．

そこで，図 6.5(c) の波を取り出して詳しく見たものが図 6.6 であり，大きさ"1"で原点を通る位相が 0 の基本的な正弦波（点線）に対して，取り出した波（実線）はこの基本的正弦波の振幅を A 倍して，位相を ϕ だけずらした波形として決

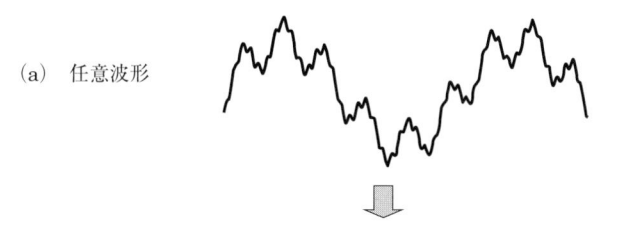

図 6.5 任意波形を正弦波に分解

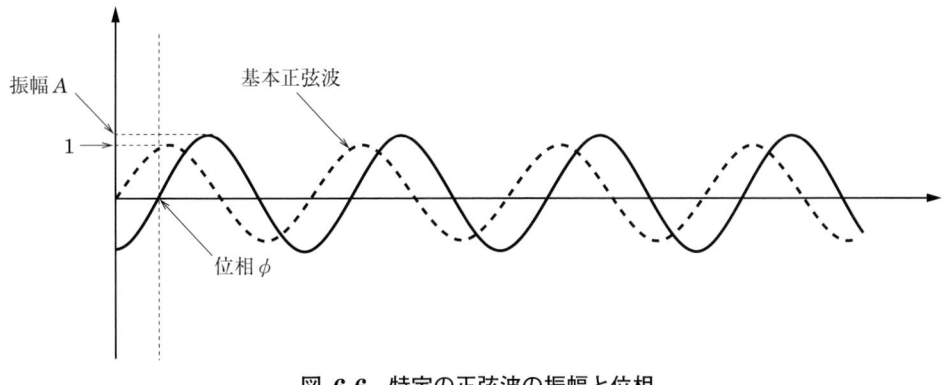

図 6.6 特定の正弦波の振幅と位相

第6章　DRの画像処理

定できる．したがって，図 6.5(b)，(c)，(d) の 3 つの波は**図 6.7** のように横軸が周波数 f で縦軸が振幅 A と位相 ϕ とする 2 つのグラフ上にプロットすることができる．これで，図 6.5(a) の波形を図 6.7 の周波数領域へ変換したことになる．このように実空間領域のどんな複雑な波形も空間周波数領域へ変換できる．

〔2〕　フーリエ変換の概説

　任意の周期波形は三角関数の和で表すことができ，これをフーリエ級数という．この考え方により，空間の関数である周期波形を $\sin(2\pi ux)$，$\cos(2\pi ux)$ の関数列に展開する方法がフーリエ変換である．

　空間的に変動する観測データ $f(x)$ が与えられたとき，$f(x)$ のフーリエ変換 $F(u)$ は

$$F(u) = \int f(x) e^{-j2\pi ux} dx = \int f(x)(\cos 2\pi ux - j\sin 2\pi ux) dx \tag{6・1}$$

で示される．ここで，$F(u)$ は周波数の関数でスペクトル関数と呼ばれる．そして，$F(u)$ は複素数関数でもあり，実数部が $\cos 2\pi ux$ の振幅，虚数部が $\sin 2\pi ux$ の振幅となる．また，周波数関数 $|F(u)|^2$ は同じ周波数の実数部と虚数部の振幅の 2 乗和であり，パワースペクトルと呼ばれる[4]．一般的に画像処理で周波数空間を表現するときは，このパワースペクトルで表現することが多い．フーリエ変換は，$f(x) \to F(u)$ の変換であるが，逆変換 $F(u) \to f(x)$ も成り立ち，これを逆フーリエ変換と呼び

$$f(x) = \int F(u) e^{j2\pi ux} du \tag{6・2}$$

で表される．

　いま，サンプルの間隔を Δx，入力信号の離散データを $f_k = f(k\Delta x)$，$(k = 0, 1, 2, \cdots, N-1)$ とすると，そのフーリエ変換 F_m は，式 (6・1) を離散値化し

$$F_m = \Delta x \sum_{k=0}^{N-1} f_k e^{-j2\pi uk\Delta x} \quad (k=0, 1, \cdots, N-1) \tag{6・3}$$

となる．この式が離散フーリエ変換（discrete Fourie transform：DFT）であり，これを高速に求めるアルゴリズムが高速フーリエ変換（fast Fourie transform：FFT）である．そして，画像処理においては扱うデータが多いことから，フーリ

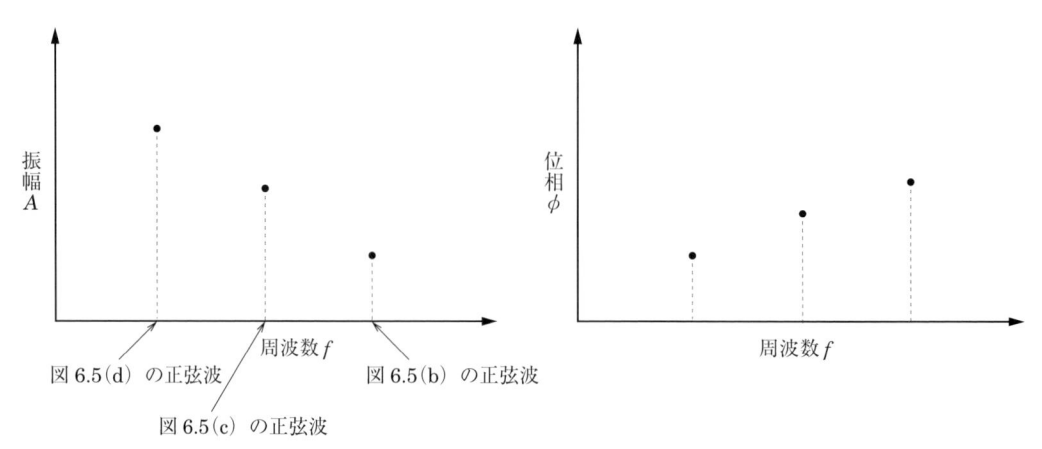

図 6.7　任意波形の周波数表現

エ変換の計算に FFT が一般的に使用される．

〔3〕 2次元周波数空間

これまでは，フーリエ変換を感覚で理解するように1次元での話をしてきたが，画像の場合は2次元なので周波数も水平方向と垂直方向の2つの空間周波数をもつことになる．そのため，2次元空間周波数への変換計算は1次元 FFT を横方向に行い，続いて縦方向に1次元 FFT を行うことによって達成することができる．水平の空間周波数と垂直の空間周波数を実際の画像と対応させたのが**図6.8**と**図6.9**である．図6.8は，正弦波状の濃淡変化を示す画像に対して2次元フーリエ変換を行った結果を示している．2次元パワースペクトル（周波数空間）では，中央原点の点状の輝度信号が直流成分，すなわち画像の平均ピクセル値を表し，横軸が画像の横方向の空間周波数，縦軸が縦方向の空間周波数を表し，各座標の明るさがパワー値（振幅の二乗）に対応している．図6.8のように濃淡変化が画像の横方向のみに現れている場合には，信号成分は2次元パワースペクトルの横軸上に現れる．そ

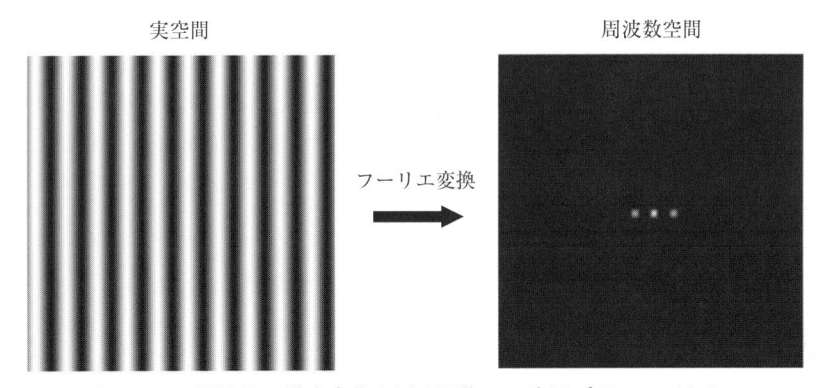

図 6.8 正弦波状の濃度変化を示す画像の2次元パワースペクトル

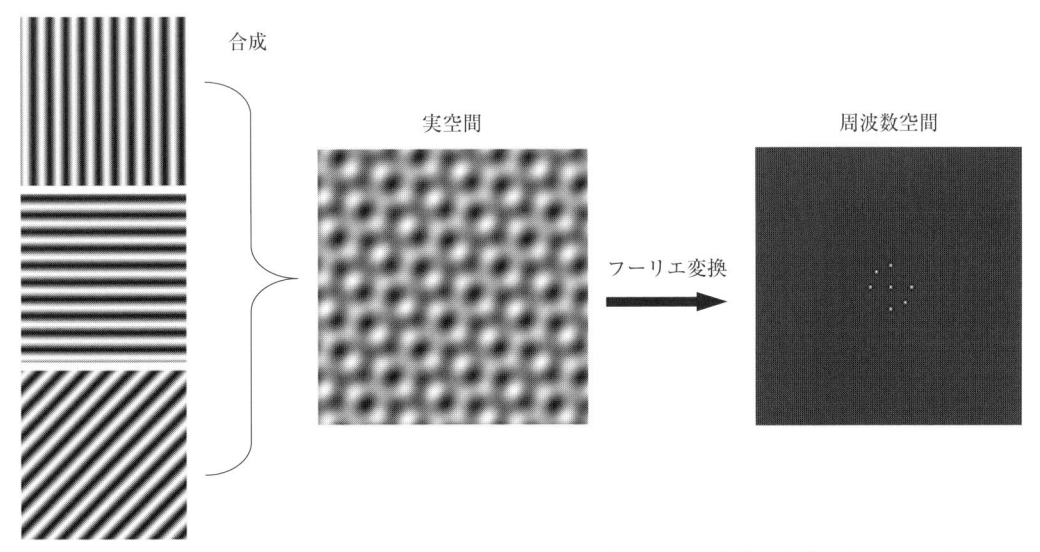

図 6.9 縦方向，横方向，斜方向の3つの同一空間周波数の正弦波状濃度変化を合成した画像の2次元パワースペクトル

して，その位置は濃淡変化の空間周波数に対応している．また，濃淡変化の振幅が，2次元パワースペクトルの信号値に対応する．図6.9は，縦方向，横方向，斜方向の3つの同一空間周波数の正弦波状濃淡変化を合成した画像に対して2次元フーリエ変換を行った結果を示す．信号成分は2次元パワースペクトルの縦軸上，横軸上そして斜方向に現れている．そして，原点からパワースペクトルが現れた位置までの距離が空間周波数に対応する．すなわち，2次元空間周波数領域で，同一円周上にあれば，同じ空間周波数をもち，それが位置する角度が画像上の濃淡変化の方向を示している．

6・2・2 周波数処理の方法

周波数処理の方法として代表的なものに実空間で処理する空間フィルタと，前項で述べた空間周波数領域で処理する空間周波数フィルタがある．

〔1〕 空間フィルタ

空間フィルタは，フーリエ変換を必要とせず，比較的簡単な処理でさまざまな周波数処理が可能であることから，最も多用される周波数処理の手法である．空間フィルタには，奇数×奇数のマトリクスサイズをもつ2次元係数 $h(n, m)$ $(n=-k..0..k, m=-l..0..l)$ を用い，この係数マトリクス自体を空間フィルタ，オペレータまたは，カーネルと呼ぶことが多い．そして，元画像を $f(i, j)$ とすると，これに空間フィルタを作用させた場合の処理結果 $g(i, j)$ は，次式で求められる．

$$g(i, j) = \sum_{m=-L}^{L} \sum_{n=-K}^{K} f(i+n, j+m) h(n, m) \tag{6・4}$$

図6.10は，3×3マトリクスのオペレータを例にした計算方法の概要である．空間フィルタでは，2次元係数（オペレータのマトリクス値）を変化させることで，さまざまなフィルタリング処理が可能である．またオペレータのサイズによって作用させる周波数帯域を可変可能である．以下に基本的なオペレータとその特徴を述べる．

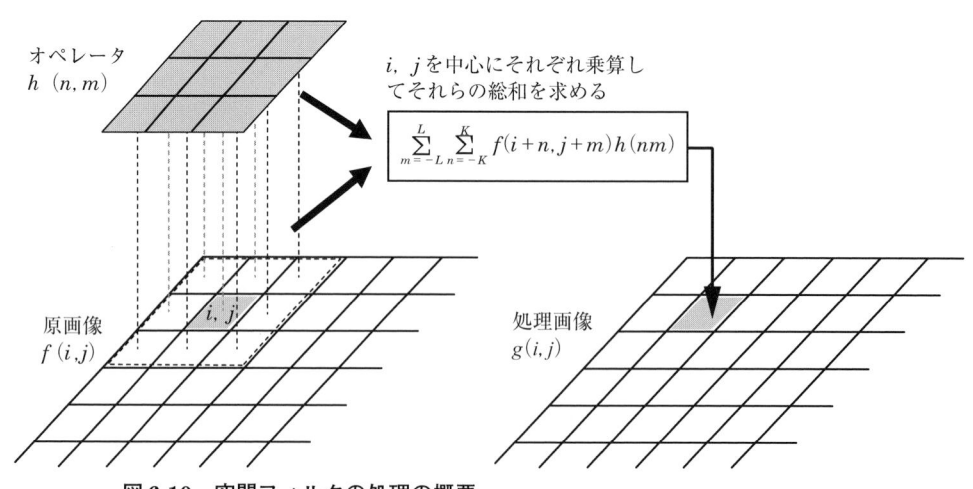

図6.10 空間フィルタの処理の概要
オペレータの2次元係数値 $h(n, m)$ はさまざまな値をとることができ，それにより処理結果が異なる

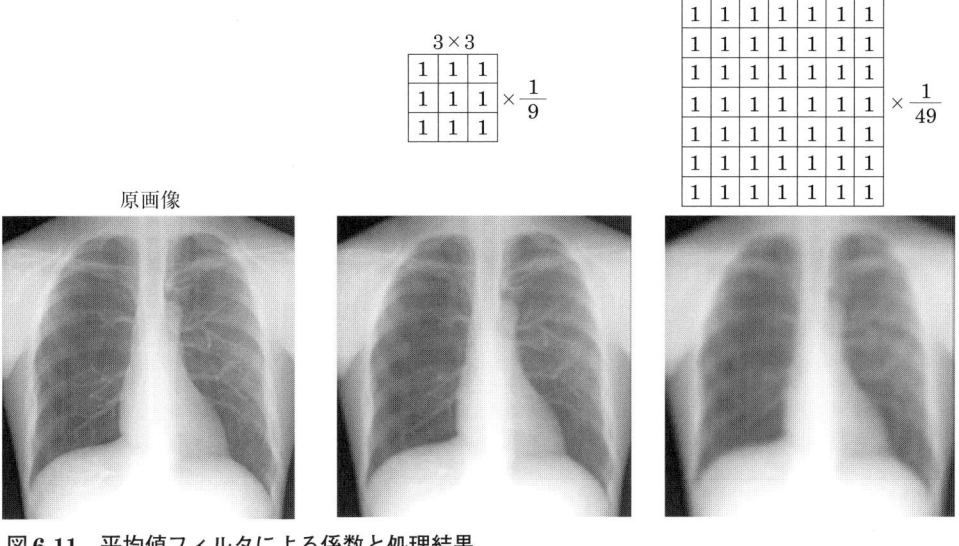

図6.11　平均値フィルタによる係数と処理結果
オペレータのマトリクスサイズが大きくなるとよりスムーズな（高周波の抑制された）画像となる

(1) 平均値フィルタ

オペレータの係数をすべて1とした空間フィルタで，図6.11のように，平滑化（スムージング）フィルタとして作用し，ノイズ軽減の目的などに用いられる．図に示すようにマトリクスサイズを大きくすることで高周波の抑制が顕著になりスムージングが強くなる．係数を1としているため，演算結果をマトリクス総数（3×3オペレータでは9）で割る必要があるが，係数を実数としてあらかじめすべて除算した値とする方法もとられる．

(2) 加重平均フィルタ

平均値フィルタでは，係数はすべて1であったが，加重平均フィルタでは注目画素の重み係数を高くする．図6.12に示すような重み係数のフィルタはガウシアンフィルタと呼ばれ，重み係数がガウス分布に近似する．ガウシアンフィルタは高周波フィルタ特性が良好（高周波の成分がゼロに近くなる）であるため，ノイズを効果的に軽減しつつ，自然な画像を提供する．

(3) エッジ検出フィルタ

図6.13に示すフィルタはエッジ検出フィルタであり，特定方向の1次微分値を得るフィルタである．図では縦方向と横方向それぞれのエッジ検出について示した．オペレータの総和は0であるので，平坦な部分の演算結果は0となることから"エッジ検出"として働くことが理解できる．

(4) ラプラシアンフィルタとエッジ強調フィルタ

図6.14(a)は，ラプラシアン（Laplacian）フィルタと呼ばれ，2次微分を得ることができる．原画像からラプラシアンを引くことで，エッジ強調フィルタとなる．

第6章 DRの画像処理

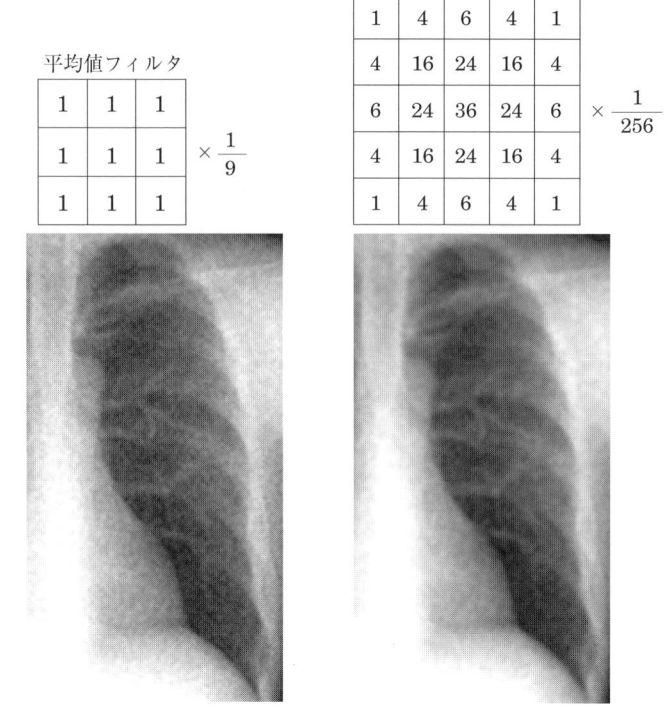

図6.12 平均値フィルタとガウシアンフィルタ
ガウシアンフィルタはその高周波フィルタ特性が良好であるため，ノイズを効果的に軽減可能である

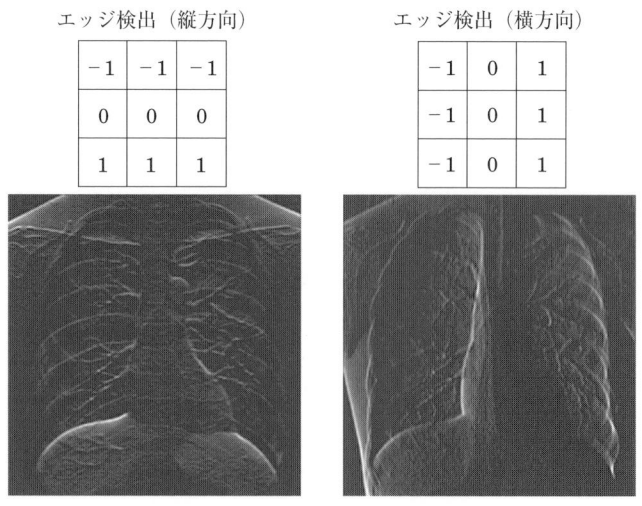

図6.13 エッジ検出フィルタの係数と処理結果
エッジ検出では，それぞれの方向に微分として作用する

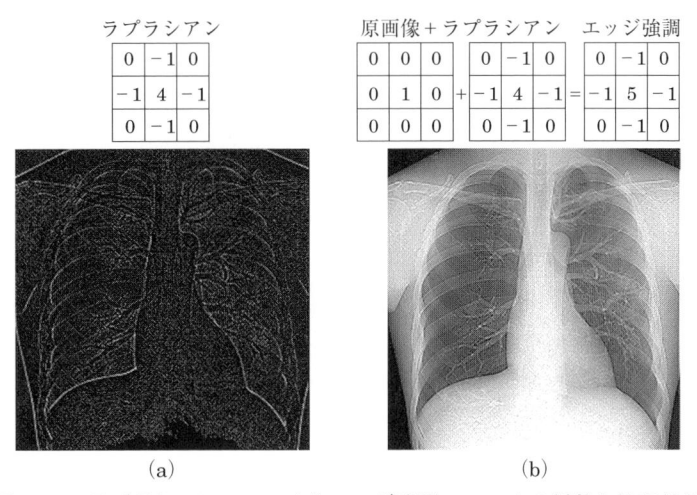

図 6.14　ラプラシアンフィルタとエッジ強調フィルタの係数と処理結果
ラプラシアンフィルタは，2次微分として作用する．原画像からラプラシアンを足すことで，エッジ強調フィルタとなる

(5)　メディアンフィルタ

オペレータ演算とは異なるが，注目画素を含む周辺画素の中央値を求めるフィルタである．図 6.15 のような数値の画素群の場合は，中央値は 98 であるので，フィルタ結果として注目画素は 98 に置き換わる．図に示すようにスパイク状ノイズの除去に効果的である．

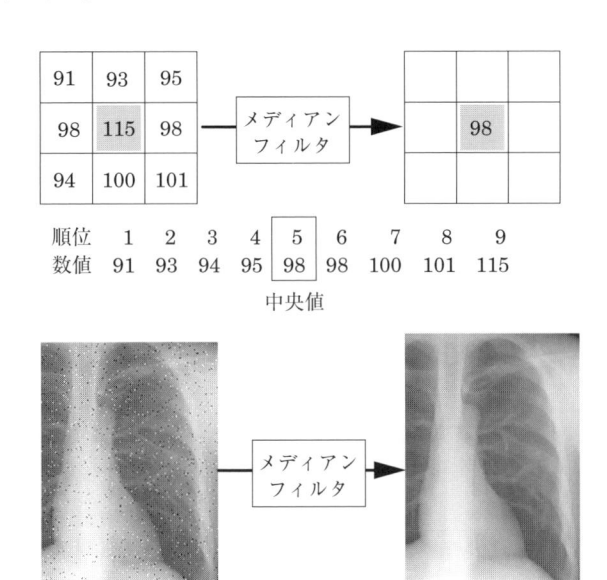

図 6.15　メディアンフィルタ
注目画素と合わせて周辺画素を並べ替え，その中央値にて注目画素を置き換える．スパイク状ノイズに対して特に有効

第6章　DRの画像処理

〔2〕 空間周波数フィルタ

　空間周波数フィルタでは，2次元フーリエ変換を用いて実空間データを空間周波数領域に変換し，その空間周波数成分を操作した後，逆フーリエ変換することでフィルタ効果を得る．処理速度を高めるためにフーリエ変換には一般的にFFTを用いる．空間周波数を直接操作するため，柔軟な周波数処理が可能である反面，処理係数によってはリンギングなどのアーチファクトを起こすことがある．以下に，感覚的に理解しやすいハイパスフィルタとローパスフィルタを例に取り概説する．

　FFTを用いて胸部画像の2次元パワースペクトルを計算した例を**図6.16**(a)，(b) に示す．図6.10(b) の周波数空間では，原点は直流成分であり，その周辺が画像の低空間周波数成分（粗い成分）に相当し，外側に近いほど画像の高空間周波数成分（細かい成分）を表現している．そこで，このスペクトルの低周波数成分

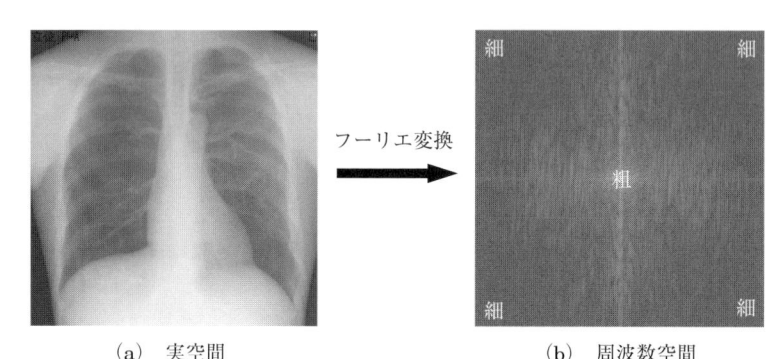

(a) 実空間　　　　　　　　　　　　　　(b) 周波数空間

図 6.16　胸部画像とそのパワースペクトル

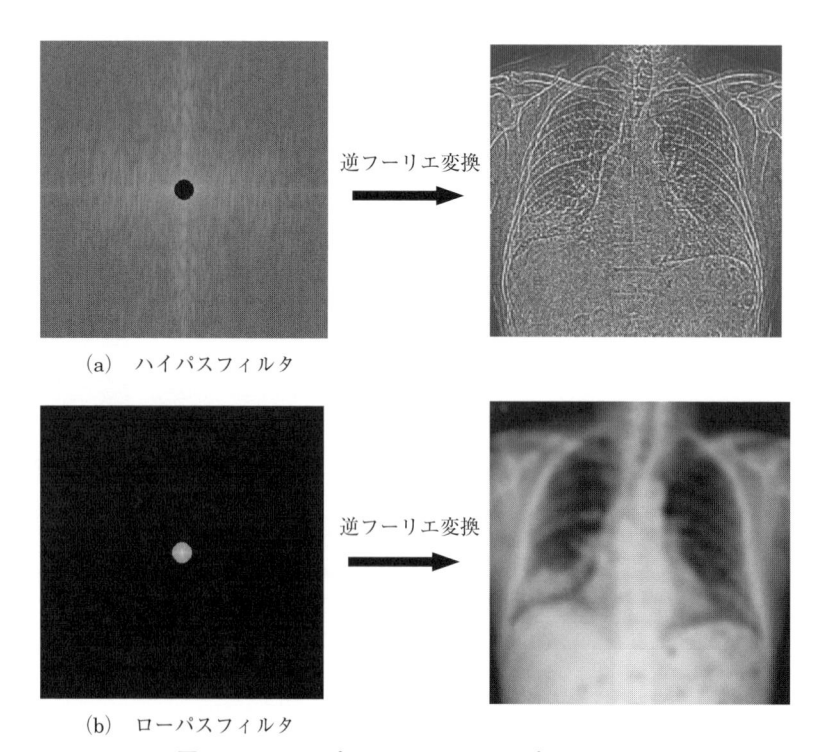

(a) ハイパスフィルタ

(b) ローパスフィルタ

図 6.17　ハイパスフィルタとローパスフィルタ

（中心部分）を切り取り高周波数成分だけを残すようなハイパスフィルタをかけ，その逆フーリエ変換を計算すると図6.17(a)の画像が得られる．ハイパスフィルタは画像のエッジを検出するためなどに使われる．逆にスペクトルの高周波数成分を切り取り低周波数成分だけを残すローパスフィルタをかけ，その逆フーリエ変換を計算すると図6.17(b)の画像が得られる．ローパスフィルタは，高周波数成分を低減させ，ノイズを抑制する目的などで使われる．このようなスペクトルの成分の操作は，係数を変えて幾通りも可能であるため，空間周波数フィルタでは柔軟な処理が可能となる．

6・2・3 アンシャープマスキング処理

〔1〕 アンシャープマスキング処理の原理

ディジタル画像が登場した当時から，シンプルで高速な周波数処理として知られているアンシャープマスキング（unsharp masking：USM）処理が多く用いられた．USM処理の原理を式（6・5）と図6.18に示す[5]．

$$S_{USM} = S_{ORG} + \beta \times (S_{ORG} - S_{US}) \tag{6・5}$$

USM処理では，最初に原画像（S_{ORG}）から平滑化画像（S_{US}）を作成する．S_{US}は原画像上から，細かい信号を消失させた粗い成分のみの画像で，高空間周波数成分が減衰した特性をもつ．次に，原画像（S_{ORG}）から平滑化画像S_{US}を減算すると，その差分画像は粗い信号成分が除去され，細かい信号成分が抽出される．最後に，差分画像（高空間周波数画像）に強調係数βを乗算して原画像に加算することで，原画像に対して細かい信号を強調した画像を得ることができる．

強調係数βは，差分画像を原画像にどの程度加算するかを示し，周波数強調の程度を決める係数である．このような処理を行った場合，強調係数βが一律に反映され，特に低濃度部分でノイズが目立ちやすくなることがある．そこで，低濃度域（小さいディジタル値）では強調係数βが小さくなるようにすることでノイズの目立ちを制御することができる．このようなディジタル値に依存した処理を信号値依存処理，または濃度依存処理と呼ぶ．なお，S_{US}を得るための平滑化には，図6.17(b)のような空間周波数処理を用いることができるが処理の高速性から，図

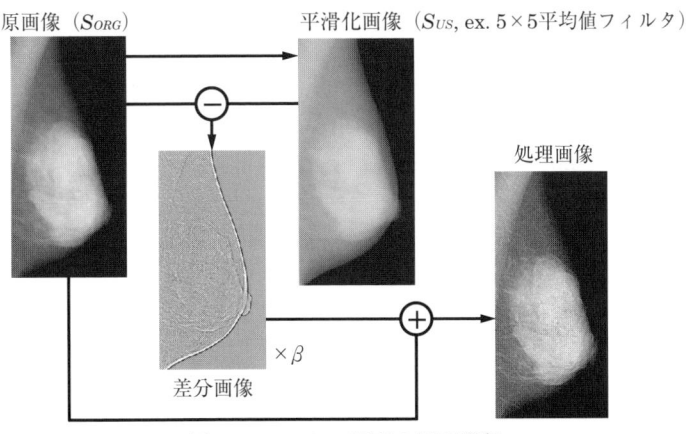

図 6.18　USM処理の処理過程

第6章 DRの画像処理

6.11または図6.12に示すような空間フィルタを用いることが多い．

〔2〕 USM処理の周波数特性と空間特性

図6.19は，USM処理の様子を，乳房画像を用いて実空間領域の画像と空間周波数特性を比較しながら示している．画像情報を空間周波数の観点から考えると，局所的変化のない粗い変動パターンの低周波数領域から，微小領域で細かい信号変化がある高周波数領域まで空間周波数的に連続した情報となっている．そして，画像に含まれている情報量は，通常は低周波数領域ほど多いため，原画像の空間周波数成分の形状は図6.19(a)に示すように，低周波数側が高く高周波数側が低い右肩下がりのパターンとなる．図6.19(b)は平滑化した画像の空間周波数成分を示し，高周波数領域がさらに低下している．ここで，原画像と平滑化画像の差分をとることで高周波数成分を抽出し（図6.19(c)），原画像に加えることにより，高空間周波数領域が凸状に盛り上がり，高周波数成分が強調されているのがわかる（図6.19(d)）．この時に，空間領域での平滑化処理のマスクサイズを変化させることで，強調する空間周波数領域を変化させることができる．平滑化処理のマスクサイズと空間周波数特性の関係を図6.20に示す．大きなマスクサイズを用いると平滑化画像のボケが大きくなり，平滑化画像の空間周波数特性は右肩が落ちた特性となるため，結果的に強調のピーク周波数は低周波数側に寄り低周波数からの強調画像となる．また，小さなマスクサイズを用いると平滑化画像のボケが小さくなり，結果的に強調のピークがより高周波数側に寄る．

図6.21に，USM処理のマスクサイズによる画像変化を示した．原画像から平滑化した画像を引いた差分画像は，図中央のように骨の辺縁などの情報となる．このとき，マスクサイズが小さいと差分画像はより高周波の成分だけとなり，これを加算するとエッジのみを強調するような画像となる．また，マスクサイズが大きいと差分画像は，低い周波数成分も含むようになり，エッジ成分だけでなくある程度大きな対象物も強調される．図6.21では，右下肺野にある肺炎による陰影が，マ

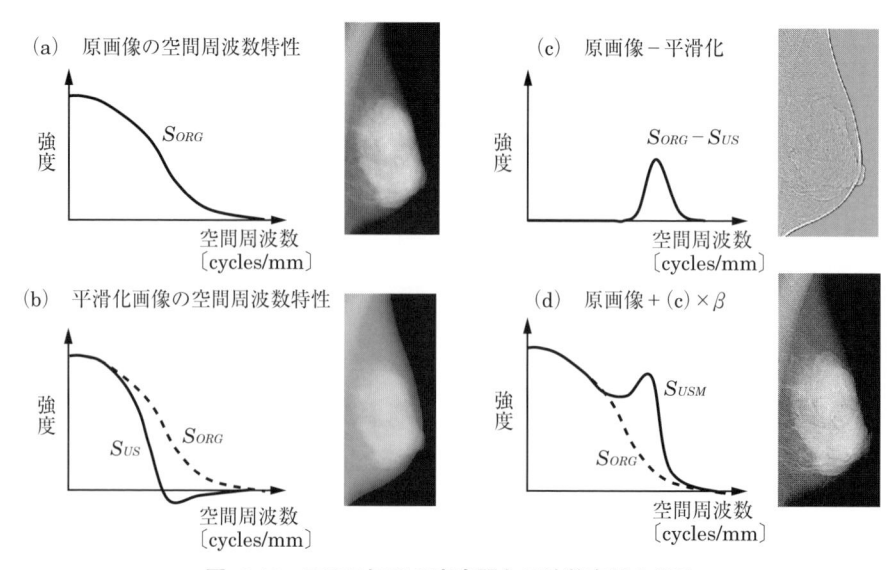

図6.19 USM処理の実空間と周波数空間の比較

(a) 平滑化画像　　　　　　　　　(b) 強調画像

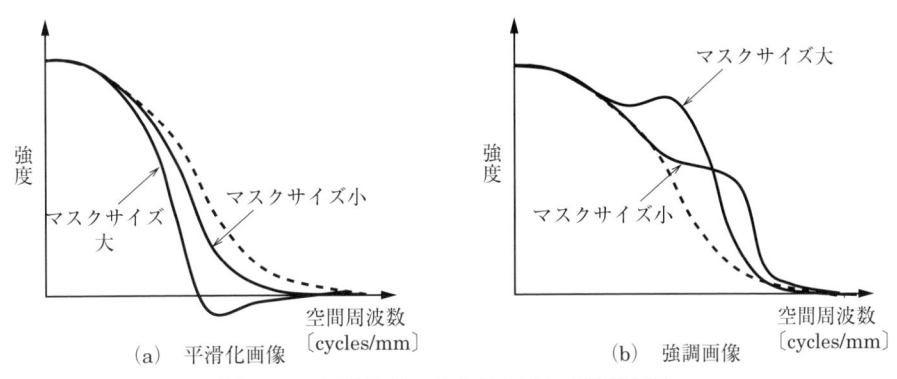

図 6.20　平滑化のマスクサイズと周波数特性

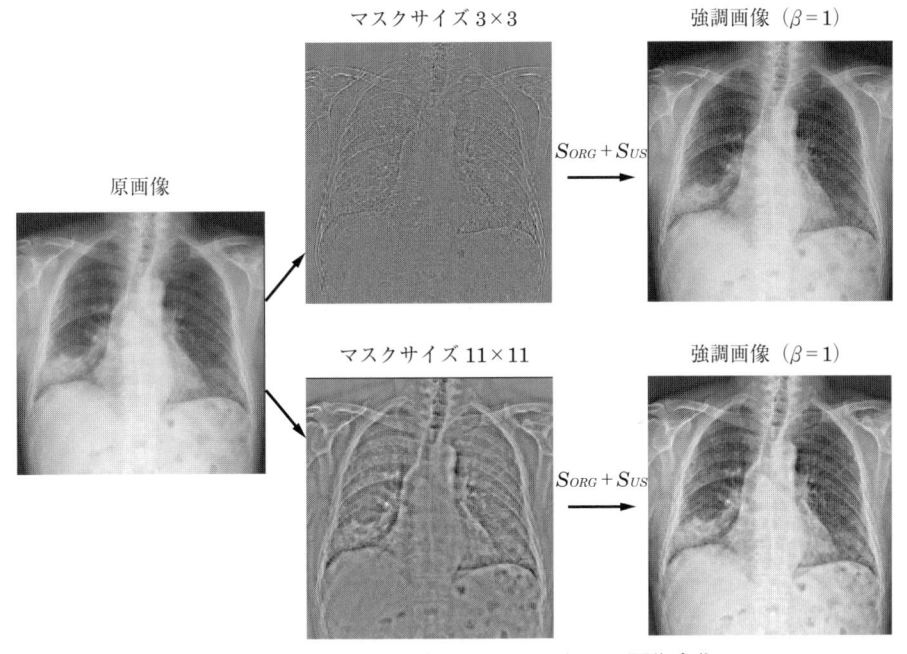

図 6.21　マスクサイズによる USM 処理の画像変化

スクサイズが大きい場合にコントラスト強調されている．

平滑化画像を作成するために，平均値フィルタのようなすべて '1' からなるカーネルを用いるとその周波数成分は図 6.19(b) のように負に振れる成分となり，これがアンダーシュート/オーバーシュートなどのアーチファクトを起こす原因となることがある[6]．これを解決するために，カーネルをガウシアンフィルタとする方法などが用いられる．

6・2・4　マルチ周波数処理

USM 処理を空間周波数の観点から考えると，滑らかに連続する右肩下がりの周波数特性の中の特定周波数領域のみを強調するため，画像信号が不連続となり違和感を生じることがある（図 6.19(d) に示す高周波数領域の持ち上がり部分）．また，金属や骨などのエッジ部に強いアンダーシュート/オーバーシュートが生じる

場合もある．このような USM 処理の弱点を克服するためにマルチ周波数処理（multi-objective frequency processing：MFP）が開発された．MFP は空間周波数的に連続となる周波数強調と，場所ごとに変化するコントラストに応じた強調度のコントロールにより，前述の違和感やアンダーシュート/オーバーシュートを抑制し，より自然な強調画像を得ることを可能にする．

〔1〕 **MFP の原理**

MFP は，式（6・6）と図 6.22 に示すような処理からなっており，USM 処理に比べて柔軟な周波数強調が実現可能である[7]．式（6・6）の S_{ORG} は原画像で，SB は，異なる平滑化画像同士の差分から作られた差分画像である．この式を見る限りでは，基本的な原理は前述した USM 処理と同じで，強調成分画像（高周波成分画像）を原画像に加算するものである．両処理の違いは，USM 処理では 1 枚の差分画像のみを用いたが，MFP では M 枚の平滑化画像から M 枚の差分画像を作成し，これらを複合的に使用することにある．そして，このような複数の差分画像に，USM 処理でも述べた濃度依存処理を加えることでより多彩な処理が可能となる．

$$S_{MFP} = S_{ORG} + \sum_{m=1}^{M} \beta_m SB_m \tag{6・6}$$

式（6・6）の SB_m は，多数枚（M 枚）の差分画像であり，周波数特性が異なる平滑化画像である S_{USm} を用いて，図に示すように隣同士の差分から作成される．一般的に，平滑化画像 S_{USm}（$m=1, \cdots, M-1, M$）は m が増えるほど高周波数側の信号成分が低減され，より平滑化された画像となる．よって，隣り合う平滑化画像間の差分画像 SB_m は，$m=1$ のときが最も高い周波数成分を有し，それ以降は，周波数が低くなり，またそれらは隣同士の差分の性質上，ある周波数帯域のバンドパス画像となる．よって m が小さい SB_m は鮮鋭成分（高周波数成分）であ

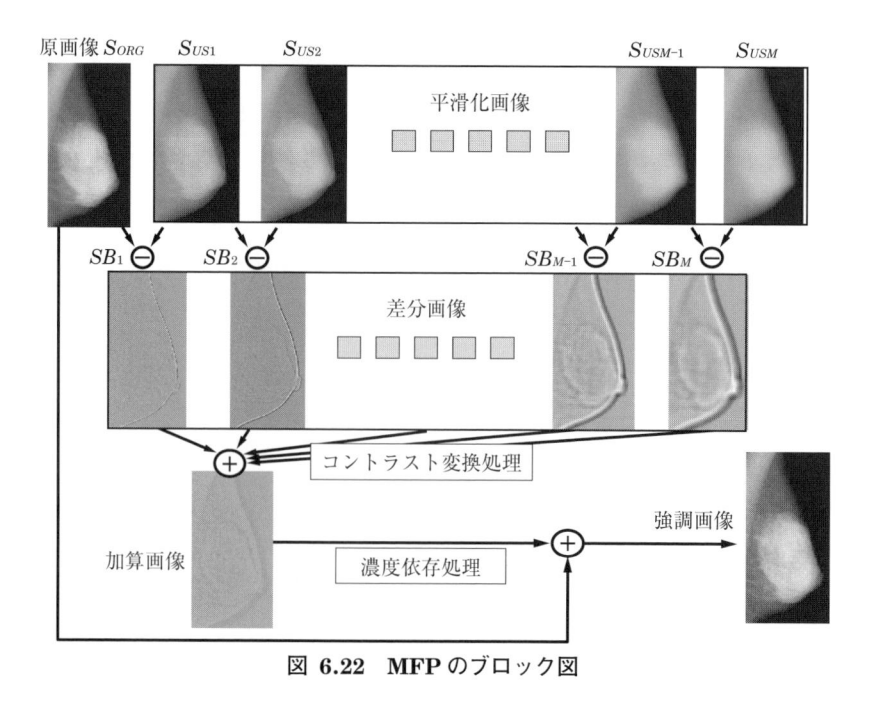

図 6.22 MFP のブロック図

り，M に近い m となる場合は，コントラスト成分（低周波数成分）と見ることもできるため，MFPにより周波数だけでなくコントラストもコントロールできる．これらの複数の周波数帯域信号に係数 $β_m$ を掛けることによりそれぞれの帯域の強調をコントロールし，自在に周波数特性を制御できる．

差分画像 SB_m の加算の際に，この画像に対してコントラストを非線形に変換する処理（コントラスト変換処理）を施すことで，入力差分画像のコントラストが小さいときは同じコントラストで出力し，入力差分画像のコントラストが大きなときはコントラストを低下させることができる[2]（図 6.23）．これにより金属端のようなコントラストが大きいエッジ部でのアーチファクトが抑制される．

図 6.24 に示すように，単純な矩形カーネルを用いた USM 処理では低周波数側はほとんど強調されず，中周波数から高周波数側が強調され，その特性も滑らかではない．これに対して MFP では，各周波数帯域を持つ SB_m をそれぞれ加算するため，図のように低周波数側から高周波数側へ滑らかに変化する強調を得ることができる．よって，単純な矩形カーネルを用いた USM 処理に比べて，より自然な処理が可能である．

〔2〕 **MFP で使う平滑化処理**

実際の MFP の平滑化処理には，単純平均を行う平滑化フィルタではなく，ガウシアンフィルタのような重み付け平均を行うことで高周波数成分を減弱させ，エッジ部分に生じる境界像を低減している．単純平滑化フィルタで使われるカーネルは，その1次元分布（断面）が矩形波のような急峻な信号低下となり，フーリエ変換による周波数特性が無限項まで広がっているため（sinc 関数の両端の波打つ振動成分），低周波数成分のみを通過させるわけではなく，弱いながら高周波数成分も通過させていることになる．よってこのカーネルによってフィルタされた画像は不自然なフィルタリング画像となる（図 6.25(a)）．これに対してガウシアンフィルタではガウス分布カーネルでフィルタリングを行うため，その周波数特性は高周

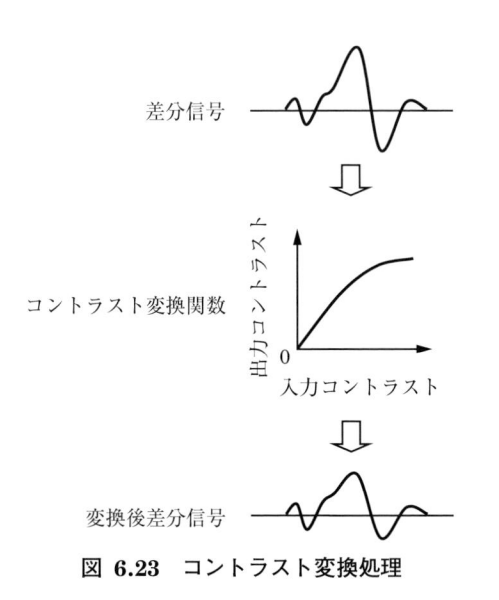

図 6.23 コントラスト変換処理

図 6.24 USM 処理（単純な矩形カーネルによる）と MFP の周波数特性の比較

第6章　DRの画像処理

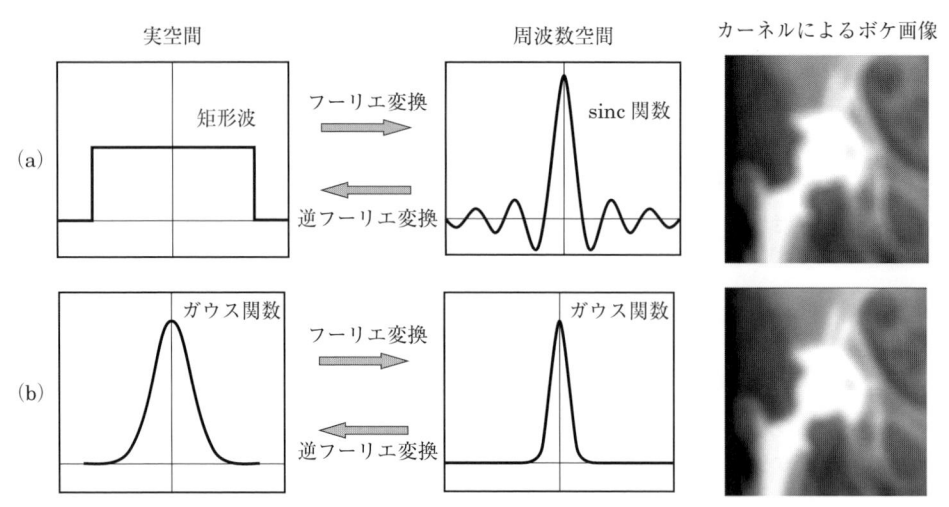

	実空間	周波数空間	カーネルによるボケ画像
(a)	矩形波 → フーリエ変換 / ← 逆フーリエ変換	sinc関数	
(b)	ガウス関数 → フーリエ変換 / ← 逆フーリエ変換	ガウス関数	

図 6.25　矩形波とガウス分布カーネルの周波数特性とフィルタ画像

波数領域にかけて自然に減衰し，単純平滑化フィルタと違い高周波数成分をほとんどもたない．よってフィルタリング画像はごく自然な画像となる（図6.25(b)）．このように良好な周波数特性をもつガウシアンフィルタ（または，それに類したフィルタカーネル）を用いてMFPを構成することによりMFPの周波数特性をより柔軟なものとすることができる．

=========== コラム　ガウシアンフィルタ ===========

2次元ガウス関数の式と分布図を示す．

$$G(x, y) = \frac{1}{2\pi\sigma^2} \exp\left(-\frac{x^2+y^2}{2\sigma^2}\right)$$

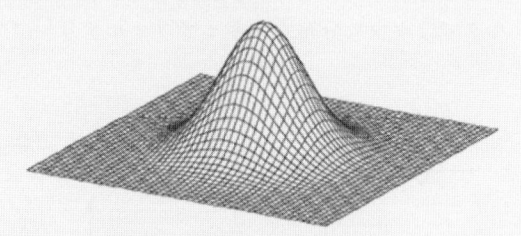

図　2次元ガウス分布

ガウス関数には，その広がりを表す σ がパラメータとして含まれており，σ の値を変えることによって関数の分布する幅を変化でき，平滑化の程度を調節することができる．すなわち，ガウシアフィルタの σ を大きくすれば平滑化が強くなりボケの大きな画像となり，小さな σ を用いると平滑化の弱い画像となる．

〔3〕　**MFPと同系統の画像処理**

MFPは富士フィルムメディカルにて開発された処理であり，それと同系統の複数のバンドパス画像を使う処理として各メーカオリジナルの画像処理が開発されて

いる．例としては，コニカミノルタエムジーのハイブリッド処理，アグファ・ゲバルトのMUSICA処理などがある．

各メーカの処理の違いは平滑化画像の作成方法の違いにあり，それぞれの特徴を簡単に述べる．MFPでは，複数の平滑化画像を作成する際に，ガウス関数のσの値を変化させることで平滑化の程度を変えている．この時，σが小さいときは小さいマスクサイズとなり，σが大きいときは大きなマスクサイズとなる．

ハイブリッド処理では，マスクサイズ="2"の単純平均フィルタを繰り返し付加することでガウス分布による重み付けフィルタとほぼ同等の効果を得るバイノミナルフィルタで平滑化を行っている．そして，多数枚の平滑化画像を作るには，1枚目の平滑化画像を1/2にダウンサイズしてバイノミナルフィルタを付加して2倍に拡大処理した画像を2枚目の平滑化画像とする．このような手順を繰り返し多数の平滑化画像を作成するのが特徴である[8]．MUSICA処理では，原画像に「5×5」のガウシアンフィルタを付加して1枚目の平滑化画像を作成する．次に，この平滑化画像を因数2でサブサンプルすることで画像サイズを1/2にし（分解フィルタ），再び「5×5」のガウシアンフィルタを付加した後に，逆変換フィルタにより画像を拡大して2枚目の平滑化画像を作成する．このことを繰り返すことで多数枚の平滑化画像を作成している．このように，画像の解像度が順次異なる画像群を生成する，ピラミッド構造と呼ばれるデータ表現が使われているのが特徴である[9]．

=== コラム　ピラミッド構造 ===

原画像に対して，解像度低下処理を順次施すことで，解像度の異なる画像群を作成し，解像度に関して階層性をもたせたデータ表現を行うことができる．このような階層構造のデータ表現の代表的なものにピラミッド構造がある．ピラミッド構造は，図に示すように$2^n \times 2^n$画素の原画像I_nから出発して，順次，画素数が1/2になる縮小画像I_{n-1}, I_{n-2}, …, I_1, I_0を次々に作成する．画像I_{k-1}の各画像の値としては，画像I_kにおける対応する2×2画素の平均値を用いるのが一般的である[10]．

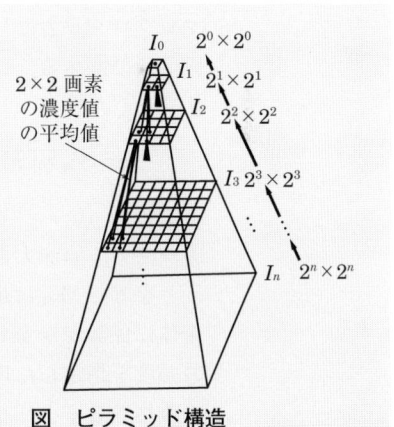

図　ピラミッド構造
（出典　田村秀行：コンピュータ画像処理，オーム社，p 54，2003）

〔4〕 **演習で使用するMFPマクロの処理内容**

この後のMFPの演習で使用するImageJのマクロ処理は，MUSICA処理に近い処理内容とし，その流れを**図6.26**に示す．MUSICA処理では画像を1/2にダウンサイズして解像度を下げてゆき，画像サイズがダウンサイズするごとに解像度のレベルが1つ下がる．レベル0では，原画像に「5×5」のガウシアンフィルタを付加し平滑化画像1を作成する．レベル1では，平滑化画像1を1/2にダウンサイ

第6章　DRの画像処理

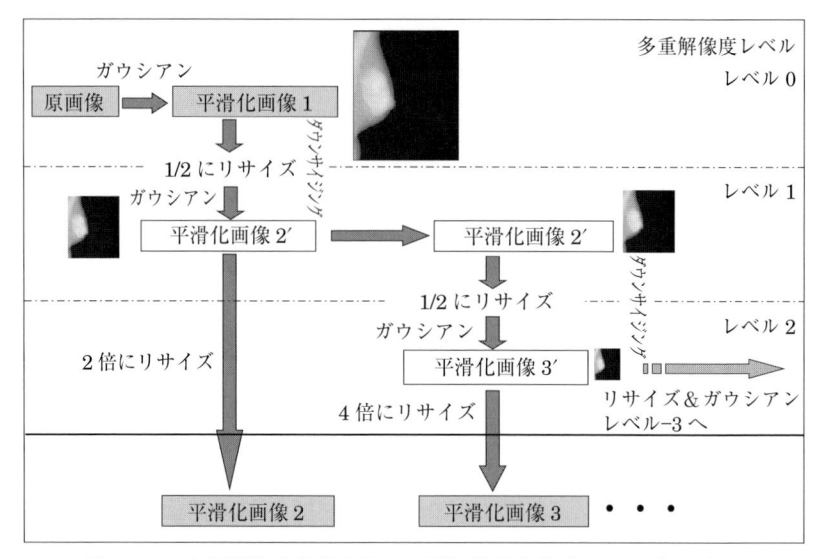

図6.26　多重解像度分解を用いた平滑化画像作成のアルゴリズム

ずしてガウシアンフィルタを付加し平滑化画像2′を作成し，この画像を2倍にアップサイズした画像を平滑化画像2とする．レベル2では，平滑化画像2′をさらに1/2にダウンサイズしてガウシアンフィルタを付加し平滑化画像3′を作成し，この画像を4倍にアップサイズした画像を平滑化画像3とする．このようにレベルを下げてゆき，レベル5まで解像度を下げ，5枚の平滑化画像を使用する処理をマクロプログラムにした．そして，各平滑化画像の隣同士の差分をとり，バンドパス画像に分解する．コントラスト依存処理もプログラムされておりその非線形関数は次式とした[2]．

$$y = Y_m \times |x| \times \frac{\exp(X_m/x) - 1}{\exp(X_m/x) + 1} \tag{6・7}$$

この式（6・7）のxは入力値であり，X_mはコントラスト依存を変化させるパラメータで，値が大きくなるほどコントラスト依存は少なくなる（10 000ではほぼ$y=x$となる）．Y_mは加算比率を変化させるパラメータで，これを大きくすると画像全体に係数がかかるようになる（通常は1でよい）．マクロプログラムでは差分信号強度を指定した比率（G1～G5）で加算し，その画像に対してコントラスト依存を作用させるようにした．このコントラスト依存を用いることで，たとえば，添付の乳房画像であれば，コントラスト依存を強くすると，スキンラインのような急激な変化の場所でもアンダーシュートを起こすことがなくなる．これは図6.23で示したように，強調信号の低濃度部や高濃度部が抑制されることによる効果で，結果的に高コントラスト部では強調が行われないように作用する．

6・3　ダイナミックレンジ圧縮処理

X線画像のもつダイナミックレンジは非常に広いため，原画像のもつすべての情報を適正な輝度範囲で表示することは困難である．画像を出力するときに観察しやすいコントラストを選択した場合，たとえば，乳房画像では，**図6・27**のように皮膚面に近い領域は通常表示では黒つぶれして観察ができない．この領域を観察す

6・3 ダイナミックレンジ圧縮処理

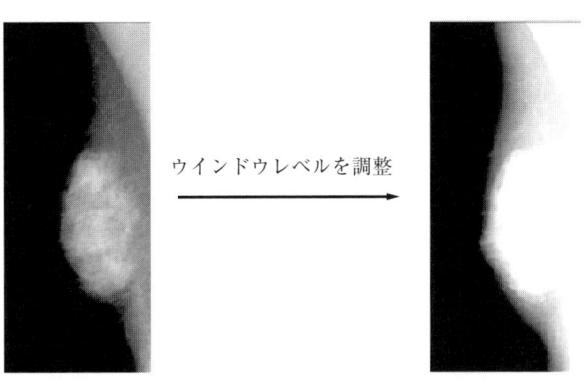

図 6.27 ウインドウレベルによる表示領域の変化

るには，モニタ上ではウインドウレベルを変えれば良いが，その場合には他の領域は白く飽和してしまう．そこで，画像のもつダイナミックレンジを圧縮して，この両方の画像を1枚の画像上に観察しやすい輝度で表示する処理が有効であり，この処理をダイナミックレンジ圧縮（dynamic-range compression：DRC）やイコライゼーション処理と呼ぶ．ここでは，従来のDRC処理とMFPを応用したDRC処理の2つに分けて説明する．

6・3・1 従来の DRC 処理

DRC処理を次式に示す[5]．

$$S_{DRC}(x, y) = S_{ORG}(x, y) - D(S_{US}(x, y)) \tag{6・8}$$

$S_{US}(x, y)$ はフィルタ処理で得られた低周波画像であり，D 関数は，濃度依存をもたせるための関数である．この式は，コントラスト成分である低周波画像を濃度依存で変換し，減算または，加算（D が負の場合）する処理を表している．図 6.28 に1次元の階段状信号を例にして，高い濃度領域（大きいディジタル値）の濃度を

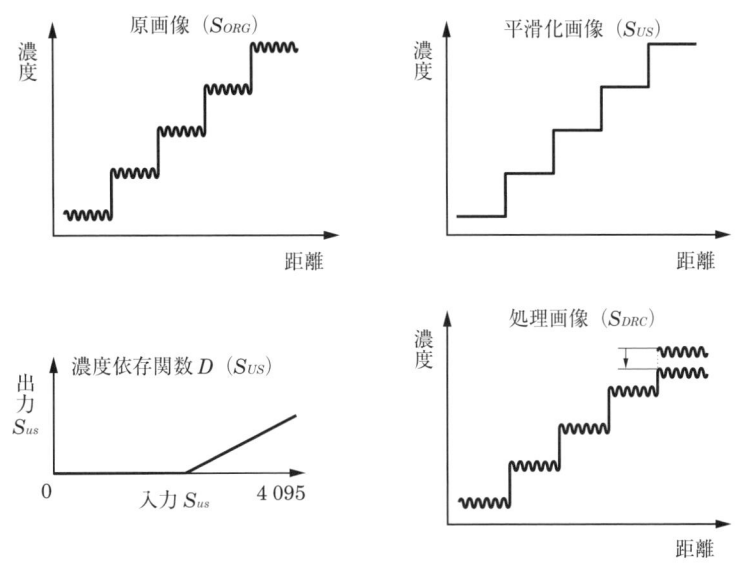

図 6.28 高濃度領域の圧縮例

第6章　DRの画像処理

下げる圧縮の一例を示す．原画像信号（S_{ORG}）から平滑化処理により，細かな信号を消失させ平滑化画像（S_{US}）を作成する．次に，平滑化した画像をピクセル値に依存したDRC関数 $D(S_{US})$ で変換し高濃度部だけの成分にする．そして，これを原画像信号から引き算することで高い濃度域が圧縮された処理画像（S_{DRC}）が得られる．同様に，低い濃度域（小さいディジタル値）の濃度を上げる圧縮では，$D(S_{US})$ で負の値に変換処理した変換画像を用いることで，小さなディジタル値を持ち上げることができる．

　DRC画像は，平滑化画像に基づいてダイナミックレンジを圧縮しているため，すべての濃度域で細かな信号のコントラストは原画像のまま保存される．しかし，小さなマスクサイズを用いて平滑化画像を作りダイナミックレンジ圧縮処理を行った場合，細かな信号のコントラストが低減されることがあるので注意が必要である．そのため，通常は比較的大きなマスクサイズを設定することが多い．DRCの一例として，前述した乳房画像の圧縮処理を**図 6.29**に示す．図のようにスキンラインに近い領域を高いディジタル値とした $D(S_{US})$ を用いることで，乳腺コントラストを保ちながらスキンラインを抽出するダイナミックレンジ圧縮が実現できる．

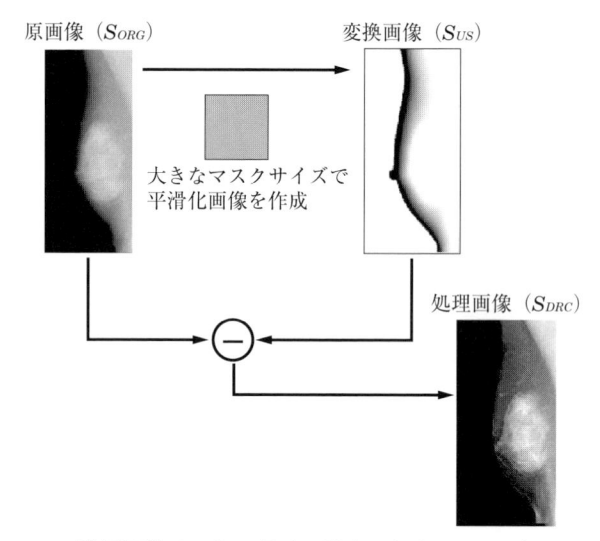

図 6.29　乳房画像のスキンライン描出のためのDRC処理
大まかなコントラスト成分である平滑化画像を濃度依存関数で変換し減算することで，スキンライン近傍のディジタル値が低下して，DRCが実現される

6・3・2　MFPを応用したDRC処理

　従来のDRC処理では圧縮のために低周波画像を利用するが，この画像には，当然エッジ成分が含まれないために，減算処理によってエッジ部分の圧縮が不完全になりアーチファクトが発生する場合があった．そこでMFP処理では，自由に平滑化画像の周波数特性をコントロールできる特徴を利用して，エッジが保存された平滑化画像を作成し，それをDRC処理に利用することが可能である．このようなエッジ成分の保存された平滑化画像を使用すると，エッジ領域で十分なDRC処理が

平滑化画像	エッジ保存平滑化画像
従来のDRC処理	MFPを利用したDRC処理

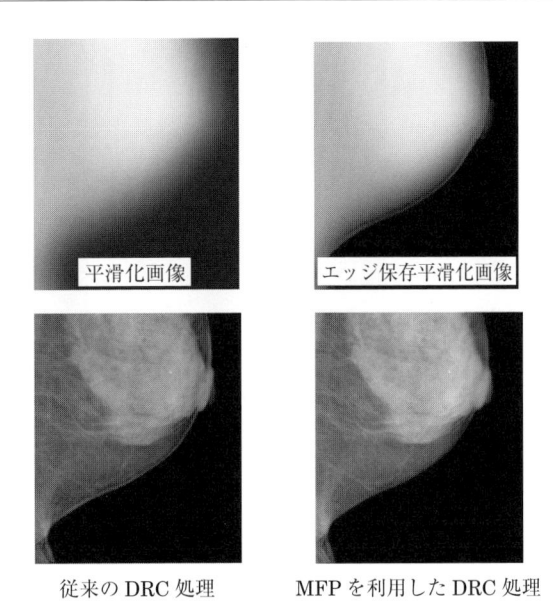

図 6.30　従来のDRC処理とMFPを利用したDRC処理画像の比較
エッジ成分保存の平滑化画像を用いることで，スキンライン付近が十分に圧縮され自然な画像となる

かかり自然な描出が可能となる．

　これらの平滑化画像の違いによる乳房スキンライン描出の違いを示したのが図6.30である．エッジ成分をもたない平滑化画像を用いた従来のDRC処理画像では，エッジ部分に圧縮がかからないため，スキンラインに不自然なラインが生じている．一方，MFPによるDRC処理では，エッジ成分をもった平滑化画像を圧縮に用いるため処理画像はエッジ部分で十分なダイナミックレンジ圧縮が行われ，より自然にスキンラインを描出できる[11]．

6・4　画像処理の臨床応用

　DRに広く用いられている周波数処理とDRC処理は，アナログシステムのSFシステムの画像では実現不可能な画像を作り出せる画期的な処理である．ここでは，DRシステムの最適な画像処理を，調整するために，周波数処理，DRC処理の特徴について臨床画像を使って紹介する．

6・4・1　周波数強調の臨床適用

　周波数強調処理は，画像中の病変や体内構造物を観察しやすくする．たとえば，骨撮影での骨梁や軟部組織の構造，胸部画像の肺野内部の血管走行，あるいは乳房画像での石灰化および腫瘤の評価など画像診断上で重要な信号成分を強調することができる．そして，MFPやDRC処理を統合した画像処理で，複数の周波数成分をコントロールし処理の自由度が向上したため，ノイズを不要に増加させること無く，目的の構造物を最適に強調でき，さまざまな処理目的の実現に使用されている．

　図6.31にUSM処理とMFPの周波数強調特性と胸部の処理画像を示す．USM

第 6 章　DR の画像処理

USM 処理　　　　　　　MFP

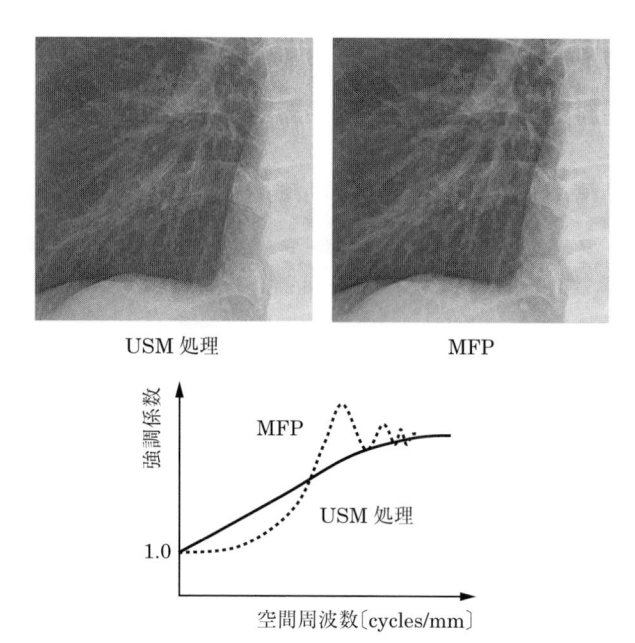

図 6.31　USM 処理と MFP の周波数強調特性と肺野画像の比較

処理は肺血管構造の主たる周波数成分である中周波数から高周波数成分を強調する画像処理条件となっているが，MFP では低周波数から高周波数側へ徐々に強調度が増すような特性の画像処理条件になっている．両処理の強調周波数特性を比べると，MFP の強調度のピークは USM 処理より低いが，図 6.31 の画像を見ると肺野の血管構造のコントラストは MFP の方が良好であることがわかる．これは，血管のような微細な構造であっても，低周波数成分の寄与が大きいことを示している[7,12]．

図 6.32 に USM 処理と MFP による腰椎の処理画像を示す．低周波数成分を強調する条件で処理された USM 処理では画像中の大まかな構造（椎体の輪郭のコントラストなど）は強調されているが，骨梁のような細かい構造は十分に強調されていない（図 6.32(a)）．また，高周波数成分を強調する条件で処理された USM 処理では骨梁構造は強調されているが，大まかな構造はコントラストが不十分である

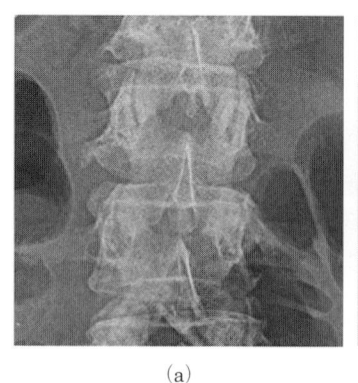

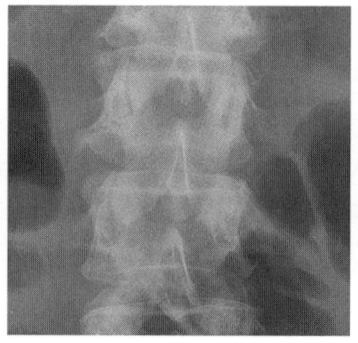

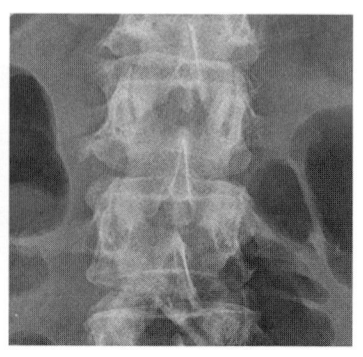

(a)　　　　　　　　　　　(b)　　　　　　　　　　　(c)

図 6.32　USM 処理 (a)(b) と MFP (c) の腰椎画像の比較

（図 6.32(b)）．これに対して，MFP では低周波数成分から高周波数成分までの各周波数成分をバランスよく強調できるため，大まかな構造と細かい構造の両方が最適に強調されている（図 6.32(c)）．

このように，MFP では低周波数成分から高周波数成分に向かい滑らかに増加する周波数特性を用いることで，コントラストのコントロールと鮮鋭度の向上が可能であり，過度な強調によるノイズ増加を抑制した最適な強調が行える．

図 6.33 は，人工股関節の USM 処理と MFP の比較である．USM 処理では金属の境界部でオーバーシュートとアンダーシュートが発生しているのに対して，MFP ではそれらが抑制されている．これは MFP の特徴であるコントラスト依存の非線形変換による効果である．

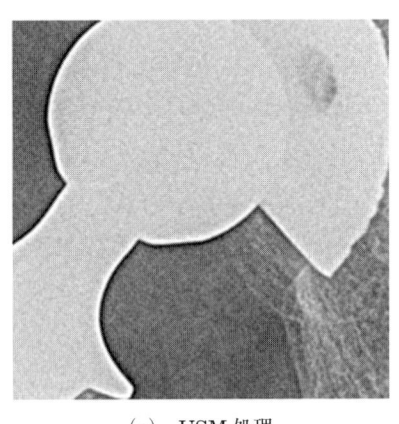

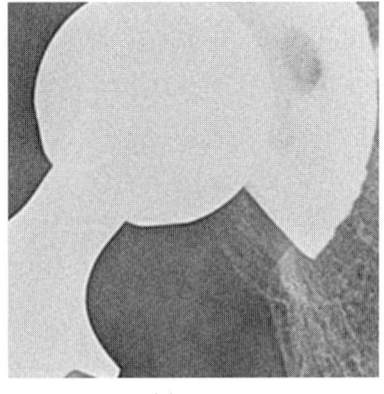

(a) USM 処理　　　　　(b) MFP

図 6.33　USM 処理（a）と MFP（b）の人口股関節画像の比較

6・4・2　DRC の臨床適用

DRC 処理は，"白とび"や"黒つぶれ"の部分を解消し見やすく観察できるようにする処理である．このような処理を階調処理で実現しようとすると，高濃度領域と低濃度領域にコントラストを確保するために，観察に重要な中濃度域のコントラスト低下が避けられない．これに対して，DRC 処理では画像全体のコントラストを低下させること無く，低濃度領域や高濃度領域を同時に見やすく表示できる．

図 6.34 は胸腰椎移行部に DRC 処理（低濃度圧縮使用時）を適用したときの画像を示す．DRC 処理なしの画像で，横隔膜下の椎体部分は白くなり，コントラストが十分に得られていない．一方，DRC 処理を適用した画像は，横隔膜下の椎体も見やすく表示されている[2]．

画像処理の臨床応用について述べてきたが，一般撮影における CR や FPD の画像処理パラメータは，メーカの設定値をそのまま使用している場合や，有効な画像処理機能があるにもかかわらず SF システムを真似た画像処理を行い，DR システムの有効性が生かされていない場合が見受けられる．また，DQE が高い FPD のシステムが導入されているにもかかわらず，被曝線量が低下してない場合があることも指摘されている．このようにディジタル画像の最適化や被曝線量の低減が求められている中で，操作者は空間周波数処理やノイズ低減技術を駆使してシステムの

第6章　DRの画像処理

DRC 処理なし　　　　　　　　　DRC 処理あり

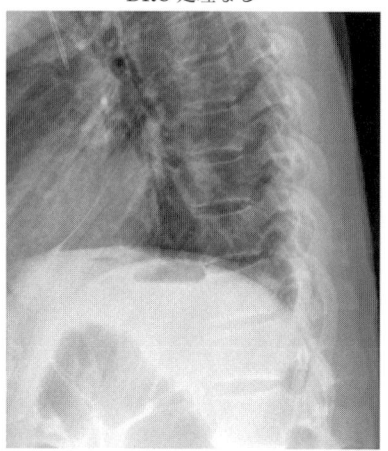

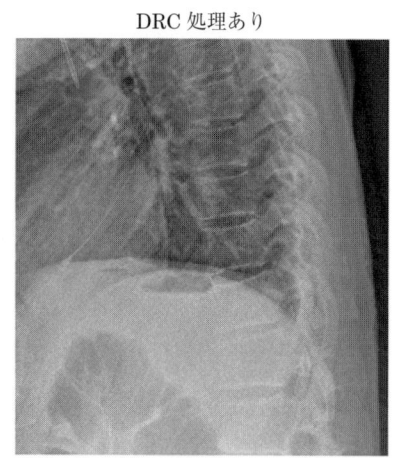

図 6.34　胸腰椎以降部における DRC 処理の効果

感度に見合った撮影条件を設定し，患者への被曝を最低限にしつつ，十分な診断情報を提供するよう尽力すべきである[13,14]．そのためには，ディジタル画像処理の基礎を理解した上で，DR システムに備えられている画像処理機能を十分に把握し，それぞれのパラメータの効果を理解しておくべきであろう．

◎演習（USM処理） （使用データのダウンロード先は目次の最終頁を参照）

収録されている演習用の乳房画像を用いて，カーネルサイズを変えた従来の周波数処理（USM処理）を行い処理過程を理解する．

《演習を行う前の準備》

周波数処理の演習を行う前に，この演習ではフリーソフト"ImageJ"プラグインフォルダ「FP」を使用する．

《演習で使用する画像の説明》

使用画像のL_MLO(32).TIFFは，演習用に画像を扱いやすくするため，画像を1/4にダウンサイズしてデータ容量を小さくしている．また，FPD装置で撮影された乳房画像であるため，対数変換を行いLogリニア画像とし，さらにImageJで浮動小数点を扱えるようにするため32bitデータに変換してある．

〔1〕 マスクサイズ「3×3」の単純平滑化フィルタを使用し，手作業でUSM処理を行う

ⅰ）ImageJで画像を開く．

(1) メニューバーの「File」→「Open」→「第6章　DRの画像処理」→「L_MLO(32).TIFF」→「開く」（図1）

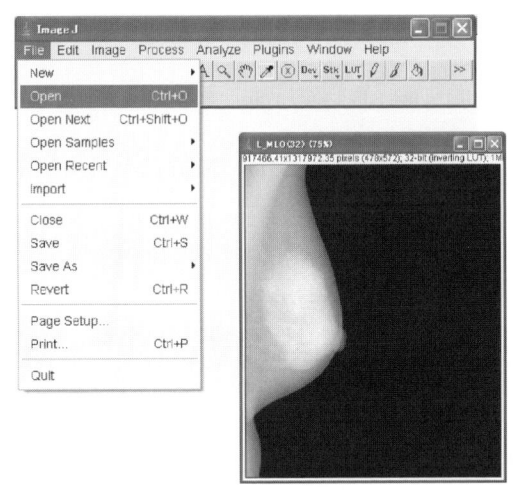

図1　ImageJへの画像取り込み

(2) Window LevelおよびWindow Widthの調整

メニューバーの「Image」→「Adjust」→「Window/Level」→「Set」にて，「Window Level:3050」，「Window Width:650」を入力し，続いて，"OK"する（図2）．

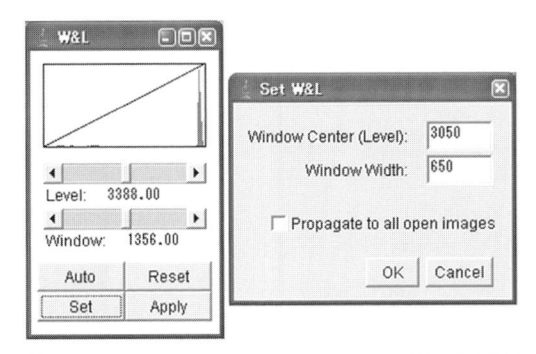

図2　Window Level，Window Widthの設定

第6章　DRの画像処理

ii) 原画像（L_MLO(32)）から，マスクサイズ「3×3」の平滑化フィルタにより，強調係数＝2のUSM処理を行う．

(1) 画像をコピーする．

　　メニューバーの「Image」→「Duplicate」にて，title＝「Unsharp Image」にして"OK"する（図3）．

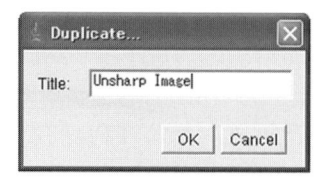

図3　画像のコピー

(2) マスクサイズ「3×3」の平滑化フィルタを付加する．

　　メニューバーの「Process」→「Filters」→「Convolve」→「Open」にて，フォルダ「第6章　DRの画像処理」の中のフォルダ「US_kernel」内のファイル「US 3 x 3」を選択して"開く"ボタンを押し"OK"する．（図4）．

(3) 原画像「L_MLO(32)」と平滑化画像の差分（Subtraction）を行い，差分画像を作成する．

　　メニューバーの「Process」→「Image Calculator」にて，Image 1には「L_MLO(32)」，Operationには「Subtract」，Image 2には「Unsharp Image」を選択する（図5）．"32-bit Result"にチェックを入れ"OK"する．

(4) 強調係数＝2の処理を行うため，"2"を乗算（Multiply）する．

　　メニューバーの「Process」→「Math」→「Multiply」にて，「Value:2」を入力し"OK"する（図6）．

　　なお，強調係数は，実際の臨床では低濃度域で小さい値，高濃度域で大きな値に設定さ

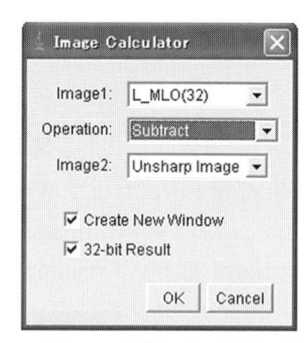

図5　差分処理の設定

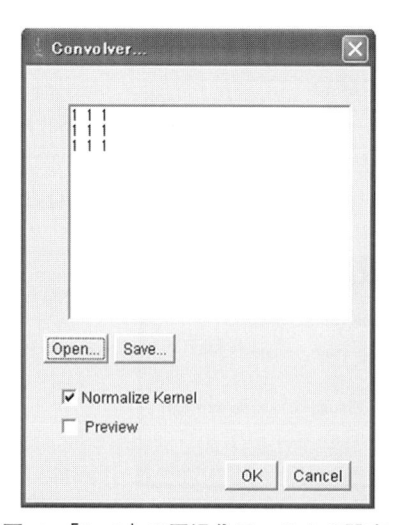

図4　「3×3」の平滑化フィルタの設定

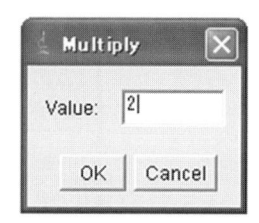

図6　強調係数の設定

れる場合が多いが，演習では処理画像を比較しやすいように，ピクセル値に関係なく一律に強調をかけている．
(5) 強調係数を乗算した差分画像を原画像に加算（Addition）する．
　　メニューバーの「Process」→「Image Calculator」にて，Image 1 には「L_MLO(32)」，Operation には「Add」，Image 2 には「Result of L_MLO(32)」を選択する（図7）．"32-bit Result" にチェックを入れ "OK" する．

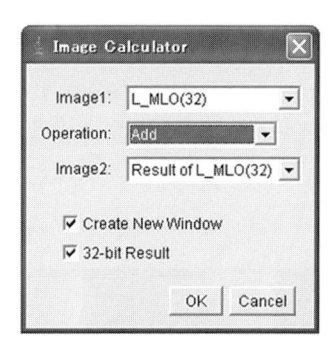

図 7　画像の加算処理の設定

(6) Window Level, Window Width を揃えて原画像と比較する．
　　メニューバーの「Image」→「Adjust」→「Window/Level」→「Set」にて「Window Level:3050」，「Window Width:650」を入力し "OK" する．
この演習で作成した画像を，本章図 6.18 で示した USM 処理のブロック図の画像と比較し，処理の流れを確認してほしい．

〔2〕 **ImageJ で作成した異なるマスクサイズの USM 処理マクロプログラムを使用して，処理画像を比較する**

ⅰ) ImageJ で画像を開く．
　　〔1〕と同様に，乳房画像「L_MLO(32). TIFF」を開く．
ⅱ) マクロで作った USM プログラム（USM_5 x 5_E：マスクサイズは 5×5）で処理を行う．
　(1) マクロ「USM_5 x 5_E」を実行する．
　　　メニューバーの「Plugins」→「FP」→「USM_5 x 5_E」
　(2) 強調係数を入力する．
　　　「E coefficient」に "2" を入力し，"OK" する（図8）．なお default は "2" が設定してある．

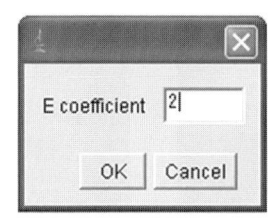

図 8　強調係数の設定

ⅲ) マクロの実行により作成された処理過程の画像を比較する．また，その他のマスクサイズでの USM マクロプログラムを実行し，画像を比較する．

第6章　DRの画像処理

なお，フォルダ「FP」の中にあるUSM処理のマクロプログラムは，「USM_3 x 3_E」，「USM_5 x 5_E」，「USM_7 x 7_E」，「USM_15 x 15_E」，「USM_29 x 29_E」で，マスクサイズはそれぞれ「3×3」，「5×5」，「7×7」，「15×15」，「29×29」である．

　図9は，マスクサイズを変えたときの平滑化画像で，(a)はマスクサイズ「5×5」の平滑化画像，(b)はマスクサイズ「11×11」の平滑化画像，(c)はマスクサイズ「29×29」の平滑化画像を示す．(a)から(c)へマスクサイズが大きくなるほどボケの程度が大きくなるのがわかる．図10は，強調係数＝2でマスクサイズを変えたときのUSM処理画像で，(a)は原画像，(b)はマスクサイズ「5×5」のUSM処理画像，(c)はマスクサイズ「11×11」のUSM処理画像，(d)はマスクサイズ「29×29」のUSM処理画像を示す．マスクサイズが小さい(b)では高周波数成分が強調され，マスクサイズが大きな(d)では低周波数成分が強調されているのがわかる．

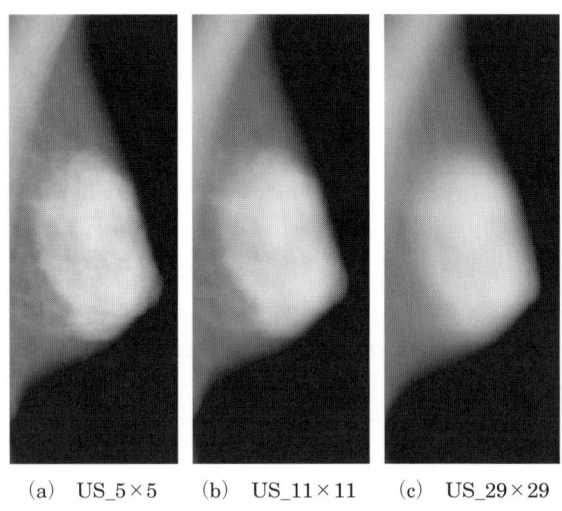

(a)　US_5×5　　(b)　US_11×11　　(c)　US_29×29

図9　異なるマスクサイズによる平滑化画像の比較

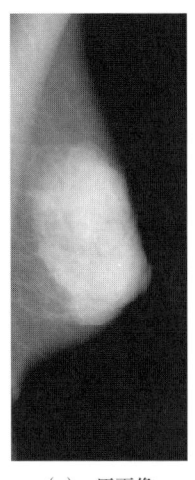

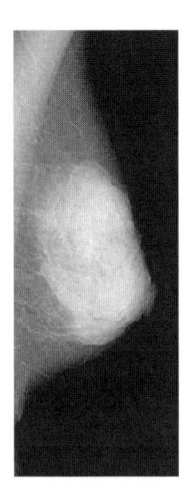

(a)　原画像　　(b)　USM_5×5_E2　　(c)　USM_11×11_E2　　(d)　USM_29×29_E2

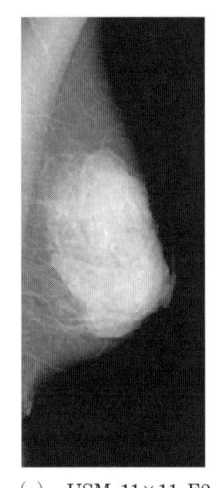

図10　異なるマスクサイズによる強調画像（強調係数＝2）

◎演習(MFP)（使用データのダウンロード先は目次の最終頁を参照）

収録されている演習用乳房画像を用いて，マルチ周波数処理（MFP）のマクロプログラムを実行し，処理過程の画像を確認する．

〔1〕 ImageJ で作成した MFP マクロプログラムを使用して，処理途中で作成される画像を比較する

ⅰ) ImageJ で画像を開く．
「演習（USM 処理）」と同様に，乳房画像「L_MLO(32). TIFF」を開く．

ⅱ) マクロで作った MFP プログラムで処理を行う．
(1) マクロ「MFP_G」を実行する．
メニューバーの「Plugins」→「FP」→「MFP_G」．
(2) 各周波数帯域の強調係数を入力する（図11）．
「G1」に"1.0"を入力し，"OK"する．
「G2」に"0.8"を入力し，"OK"する．
「G3」に"0.6"を入力し，"OK"する．
「G4」に"0.4"を入力し，"OK"する．
「G5」に"0.2"を入力し，"OK"する．
(3) コントラスト依存非線形関数の Xm，Ym を入力する（図11）．
「Xm」に"160"を入力し，"OK"する．
「Ym」に"1"を入力し，"OK"する．
(4) 多数枚の処理過程の画像が作成され，「MFP_Xm, Ym 160,1」画像が処理結果画像となる．

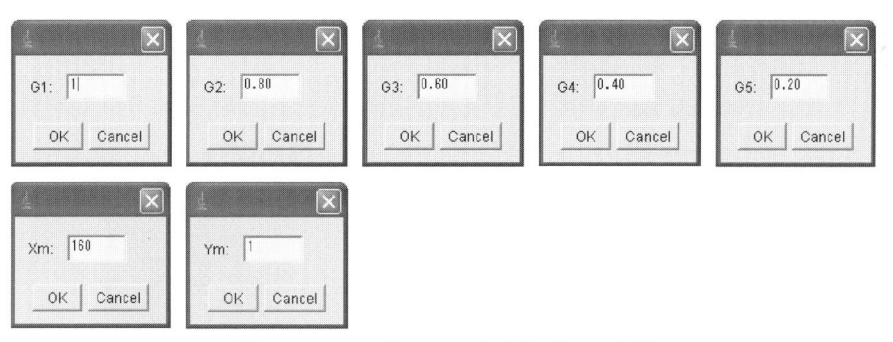

図11 マクロ「MFP_G」実行時の入力値

マクロの周波数バランスは {G1=1.0; G2=0.8; G3=0.6; G4=0.4; G5=0.2}，コントラスト依存非線形関数のパラメータは {Xm=160; Ym=1} が default で設定されている（各周波数帯域の強調は，G1 が高空間周波数成分，G5 が低空間周波数成分の強調係数となる）．また，MFP マクロを実行したときに作成される多数枚画像の説明を**表1**に示す．表1の平滑化画像は G3_1_Image から G3_5_Image になるほどボケが大きくなり，差分画像では Sus_Ori Ga1 が高周波数成分で Sus_Ga4_Ga5 になるほど低周波数成分になる．

この演習で作成した画像を，本章図6.22 で示した MFP のブロック図の画像と比較し処理の流れを確認してほしい．

＊注意：MFP 処理途中の画像で，Sus_Ga4_Ga5 画像にブロック用のアーティファクトが認め

第6章　DRの画像処理

表1　マクロMFP_Gで作成される処理画像の記号一覧

平滑化画像	
G3_1_Image	： ガウシアンフィルタ1回付加の平滑化画像
G3_2_Image	： ガウシアンフィルタ2回付加の平滑化画像
G3_3_Image	： ガウシアンフィルタ3回付加の平滑化画像
G3_4_Image	： ガウシアンフィルタ4回付加の平滑化画像
G3_5_Image	： ガウシアンフィルタ5回付加の平滑化画像
差分画像	
Sus_Ori_Ga1	： 原画像とG3_1_Imageの差分画像
Sus_Ga1_Ga2	： G3_1_ImageとG3_2_Imageの差分画像
Sus_Ga2_Ga3	： G3_2_ImageとG3_3_Imageの差分画像
Sus_Ga3_Ga4	： G3_3_ImageとG3_4_Imageの差分画像
Sus_Ga4_Ga5	： G3_4_ImageとG3_5_Imageの差分画像
周波数バランス	
G1	： Sus_Ori_Ga1
G2	： Sus_Ga1_Ga2
G3	： Sus_Ga2_Ga3
G4	： Sus_Ga3_Ga4
G5	： Sus_Ga4_Ga5

られるが，これはプログラムのバグではなく，入力画像に演習用画像（1/4にリサイズした画像）を使用したために生じることをお断りしておく．

図12はUSM処理画像とMFP画像の比較で，(a)は原画像，(b)はマスクサイズ「5×5」で強調係数＝1のUSM処理画像，(c)はMFP画像で，パラメータはG1＝1.0；G2＝0.8；G3＝0.6；G4＝0.4；G5＝0.2，Xm＝160；Ym＝1のときの処理結果画像である．(b)のUSM処理では高周波数成分が強調されているのが認められ，粒状性がやや目立つ感じを受ける．(c)のMFPでは乳腺組織内のコントラストが明瞭になり，低周波数成分から高周波数成分までを連続的に強調しているため，より自然に強調されているのがわかる．

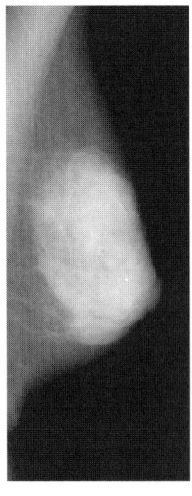

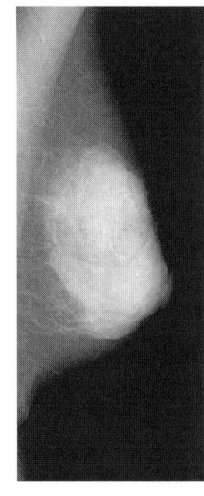

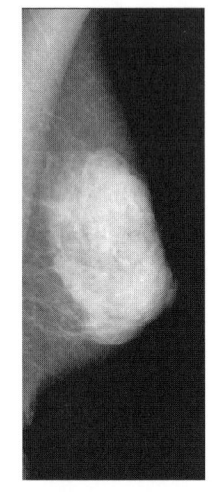

（a）原画像　　　（b）「USM_5x5_E1」　　　（c）「MFP_Xm,Ym 160,1」

図12　マスクサイズ「5×5」のUSM処理とMFPの処理画像

◎ 参考文献

1) 岡部哲夫，瓜谷富三編：医用放射線技術講座，14 医用画像工学，医歯薬出版，1998
2) 岩崎信之編：FCR画像処理解説書，富士フィルムメディカル株式会社，2003
3) 井上誠喜，八木伸行，林 正樹，他：C言語で学ぶ実践画像処理，152-156，オーム社，1999
4) 医用情報処理編集委員会編：医用放射線技術実験，医用情報処理，136-138，共立出版，1995
5) 山田雅彦：ディジタル時代の医用画像情報技術セミナー，6 CRにおける画像処理（1），81-87，INNERVISION，Vol. 15，No. 12，2000
6) 船橋正夫：総論・ディジタル画像に求められる画像処理技術―前編―，1189-1199，日放技会誌，Vol. 63，No. 10，2007
7) 山田雅彦：ディジタル時代の医用画像情報技術セミナー，6 CRにおける画像処理（2），84-91，INNERVISION，Vol. 15，No. 13，2000
8) 梶 大介，佐藤千恵子，加野亜紀子：ディジタル時代の医用画像情報技術セミナー，1 ハイブリッド処理の基礎と応用，81-86，INNERVISION，Vol. 19，No. 6，2004
9) Vuylsteke P., Schoeters E.：Computer Radiographyにおける画像処理 MUSICA，アグファ・ゲバルト社，1999
10) 田村秀行：コンピュータ画像処理，オーム社，2003
11) 船橋正夫：総論・ディジタル画像に求められる画像処理技術―後編―，1293-1302，日放技会誌，Vol. 63，No. 11，2007
12) 志村一男：理想のX線画像を目指して―マルチ周波数処理について―，796-802，日放技会誌，Vol. 57，No. 7，2001
13) 林 則夫：画像について語ろう：DQE値に反映される被ばく線量低減効果，27-32，画像通信，Vol. 32，No. 2，2009
14) 川本清澄 座長集約：ディジタル画像を臨床活用するための知識と技術，第36回総合学術大会シンポジウム，341-355，日放技会誌，Vol. 65，No. 3，2009

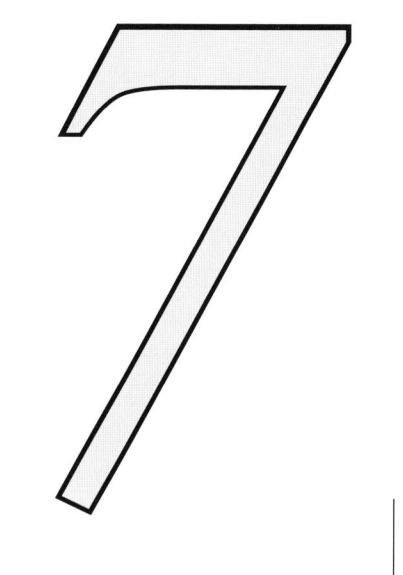

第7章
ディスプレイの画質評価

7・1 輝度計
7・2 ディスプレイの輝度特性の測定
7・3 ディスプレイの解像度測定
7・4 ノイズ特性の評価法

第7章
ディスプレイの画質評価

　医療用ディスプレイは，従来のCRTディスプレイ（cathode ray tube display）から液晶ディスプレイ（liquid crystal display：LCD）へ移行を終え，高精細なモノクロLCDは，2〜5メガピクセル（mega-pixel：MP）のものが，カラーLCDは2〜3MPのものが普及し，さらに，高輝度，高コントラスト化や大画面化において発展しつつある．そして，フィルムによる医療画像の読影診断（ハードコピー診断）から，ディスプレイを用いたソフトコピー診断への移行も急速であり，ディスプレイ上の表示画像の画質に対する関心は，フィルムに対する関心同様に高い．

　これまで，医療画像の表示媒体の主力であったフィルムは，多くの研究者や開発者の成果により高画質化され，医療画像診断において，十分な診断情報を提供してきた．このフィルムに対する画質評価技術は，すでに成熟しおり，解像度はmodulation transfer function（MTF）によって，ノイズ特性はウィナー・スペクトル（Wiener spectrum：WS）やnoise power spectrum（NPS）によって，コントラストはフィルムの特性曲線によって評価し，そのための具体的な手順なども既に定着している状況にある．これに対して，ディスプレイの画質評価は，従来の放送機器などの分野で開発されたテストパターンの目視による評価が主体であったため，フィルムからの移行において，必然的にMTFなどの定量的測定法の検討がなされ，これまでに多くの研究報告が医療用ディスプレイを対象に行われた[1〜11]．それらを総合すると，本書の第2〜5章のDRシステムの画質評価で対象とした，入出力特性，MTF，normalized NPS（NNPS）それぞれに一致または該当する評価項目が存在し，その測定法がすでに提案されている．学会などからのガイドラインも既に刊行されている状況にある．

　2005年に米国AAPM（American Association of Physicists in Medicine）Task Group 18（以下，TG 18）が[12]，ディスプレイ品質管理のガイドラインをまとめており，画質評価（品質管理）法の提案としては代表的である．しかし，MTFなどの物理的な測定項目は記載されているものの詳細ではない．これは，このガイドラインが品質管理を主目的としており，入手が困難な測定機器や，やや煩雑な手技が必要なMTFやNNPSを他の論文に委ねているためと考えられる．また2009年に発表されたIEC規格のIEC 62563-1[13]（以下，IEC）では，MTFやNNPSなどは示されておらず，DRシステムの性能評価とは異なる方向性となっている．実際，最近のLCDは，コンピュータとのインターフェースがディジタル化され，信号伝達における画質の劣化がほとんど無いことから，画質はほとんどマトリクスサイズ（ピクセルサイズ）に依存するともいわれており，物理評価自体の必要性を疑問視する意見も多いのも事実である．

　その観点からは，ディスプレイの画質評価でもっとも重要な位置づけとなるのはDRシステムの入出力特性に該当する階調特性であるといえる．今や安定した性能をもつディスプレイにおいて，変化しやすい因子の最たるものであり，最低最高輝

度やコントラスト応答などの測定技術と理論背景は習得の必要性が高い．また，DRシステムにおいて詳細な研究にMTFやNNPSが利用されるように，ディスプレイの研究また初期検査において，MTFやNNPSの利用価値は高い．本章では，ディスプレイの階調特性の測定を主に解説し，さらにMTFとNNPSの測定手技についても触れる．

なお品質管理の詳細については，我が国においては，日本画像医療システム工業会の定めたJESRA X-0093-2005（以下，JESRA）[14]があり，そこに具体的な手順が示されている．よって，管理を主体とした方法の解説はこのガイドラインにゆずることとする．

7・1 輝度計

ディスプレイの輝度を測る上で重要な測定機器であり，解像特性やノイズ特性がやや特殊な測定であることから，そのための機器（2次元イメージセンサなど）と比較すると，非常に身近で扱いやすい機器でもある．図7.1は，輝度計の各タイプの例を示しており，図に示した望遠型輝度計は，単体で容易に使用でき，かつ精度に優れる．これに対して，密着型の輝度計の多くは，コンピュータに接続するようになっており，ソフトウェアのコントロールが必須となる．ただし密着型の場合は環境光の影響を無視することができ，明室であっても環境光の影響のない測定が可能である．ディスプレイに統合された前面輝度センサは，ディスプレイ専用のソフトウェアの管理により輝度計測が行える．JESRAとTG 18では，望遠型輝度計を基本としているが，TG 18においては，望遠型のレンズ系に起因するstray light（迷光）の影響について注意を払うように指摘している．stray lightが影響すると，目的の部位の周囲の明るさが輝度値の誤差として加えられるため，必要に応じて遮光コーンなどの機具により測定領域以外をマスクする必要がある．JESRAおよびIECでは，輝度特性測定においてこのstray lightの影響を軽減するために，測定領域以外を黒レベルとしたテストパターンを提供している（JESRA：JIRA BN 8 01〜18，IEC：BN 01〜18）．

TG 18では視野角特性（観察角度によって輝度が異なる特性）において斜めか

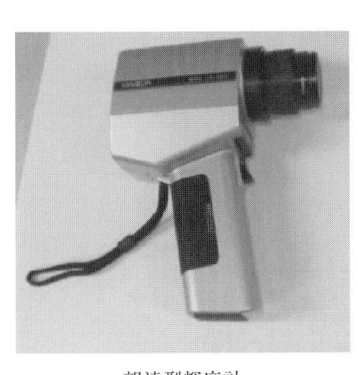

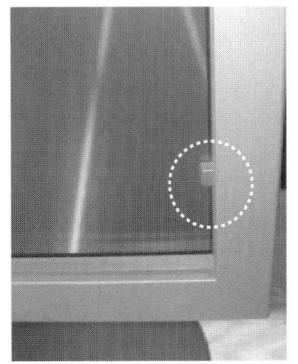

望遠型輝度計　　　　　密着型輝度計　　　　　前面輝度センサ

図 7.1　輝度計の各タイプの例

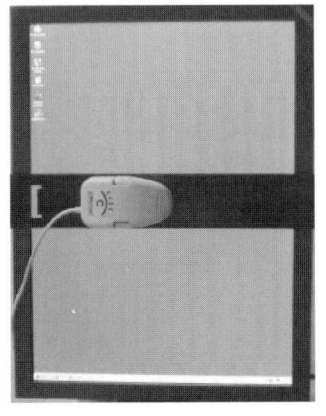

第7章　ディスプレイの画質評価

らの輝度測定のために望遠型が必要であることを述べている．また密着型の輝度計は，色感度がCIE分光感度に合っていないことが懸念され，その場合にバックライトの色の変化により輝度値が変動することを指摘している．これに対して，IECにおいては輝度計の種類には言及せず，精度を規定する（5%以内の再現性と，10%以内の精度）にとどまっており，視野角特性はメーカからの提示資料として位置づけられている．

7・2　ディスプレイの輝度特性の測定

7・2・1　輝度特性

輝度特性は luminance response とも呼ばれ，入力の信号レベルに対する輝度値の関係を示し，この測定は，特定の入力信号の一様領域を輝度計で測定することによって行う．望遠型輝度計では，低輝度領域において前節で述べた stray light の影響を考慮する必要があり，遮光コーンなどの機器を用いない場合は目的領域以外を黒レベルとしたパターン（JESRA：JIRA BN 8 01～18，IEC：BN 01～18 など）を用いるべきである．JESRA，TG 18，IEC ともに 18 段階に輝度が変化する（256 階調において 15 階調ずつ）テストパターンを用意しており，これらの輝度を測定して，入力信号レベルとの関係をプロットする．なお医療用ディスプレイの輝度特性は，1・6・2〔3〕で述べたように，ほとんど GSDF に調整され，図 7.2 の例ような特性となっている．

GSDF は，JND インデックス値と輝度の関係であり（図 1.77 参照），非線形な関係であるため，輝度範囲（最低および最高輝度の範囲）によって輝度特性が異なる．しかし，GSDF に調節されたディスプレイでは，機種が違っても最低および最高輝度が同じであるならばその輝度特性は同じとなる．GSDF は多項式で近似され提供されているため以下の式によって，JND から輝度，輝度から JND に変換可能である．

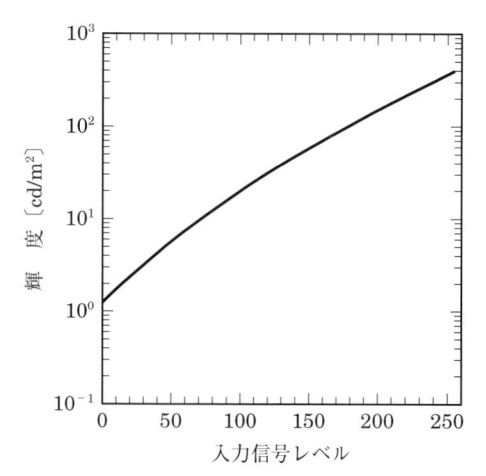

図 7.2　GSDF に調整された液晶ディスプレイの輝度特性測定結果例
（最低輝度 0.5 cd/m^2，最高輝度 400 cd/m^2 の場合）

・JND：x から輝度：y への変換

$$\log_{10} y = \frac{a + c\log_e x + e(\log_e x)^2 + g(\log_e x)^3 + m(\log_e x)^4}{1 + b\log_e x + d(\log_e x)^2 + f(\log_e x)^3 + h(\log_e x)^4 + k(\log_e x)^5} \tag{7・1}$$

$a = -1.3011877$, $b = -2.5840191\,\mathrm{E}-2$, $c = 8.0242636\,\mathrm{E}-2$,
$d = -1.0320229\,\mathrm{E}-1$, $e = 1.3646699\,\mathrm{E}-1$, $f = 2.8745620\,\mathrm{E}-2$,
$g = -2.5468404\,\mathrm{E}-2$, $h = -3.1978977\,\mathrm{E}-3$, $k = 1.2992634\,\mathrm{E}-4$,
$m = 1.3635334\,\mathrm{E}-3$

・輝度：y から JND：x への変換

$$\begin{aligned}x = &\,A + B\log_{10} y + C(\log_{10} y)^2 + D(\log_{10} y)^3 + E(\log_{10} y)^4 + F(\log_{10} y)^5 \\ &+ G(\log_{10} y)^6 + H(\log_{10} y)^7 + I(\log_{10} y)^8\end{aligned} \tag{7・2}$$

$A = 71.498068$, $B = 94.593053$, $C = 41.912053$, $D = 9.8247004$,
$E = 0.28175407$, $F = -1.1878455$, $G = -0.18014349$, $H = 0.14710899$,
$I = -0.017046845$

ここで，ディスプレイの最低と最高輝度が与えられた場合に GSDF に適合させるための輝度特性を求める手順を述べる．

① 最低と最高輝度をそれぞれを JND 値に変換する．上記式（7・2）の y に輝度値を代入し，得られた値 x を x_{min}，x_{max} とする．

② n 段階の GSDF を得るには，$\Delta x = (x_{max} - x_{min})/(n-1)$ により JND の均等間隔値を得る．GSDF による輝度特性ではこのような計算を行い最小と最大の値を均等に割りふり，視覚的線形性（perceptual linear）を得る．

③ i 番目（$i = 0 \cdots n-1$）の JND 値は，$x(i) = x_{min} + i\Delta x$ により求められる．

④ $x(i)$ を式（7・1）に代入し，得られた値 y' は，JND 値 y の常用対数であるため，その値で 10 のべき乗（$10^{y'}$）をとることで，$x(i)$ に対応した輝度値 $y(i)$ が求められる．

上記手順により，最小から最大の間の n 段階の信号レベルと輝度値との関係が求められる．GSDF に対応した医療用ディスプレイでは，この輝度特性を実現するように内部のルックアップテーブル（look up table：LUT）を調節して必要な輝度特性が設定される．

GSDF の輝度特性に設定することは，ディスプレイにかかわらず全信号レベルにわたって，視覚的線形性を確保することである．図 7.3 は，GSDF に調整された輝度特性における入力レベル対出力の JND 値の関係である．このグラフでは 2 つの輝度のディスプレイについて示しているが，輝度の違いは，そのまま傾きの違いに反映されている．したがって，GSDF は，線形性は担保されるが，ディスプレイ間で，コントラストを統一するものでないことがこのグラフからも明確である．よって，極端に輝度レベルや輝度比が異なるディスプレイ間では，それぞれに表示される画像は大きく異なり，このような場合に画像階調の一貫性を確保するのは困難である．

医療機器に付属するディスプレイには，汎用型が採用されていることが多く，そ

第7章　ディスプレイの画質評価

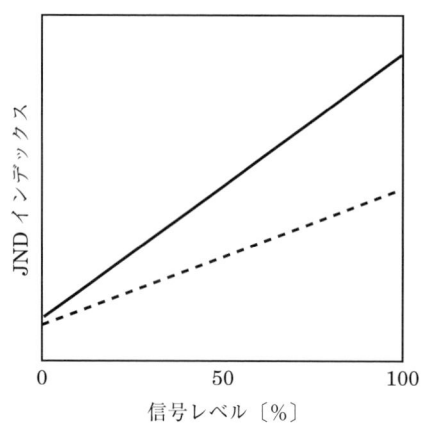

図 7.3　GSDF に調整された液晶ディスプレイの信号レベルに対する JND 値の関係
輝度比が高いディスプレイでは，傾斜が高く表示画像のコントラストが高くなる

の特性はガンマ特性（「1・6・1　CRT ディスプレイ」参照）となっていることが多い．このガンマ特性については明確な評価基準はなく，次項のコントラスト応答の評価対象ではない．

7・2・2　コントラスト応答

コントラスト応答は，輝度特性が精度良く調整されているかを試験するために考案された指標である．この評価は，ディスプレイのコントラストが信号レベル全域において適切かを調べることを目的とし，これはすなわち，輝度特性に部分的な傾斜度異常がなく全域において規定した輝度特性（GSDF）に適合しているかを試験する．コントラスト応答値は，隣り合うステップ間の輝度差をその輝度値で割り（$\Delta L/L$），これを単位 JND 当りの値とした（$\Delta L/L/\Delta \mathrm{JND}$）値である．その計算は以下のように行う．

n 段階の測定値において，$i(i=0,\cdots,n-2)$ 番目のコントラスト応答を求める．

① 輝度 y_i と y_{i+1} の差 $(y_{i+1}-y_i)$ を，y_i と y_{i+1} の中間値 $\{(y_{i+1}+y_i)/2\}$ で割る．これが $\Delta L/L$ である．
② 輝度 y_i と y_{i+1} に対応する JND 値 x_i と x_{i+1} を求め，差をとる $(x_{i+1}-x)$．
③ コントラスト応答は，単位 JND 当りの $\Delta L/L$ であるので，①の結果を②の結果で割る．

図 7.4 は，2 機種の輝度特性とコントラスト応答の試験結果の比較である．輝度特性を比較して見る上では，その誤差を指摘するのは困難であるが，コントラスト応答では，基準範囲（±15%）からはずれているのが明確に判断できる．よってコントラスト応答の計算が，ディスプレイの輝度特性の正確性を保証するために有用であることがわかる．

7・2・3　輝度特性の測定

JESRA，TG 18，EC では，18 段階の輝度レベルをもつ 18 個の画像ファイルが

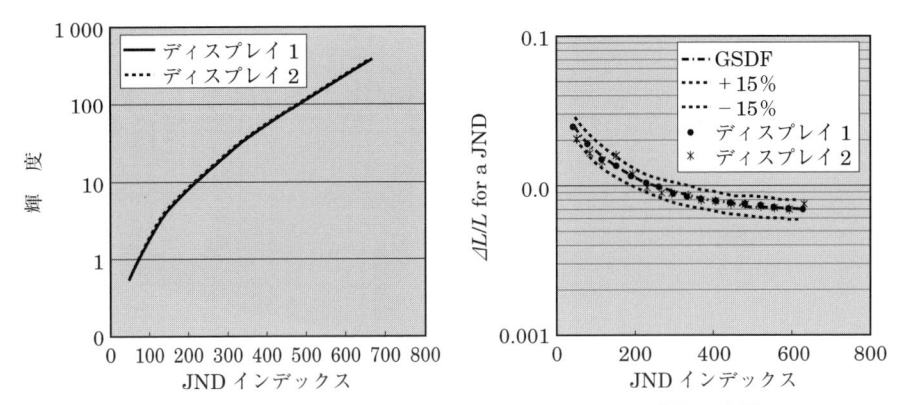

図 7.4 2機種の輝度特性とそれらのコントラスト応答の比較

提供されているため，それらを画面に表示し，輝度計で測定する．画像表示では必要な輝度パッチが全体の 10% の面積となっていることが規定されているが，これに近い値であれば問題なく使用できる．よって専用コンピュータプログラムにより**表 7.1** のような表示ディジタル値にて輝度パッチを表示すれば，効率的に輝度特性が測定可能となる．**図 7.5** は，望遠型輝度計による測定風景である．

ガイドラインにしたがった管理上の測定では，受入試験からの不変性を試験するため，常に同じ状況で測る必要があり，またディスプレイ自体の輝度特性を測る目的からも部屋を消灯して環境光の影響を入れないようにする．これ以外に，環境光の影響を調べる目的で通常使用の状況下の輝度特性を測る場合もある．輝度計の評

表 7.1 18段階の輝度パッチのディジタル値
256 階調の場合の表示ディジタル値である．
1 ステップが 15 階調ずつの差となる

番号	表示ディジタル値
1	0
2	15
3	30
4	45
5	60
6	75
7	90
8	105
9	120
10	135
11	150
12	165
13	180
14	195
15	210
16	225
17	240
18	255

第7章　ディスプレイの画質評価

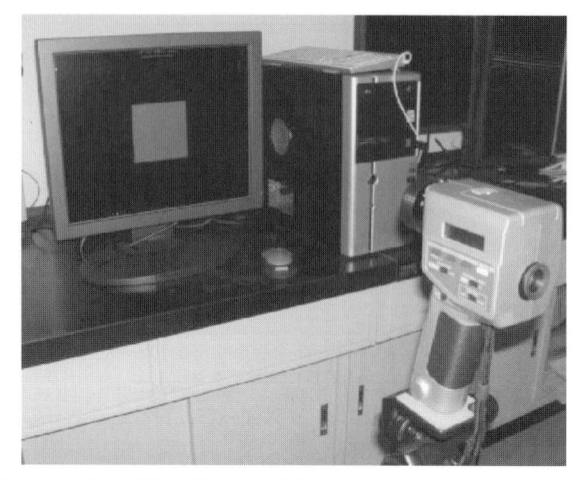

図 7.5　望遠型輝度計による測定風景
基本的には部屋は消灯し，環境光を含めず測定する

価には，入力信号レベルに対して，輝度値をプロットする．また前項に従って，17段（最終段は計算できないため）のコントラスト応答を求める．JESRAでは，ホームページ上に，便利な品質管理計算シート（Microsoft Excel™ 対応）が掲載されている．このシートを用いることで容易にコントラスト応答が計算でき，許容範囲との関係も把握できる．

7・3　ディスプレイの解像度測定

「1・6・1　ディスプレイの諸特性」で述べたように，最近のLCDはディジタルインターフェースで接続されることから信号劣化がほとんどなく，解像特性は，ピクセルピッチに依存するようになった．よって，ピクセルピッチがわかれば，ナイキスト周波数付近で0.6前後となる特性であり，大まかな評価ではそれで十分である．しかしDRシステムでMTFを求める関係で，ディスプレイのMTFも把握してトータルとしての特性を評価するには，MTF測定は必要となる．また新しいディスプレイ方式が開発された時などには，その特性がLCDとどんな関係にあるかを確認する上でも定量的な値として有効である．図7.6は，ピクセルサイズ（マトリクスサイズ）の異なる液晶ディスプレイのMTF測定結果の比較である．それぞれのピクセルサイズに応じて，MTF値が変化し，より高解像度とされるマトリクスサイズの大きい（ピクセルサイズの小さい）ディスプレイのMTFが高い．またピクセルサイズによりナイキスト周波数が決まり，そこでの応答は0.6付近の値となっている．

ディスプレイのMTF測定法では，DRシステムのスリット法に対応した，1ラインによる方法（ライン法）と，矩形波チャート法に対応したバーパターン法が知られており，その他の方法の報告も見られる[1~4,6,8~10]．すべての方法に共通なのは，ディスプレイ表面を接写レンズを装備した2次元センサで撮影し，その画像データから解析することである．接写レンズは，一眼レフレックス方式カメラ用のものを流用することができ汎用性が高いが，2次元イメージセンサは多くの機種が存在

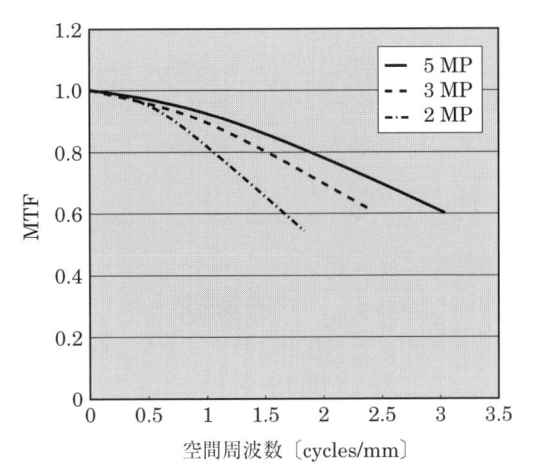

図 7.6　各マトリクスサイズのディスプレイの MTF
5 MP（メガピクセル），3 MP，2 MP のそれぞれのピクセルサイズは，0.165 mm，0.207 mm，0.27 mm

し，次々と新機種が登場することからレンズマウントなどの汎用性に問題がある．その中で，市販の一眼レフレックス方式ディジタルカメラの流用はレンズマウントも含め汎用性が高く値段も手頃である．ただしほとんどがカラー用であるため，内蔵 CCD センサの生データを取得し，色成分を考慮して扱う必要がある．測定に用いる 2 次元イメージセンサの各特性は高いほどよく，輝度に対する線形性があり，再現性が高く，解像特性に優れ，低ノイズであれば，さまざまな用途に使用可能である．

7・3・1　ディスプレイの非線形性の考慮

MTF 測定が適用可能な系は線形（リニア）な系であるが，ディスプレイの輝度特性は GSDF，ガンマ特性ともに非線形である．DR システムでは，リニアリティを確保するために入出力特性が非線形な場合は，その入出力特性を用いて露光量変換を行い対処する．これに対してディスプレイでは，その構成に起因して輝度特性による線形変換は利用できない．よって，低コントラスト対象の疑似線形性（低コ

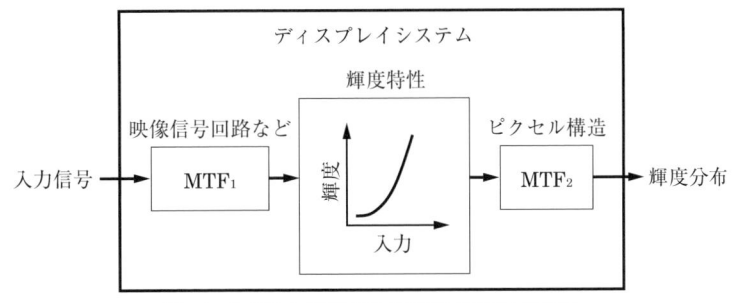

低コントラスト状況下の $\mathrm{MTF} \risingdotseq \mathrm{MTF}_1 \times \mathrm{MTF}_2$

図 7.7　ディスプレイの構成と MTF
低コントラスト状況下では，擬似線形が成り立ち，各構成の MTF の積で解像特性を表わせる

ントラストな信号範囲では，入力と出力はほぼ線形とみなせる）を応用し，低コントラストな状況下のMTFを測定する．図7.7は，ディスプレイの構成要素とMTFの関係を示した模式図で，疑似線形な状態では，ディスプレイのMTFは，すべての構成要素のMTFの積として表される[9]．よってライン法では，低コントラストなライン（TG 18では，ピクセル値で12%コントラスト）を表示してその輝度分布からMTFを測定する．この際，システムは疑似線形とみなすため[4,12]，輝度特性による線形変換は必要ない．

LCDの場合は，測定対象を低コントラストとする必要はない．なぜなら，LCDは今やディジタル接続が基本であり，図7.7のMTF_1が1と見なせるからである．よって，ピクセル構造のMTF_2を高コントラストなラインやバーパターンを用いてその輝度分布から測定すれば良く，その測定結果をMTFとして扱うことが可能である．

7・3・2 ライン法による解像度測定

TG 18において，紹介されているライン法は，1ライン表示によって得られる線拡がり関数（line spread function：LSF）をフーリエ変換する方法である．ライン法では，コンピュータのグラフィックス機能によって，水平または垂直な1ラインを表示して，それをCCDカメラで撮影し，その取得データからMTFを算出する．前項で述べたようにディジタル接続のLCDではTG 18で示されるような低コントラストなラインにする必要はない．

ライン法では，1ラインの輝度分布を得た後，それをフーリエ変換しゼロ周波数で正規化すればよいが，LCDでは画素構造の細かい輝度分布（画素の隙間の不透過部分など）が影響して解析が困難を極める．図7.8は，LCD上に表示したライン撮影画像と輝度プロファイルであり，ラインとバックグラウンドにピクセル構造による周期波形が観察でき，このままフーリエ変換しても正確なMTFは得られない．TG 18では，これを解決するためにラインのない均一画像をあらかじめ取得して，それを減算処理してピクセル構造を消去する手法が提案されている．しか

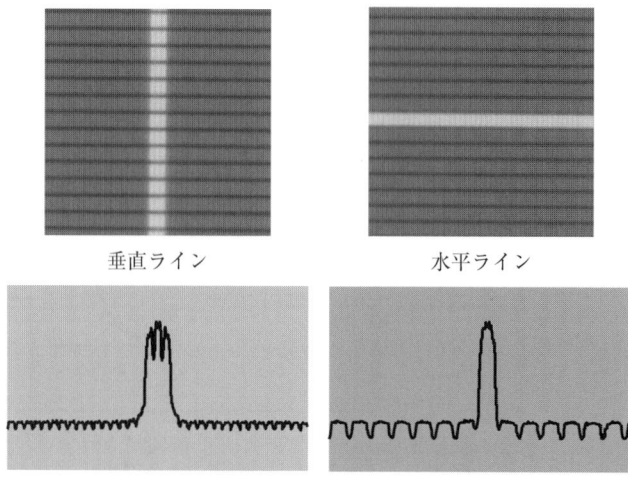

図 7.8 液晶モニタに表示されたラインの拡大画像とその輝度プロファイル

し，減算処理におけるミスレジストレーションの問題もあり，この複雑な手順は一般施設での適用が困難であると考える．

7・3・3　バーパターンによる解像度測定

　ライン法に代わる簡便で精度の高い方法として筆者らが考案したバーパターン法がある[9]．この方法は，ライン法に必要とされるピクセル構造の消去を必要とせず，バーパターンの輝度プロファイルから直接 MTF を測定できる簡便な方法である．図7.9 は，バーパターン法に用いるテストパターン例であり，1〜6ピクセル幅のバーによる5周期のバーパターンと，上部にバーと同じピクセル値をもつ一様な帯状領域を有する．1ピクセル幅のバーパターンは，ナイキスト周波数と同じ周波数の矩形波を生成し，ピクセル幅 2, 3, 4, 6 に対応する周波数は，ナイキスト周波数を1とした場合に，それぞれ 0.5, 0.333, 0.25, 0.167 である．このバーパターンを接写レンズを装着した高精細なディジタルカメラで撮影し，そのイメージセンサ（一般には，CCD (charge-coupled device) センサや CMOS (complementary metal oxide semiconductor) センサ）からの raw データを用いて MTF を解析する．図7.10 は，この方法の撮影風景である．カメラ自体の解像特性を生かす

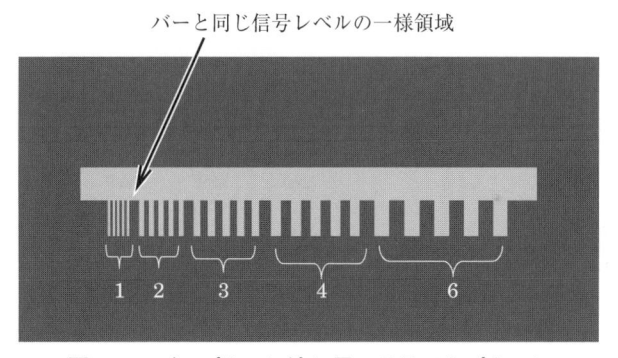

図 7.9　バーパターン法に用いるテストパターン
図中数字は，バーのピクセル幅

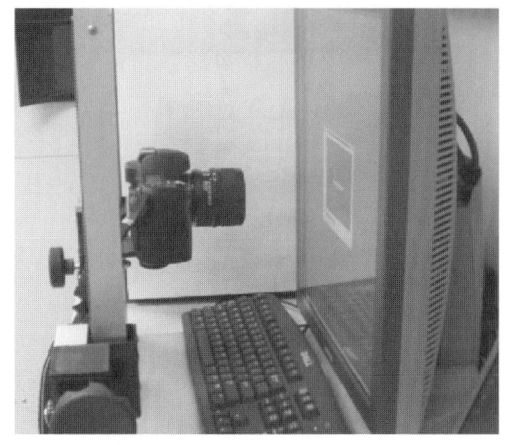

図 7.10　バーパターン法におけるテストパターン撮影の様子
カメラの解像度を生かすために，できる限り接近する

第7章 ディスプレイの画質評価

ためには，極力接近して撮影し，ディスプレイの1ピクセル当りにカメラの10ピクセル以上が割り当てられるようにする．

図7.11は，6ピクセル幅のバーの輝度プロファイルの例である．この波形から，基本波（ここでは4周期分の波形）の振幅を得るために，整数周期分を抽出し，これを離散フーリエ変換して，基本波（最も低い周波数の周期成分）の振幅を計算する．図7.12は，バーパターン法の解析法の全体の流れである．バーパターンのプロファイルは出力波形に相当するため，これに対する入力信号を求める必要がある．そのため，バーパターンのピクセル値と同じピクセル値をもつ一様領域と，バックグラウンドの平均信号値を測定し，それの差が矩形波の入力振幅値であり，そこから入力の正弦波振幅 M_0 を計算する．これと，バーパターンのプロファイルの

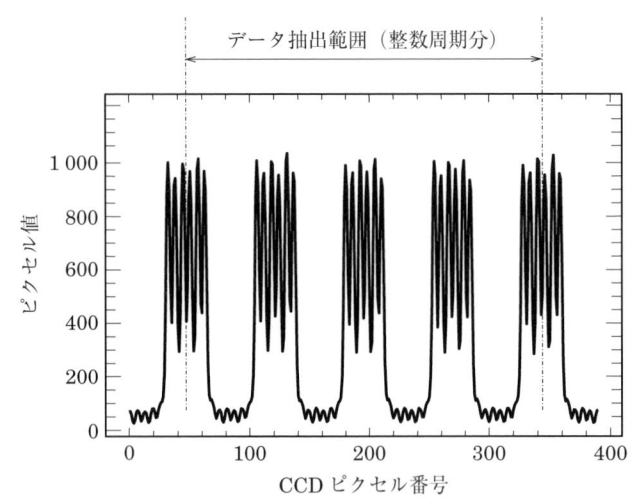

図 7.11 バーパターンの輝度分布の例とMTF解析のためのデータ抽出範囲
周期波形解析のために，整数周期分を抽出して，そのデータの振幅値を算出する

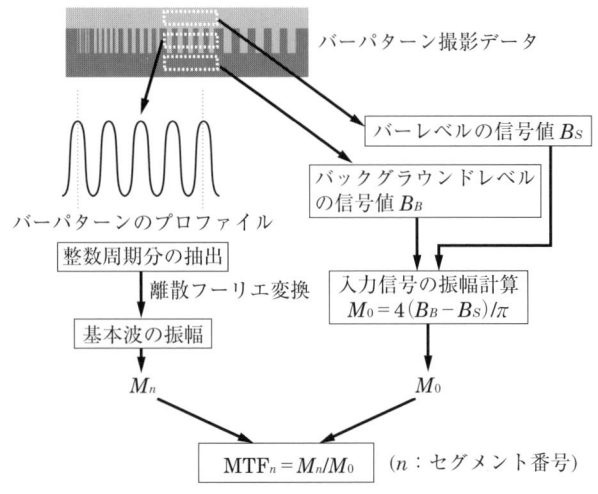

図 7.12 バーパターン法における解析過程

$M_0 = 4(B_B - B_S)/\pi$

$\mathrm{MTF}_n = M_n/M_0$ （n：セグメント番号）

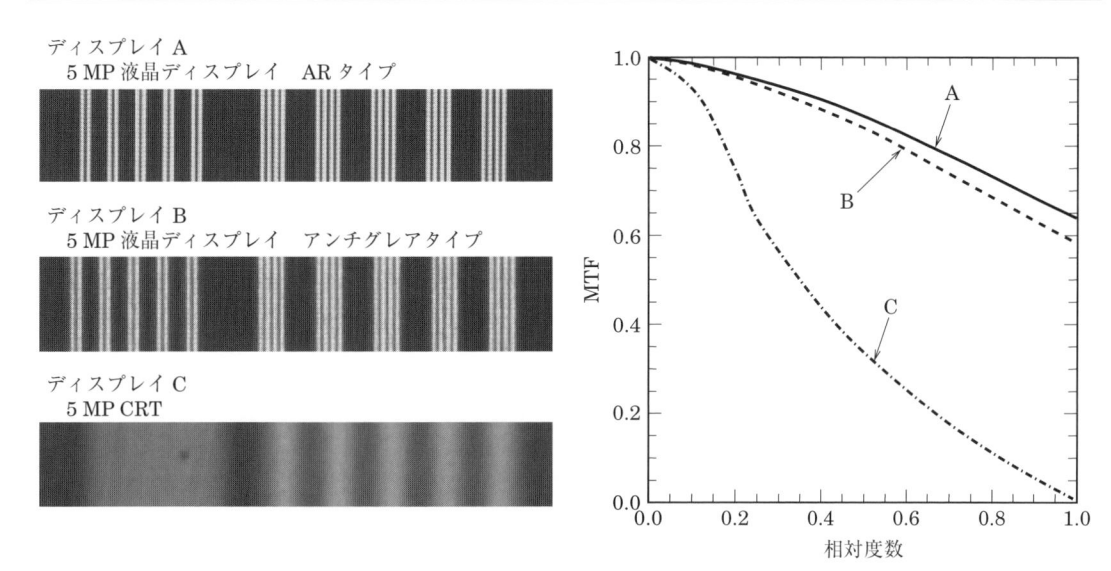

図 7.13 バーパターン法における MTF 測定結果と取得したバーパターン画像の例
　　　　　液晶ディスプレイは，CRT に比べて非常に高い MTF を示す

振幅 M_n（n は，各幅のバーパターンのセグメント番号）を用いて，M_n/M_0 によって MTF が求められる．

この方法の利点は，1つの周波数について，1つのパターンを用いるため信号値が高く精度の高い測定ができることと，バーパターンを撮影した画像が得られることから，同時に視覚的な評価も可能なことである．欠点は，バーのピクセル幅は整数値しかとれず，空間周波数間隔が比較的広くなることである．

図 7.13 は，5 MP LCD 2 機種と，CRT の測定結果である．アンチグレアフィルタ（反射防止フィルタ）装着によるボケやノイズ発生を解決するために開発されたアンチリフレクション（anti-reflection: AR）タイプが，MTF を改善する効果が結果に良く現れている．また CRT に比して LCD の MTF が有意に高いことも示され，これらは，バーパターン画像からも認識できる．このように，測定値と視覚評価の両面から評価可能であることは重要であり，研究レベルと品質管理の両方においてこの方法が利用価値が高いことを示している．

7・4　ノイズ特性の評価法

ディスプレイのノイズの測定は，2次元イメージセンサにより一様画像を表示した画面を撮影することにより行い，そこから輝度分布のノイズパワースペクトルを算出する[7,8,10,11]．一般に，ノイズプロファイルを平均値で除することから，DR システムと同じく，NNPS の測定として扱われる．

LCD のノイズは，DR システムと違い時間的に変化しないノイズである．なぜなら，「1・6・1　ディスプレイの諸特性」と「1・6・3　液晶ディスプレイ」で述べたようにノイズの原因は，画素間の透過率のバラツキと表面構造によるものであるからである．よって，イメージセンサの画像を複数用いてその結果を平均しても精度は向上しない．

7・4・1 ディスプレイのNNPSの測定

図7.14は，ディスプレイのNNSPの測定のための撮影画像例である．この画像では，両サイドに高輝度のラインが表示されているが，これは100ピクセル間隔となっており，NNPS計算時に必要になるイメージセンサの1ピクセル当りの実サイズの算出に用いる．この例では，取得画像の中心部の1 024×1 024ピクセル（イメージセンサのピクセル）の領域を抽出して，その領域内でNNPSを複数回算出して平均する．図7.15は，NNPSの算出手順である．一様画像からの計算方

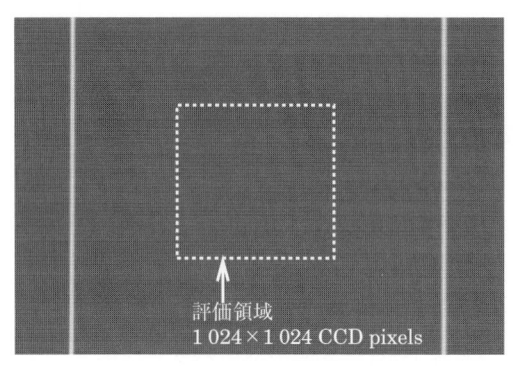

図 7.14 ディスプレイのNNSPの測定のための撮影画像例

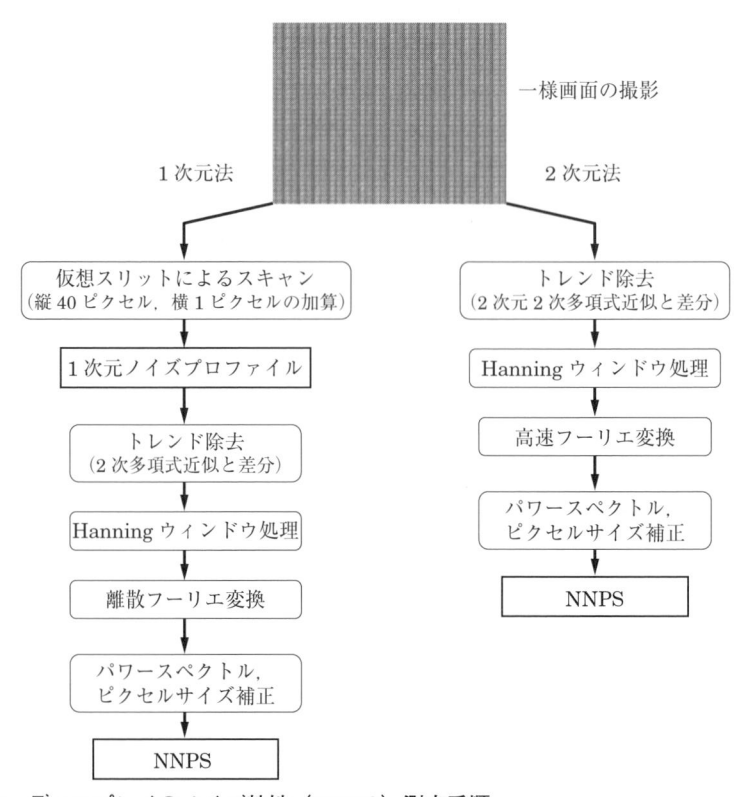

評価領域
1 024×1 024 CCD pixels

図 7.15 ディスプレイのノイズ特性（NNPS）測定手順
仮想スリットを使用する1次元法と2次元フーリエ変換を使う2次元法を示した

一様画面の撮影

1次元法
- 仮想スリットによるスキャン（縦40ピクセル，横1ピクセルの加算）
- 1次元ノイズプロファイル
- トレンド除去（2次多項式近似と差分）
- Hanningウィンドウ処理
- 離散フーリエ変換
- パワースペクトル，ピクセルサイズ補正
- NNPS

2次元法
- トレンド除去（2次元2次多項式近似と差分）
- Hanningウィンドウ処理
- 高速フーリエ変換
- パワースペクトル，ピクセルサイズ補正
- NNPS

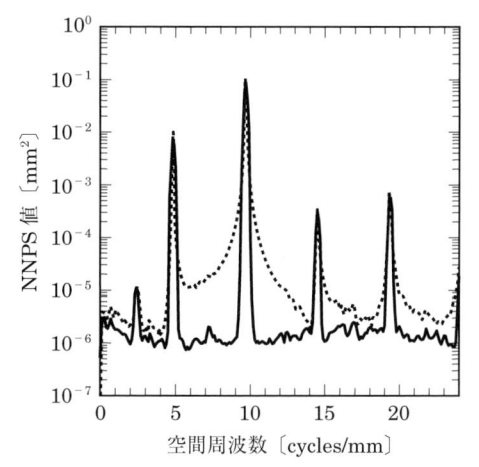

図 7.16 Hanning ウィンドウの効果
Hanning ウィンドウ処理は，フーリエ変換の周波数漏れを軽減し NNSP 算出の精度向上に寄与する

法には，仮想スリットのスキャンによる 1 次元ノイズプロファイルを用いる 1 次元法と，特定領域を 2 次元フーリエ変換する 2 次元法がある[7,8,11]．どちらも同様に結果を出すが，1 次元法の方が，トレンド成分除去の精度が高いという報告がある[11]．DR システムの 2 次元法では，求めたパワースペクトルの軸上の値を除去する方法が IEC より提案されているが，これは LCD に対して意味をもたない．なぜなら，LCD の画面は画素構造による顕著な周期成分をはじめからもち，それは，どの方向でも観測できるからである．よって，LCD の NNPS 計算では，Hanning ウィンドウを用いて周期成分からの周波数漏れの悪影響を軽減する．

図 7.16 は，Hanning ウィンドウ処理の効果を示した NNPS の算出結果である．Hanning ウィンドウ処理なしの結果は，画素構造の周期成分がするどいピークとならず山形となり，他の周波数に顕著な誤差を及ぼしている．これに対して Hanning ウィンドウ処理をした結果では，そのような誤差が改善されている．ディスプレイの NNPS では，ピクセル構造の周期成分が，何本ものピークとして現れ，その間の領域がランダムノイズのレベルを表す．よって，このランダムノイズを正確に評価するためにも，Hanning ウィンドウ処理が必要である．

7・4・2 NNPS 測定結果の評価

ディスプレイの NNPS では，ピーク成分（周期成分）よりも，その間の領域が重要であることを前項で述べたが，その観点で NNPS 測定結果を評価してみる．

図 7.17 は，2 機種の 5 MP LCD の NNPS 測定結果である．この 2 機種は，従来のアンチグレア（AG）表面処理（細かい凹凸表面による反射防止処理）と，AR 表面処理（コーティングによる反射防止処理）が施された機種である．ピーク成分間の領域を比較すると，AR 表面処理が有意にノイズレベルが低いことがわかる．また，DR システムのノイズ特性と比較して，AG 表面処理の NNPS は低いものの（10^{-6} よりやや高い），十分に低いとはいえずその影響（LCD によるノイズ

第7章 ディスプレイの画質評価

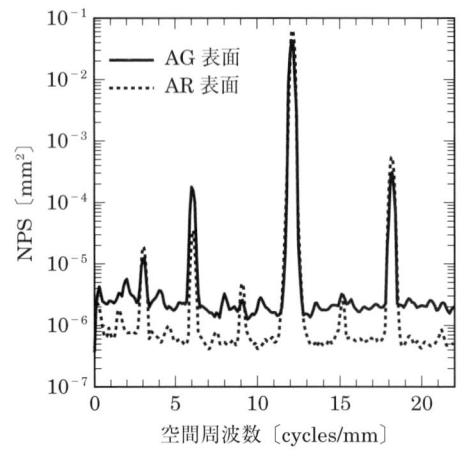

図 7.17　2機種の LCD の NNPS 測定結果
AR 表面処理のディスプレイは従来の AG 処理に対して優位にノイズ特性を改善することが示されている

付加）が懸念される．これに対して AR 表面処理では，十分に低い NNPS であることから，AR 表面処理が画像表示に適していることがわかる．

図 7.18 は，5 MP LCD における方向別の NNSP 測定結果の比較である．一般的な LCD のピクセル形状は，正方形でなく，長方形に近い形状であり，さらに視野角改善のマルチドメイン化やサブピクセル構造により複雑な分布となっている．よって，主な違いはピーク出現位置である．ノイズレベルはわずかな違いが見受けられるが，ほぼ同等である．

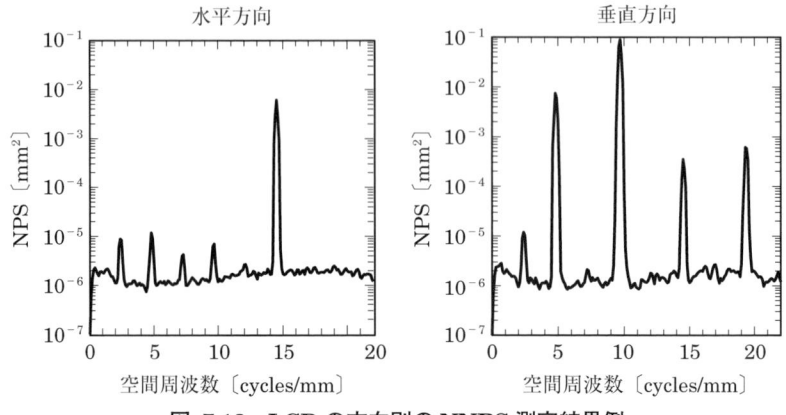

図 7.18　LCD の方向別の NNPS 測定結果例

===== コラム　カラーディスプレイとモノクロディスプレイ =====

医療画像は，モノクロ主体ではあるものの，3次元画像，生体機能画像，モダリティ間融合画像などではカラーとなっている場合がある．そこで，モノクロとカラー画像両方の観察のために医療用としてのカラーディスプレイも各メーカから提供され，最近は最高輝度や輝度比などの性能面だけでいえばモノク

ロとほぼ同等になりつつある．もし，カラーディスプレイが，モノクロ画像をモノクロディスプレイと同等の画質で表示できるのであれば，コスト次第ではカラーディスプレイのみで事足りることになるが，実際は，画質の問題があり，医療現場ごとの必要性との関係で使い分けがなされている．本コラムでは，この画質の違いの一部と考えられているノイズ特性について解説する．

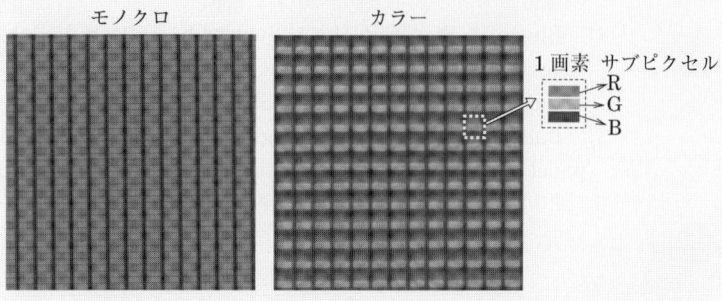

図 1　モノクロディスプレイとカラーディスプレイの一様画面の拡大写真．双方ともに 2 MP 医療用ディスプレイ

モノクロとカラーの画素構造の違いは，図1に示すように，1画素の中に存在するサブピクセルであり，カラーの場合は，1画素は，R（レッド），G（グリーン），B（ブルー）のカラーフィルタをもつ3つのサブピクセルからなり，モノクロではサブピクセルは存在するものの，フィルタはもたない．図1の画像は，通常距離で観察すると双方ともに信号レベル50%のグレイ画像であるが，図のように接近して観察するとカラーは明らかに色と輝度の異なるサブピクセルの集合画像であり，モノクロに対して均一性に劣る．この画像から，輝度レベルのノイズ特性（NNPS）を測定した結果が，図2である．カラーディスプレイは，RGBサブピクセルの影響で明らかにピーク成分が高く，かつノイズレベル（ピーク以外の平坦部分）も上昇している．この結果は，カラーディスプレイでは，平坦画像であっても，さまざまなノイズ成分が重なって表示されることを表しており，これが画質問題を引き起こす1因子である．なお，解像特性については，ピクセルサイズに依存するため，それが同じであればモノクロとカラーはほぼ同等の解像特性を示す．

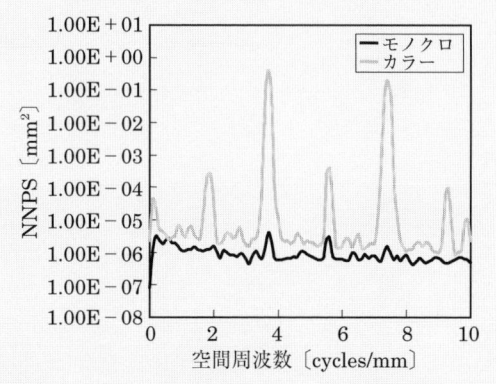

図 2　モノクロディスプレイとカラーディスプレイのノイズ特性の比較
　　　図1の縦方向の特性である

第7章 ディスプレイの画質評価

◎参考文献

1) Roehrig H, Blume H, Ji T, Broune M : Performance test and quality control of cathode ray tube Display, 134-145, J. Digit. Imag., 3(3), 1990
2) Roehrig H, Willis C, Damento M : Characterization of monochrome CRT display systems in the field, 152-165, J. Digit. Imag., 12(4), 1999
3) 金澤 勝, 近藤いさお, 杉浦幸雄, 他：ディスプレイのMTF測定方法, 760-772, 映像情報メディア学会誌, 55(5), 2001
4) Blume H, Steven P, Ho A, Stevens F, Abileah A, Robinson S, Roehrig H, Fan J, Chawla A, Gandhi K : Characterization of liquid crystal displays for medical images Part 2, 449-473, Proc. SPIE, 5029, 2003
5) Badano A, Gagne R, Jennings R, Drilling S, Imhoff B, Muka E : Noise in flat-panel displays with subpixel structure, 715-723, Med. Phys., 31(4), 2004
6) 市川勝弘, 藤田広志：バーパターンを用いた医用画像ビューアのMTF測定法, 184-190, 日本写真学会誌, 67(2), 2004
7) Fan J, Roehrig H, Sundareshan M, Krupinski E, Dallas W, Gandhi K : Evaluation of and compensation for spatial noise of LCDs in medical applications, 578-587, Med. Phys., 32(2), 2005
8) Saunders RS, Samei E : Resolution and noise measurements of five CRT and LCD medical displays, 308-319, Med Phys., 33(2), 2006
9) Ichikawa K, Kodera Y, Fujita H : MTF measurement method for medical displays by using a bar-pattern Image, 831-837, Journal of SID, 14(10), 2006
10) 市川勝弘：医療用ディスプレイの画質評価, 51-56, ディスプレイ, 13(11), 2007
11) Ichikawa K, Hasegawa M, Kimura N, Kodera Y, Takemura A, Matsubara K, Nishimura A : Analysis method of noise power spectrum for medical monochrome liquid crystal displays, 201-207, Radiol. Phys. Technol., 1(2), 2008
12) American Association of Physicists in Medicine (AAPM), Task Group 18 : Assessment of display performance for medical imaging systems, 2005
13) IEC 62563-1 : Medical electrical equipment - Medical image display systems-Part 1 : Evaluation methods, International Electrotechnical Commission, 2009
14) 日本画像医療システム工業会：JESRA X-0093-2005 医用画像表示用モニタの品質管理に関するガイドライン, 2005

索 引

アルファベット

A/D 変換器	26, 36
AAPM	260
AG	273
aliasing 誤差	29
AR	271
Barten	62
bin	118, 123
bootstrap 法	12
$CaWO_4$	4
CIE 分光感度	262
computed radiography	36
conversion function	218
CR	36, 226
CRT ディスプレイ	53
CR システム	136
DICOM 規格	36, 55
Digital Imaging and Communication in Medicine 規格	36
DQE	42, 212
DRC	245, 249
DR システム	26
$\bar{E}$	179
ΔE	179
$\Delta E_{normalized}$	179
ESF	23, 118
FCR	25
f_{int}	185
FPD システム (FPD)	39, 216, 226
$Gd_2O_2S:Tb$	4
GSDF	62, 263
G 値 (G)	74, 88, 123, 180, 217
Hanning ウィンドウ	273
H-D カーブ	9
HVL	80
IEC	42
IEC 61267	78, 212
IEC 62220	72, 181, 212
IEC 62563	260
IP	26, 36
JESRA	261
JND	62, 264
JND インデックス値	262
Laplacian フィルタ	233
LCD	50, 260
LINERLIZED DATA	72
Log システム	73, 82, 88, 123
LSF	21, 111
luminance response	262
LUT	17, 226
MFP	240, 248
Mo/Mo	78, 80
MTF	22, 110, 212, 260, 266
NEQ	42, 214
NNPS	172, 212, 219, 260, 272
NPS	46, 172
Nyquist 周波数	28
ORIGINAL DATA	72
PACS	49
presampled MTF	44, 49, 115, 118, 217
PSF	21, 111
RAW DATA	72
RMS 粒状度	25, 46, 172
ROC	43
row-column 法	180
SF システム	3, 70
sinc 関数	118
SNR	212
stray cat	261
TFT	39, 59
TN 液晶	56
unsharp masking	237
USM	237, 248
X 線質	78, 132, 137, 187, 217
X 線質硬化	13
X 線透過率	2
X 線フィルム	4

ア

相反即不軌	7, 76
アクティブマトリクス駆動方式	59
アナログ MTF	114
アナログシステム	3, 70
アナログ-ディジタル変換器	26
アパーチャ MTF	114
アパーチャ効果	31, 41
アモルファスセレン	39
アライメント	119, 127
アンシャープマスキング	237
アンダーサンプリング	28, 32, 216
アンダーシュート	239, 249
アンチグレア	271
アンチグレアフィルタ層	62
アンチリフレクション	271
イコライゼーション処理	245
位相	229
位置不変性	112
一般撮影装置	120
イメージングプレート	26, 36
医療用ディスプレイ	260
印加電圧-透過率特性	58
インパルス信号	111
ウィナースペクトル	25, 172, 260
液晶	56
液晶ディスプレイ	50, 56, 260
液晶動作モード	64
エッジ強調フィルタ	233
エッジ検出フィルタ	233
エッジデバイス	117
エッジ拡がり関数	23, 118

索 引

エッジ法	44, 118, 125, 219	疑似線形性	267	**サ**	
エリアシング誤差	29, 38, 49, 216	基準線量	187		
		輝尽性蛍光体	36	最大輝度	61
オーバーサンプリング	28	輝度計	261	最大ディジタル値	121
オーバーシュート	239, 249	輝度センサ	261	雑音等価量子数	42
オーバーラップ	182	輝度特性	50, 66, 262	サブピクセル	275
オペレータ	232	希土類蛍光体	4	差分画像	237, 240
折り返し誤差	29	基本波成分	129	サンプリング	27, 65
オルソフィルム	5	強調係数	237	サンプリングアパーチャ	113
		強度スケール法	12	サンプリング間隔	28, 37, 113
		距離の逆二乗則	70, 76, 82	サンプリング定理	27, 32
カ		距離法	12, 76	サンプリングピッチ	139
		金属スリット	22	散乱線	13, 14
開口幅	126			酸硫化ガドリニウム	39
外 挿	124	空間周波数	17	酸硫化ガドリニウム・テルビウム	4
解像度	11, 19, 59	空間周波数フィルタ	235		
解像特性		空間周波数領域	229, 236	視覚的線形性	63, 263
	20, 40, 44, 51, 60, 110, 138, 266	空間フィルタ	232	シグモイド曲線	227
階調処理	43, 226	矩形波チャート	22, 129	シグモイド形状	16
階調特性	50	矩形波チャート法	44, 129	指数関数近似	124
ガウシアンフィルタ	233, 241	矩形波レスポンス関数	131	実空間領域	229
ガウス関数	242	グラディエント	10	実効サンプリング間隔	116, 122, 131
拡散濃度	8	グリッド	38	シフト	228
拡大表示	61	クロスオーバー効果	6	視野角依存性	64
角度計測	118			ジャギー	30
加算平均	186	蛍光体層	42	周波数	17, 226
加重平均フィルタ	233	検出量子効率	42	周波数処理	228
画像処理	226	検出量子数	215	周波数ビン	185
画像ノイズ	45	現 像	6	照射野	14
画素構造	60			焦点サイズ	137, 194
カットオフ周波数	138	高圧撮影	15	信号対雑音比	34, 212
カーネル	232	合成プロファイル	118, 128	振 幅	134, 229
カブリ	11	構造ノイズ	177	心理物理的評価	43
加法性	178	高速フーリエ変換	125		
カラーディスプレイ	274	高調波成分	129	水 洗	6
環境光	265	後方散乱	79	スキンライン	246
間接変換型	39, 140	光量子ノイズ	177	スタティックマーク	5
乾 燥	6	国際電気標準会議	42	スターパターンチャート	22
管電圧	13	コルトマンの補正式	131	ステップ信号	119
管電流	137	コントラスト依存	249	スペクトル	175, 215
感 度	10	コントラスト応答	264	スポット径	37
ガンマ	10, 70, 213	コントラスト比	61	スリット法	44, 126
ガンマ特性	54, 63, 264	コントラスト変換	241		
寛容度	11, 15	コントラスト法	131	正規化	111
				正弦波	229

INDEX

整数値	26
整数倍周期	135
接写レンズ	269
絶対値	124
切　片	88
先鋭化	228
鮮鋭度	5
線形化	74, 122
線形性	112
線減弱係数	3, 13
センシトメトリ	7
潜　像	6
線像強度分布	111
線拡がり関数	21, 111
総解析画素数	182
増感紙-フィルムシステム	3
増感紙	4
総合カブリ濃度	10
走査線	54
相対露光量	70

タ

対数変換	38, 72, 226
ダイナミックレンジ	38, 71, 244
ダイナミックレンジ圧縮	245
タイムスケール法	12, 76, 78
多項式近似	182
タングステン	119
タングステン酸カルシウム	4
中央値	235
直接変換型	39, 140
直接変換型 FPD	47
直線性	219
ディジタル NPS	49
ディジタル化	26
ディジタル特性曲線	43
ディジタルラジオグラフィシステム	26
低線量域	83
定　着	6

データ量	34
電気系ノイズ	177
点像強度分布	111
天　板	87
点拡がり関数	21, 111
透過度	8
等高線	27
等高線状	34
透明電極	56
特性曲線	9, 15, 70
トランケーション	124
トレードオフ	48
トレンド	182, 273

ナ

ナイキスト周波数 28, 29, 38, 52, 55, 60, 115, 139, 266, 269	
2次元係数	232
2次元パワースペクトル	230, 236
2次元フーリエ変換	46, 231
256 階調	34
日本画像医療システム工業会	261
入射X線量子数	218
入射表面線量	81, 85, 187, 191
入射フォトン数	79
入出力特性	43, 218
入力矩形波	134
ノイズ特性	45, 53, 63, 172, 260, 275
ノイズパワースペクトル	25, 46, 172
ノイズプロファイル	271
濃　度	7
濃度依存処理	240
ノーマライズドノイズパワースペクトル	172

ハ

バイアス	123, 219
ハイパスフィルタ	235
薄膜トランジスタ	39
バックライト	57
バーパターン法	266, 269
ハロゲン化銀	4, 6
パワースペクトル	178, 180
半価層	80, 84, 218
半価層用フィルタ	79
反　転	51
光導電体	39
ピーク成分	273
ピクセル構造	52, 268
ピクセルサイズ	52, 116
被写体厚	3, 13
被写体コントラスト	3, 11
ビット数	34
微分	124
標準偏差	173
標本化	26, 41
表面構造	52
ピラミッド構造	243
ヒール効果	182
ビ　ン	118
フィルタ MTF	114
フィルムコントラスト	12, 77
フォトダイオード	39
付加フィルタ	79, 121
不透過度	8
ブートストラップ法	12, 76
フーリエ級数	230
フーリエの定理	19
フーリエ変換	46, 124, 178, 230
フーリエ法	131
プリサンプルド MTF	113
平滑化	228
平滑化画像	237, 238, 246
平均値フィルタ	233
平均量子数	173
平面検出器	39

索　引

偏光板		56
変調伝達関数		22, 110
ポアソン分布		46, 173, 213
望遠型輝度計		261
補正係数		123
ホワイトノイズ		47, 175

マ

マスクサイズ	238
マトリクスサイズ	34, 59, 65
マルチ周波数処理	240
マルチドメイン化	64
マンモグラフィ装置	120
迷　光	261
メディアンフィルタ	235
モアレ	38
モザイク	27
モニタリング線量	82
モニタリング線量計	80, 187
モノクロディスプレイ	274

ヤ

有効露光量変換	72
ゆらぎ	173
ゆらぎ成分	45
ヨウ化セシウム	39

ラ

ライン法	268
ラッセル効果	5
ラプラシアンフィルタ	233
離散フーリエ変換	125
リニアシステム	73, 82, 88, 123
粒状性	11, 24, 172
量子化	26, 34, 41
量子化誤差	34
量子数	173, 214
隣接差分	124
ルックアップテーブル	17, 226
冷陰極管	57
レギュラーフィルム	5
レーザー光	37
レスポンス関数	110
連続スペクトル	2
露光量	7
ローパスフィルタ	38, 236

〈編者・著者略歴〉

市川勝弘（いちかわ　かつひろ）
- 1983年　名古屋大学医療技術短期大学部
  診療放射線技術学科卒業
- 1983年　名古屋市立大学病院中央放射線部
- 1997年　大学評価・学位授与機構
  学士（保健衛生学）
- 2004年　岐阜大学　博士（工学）
- 2005年　名古屋大学医学部保健学科
  助手
- 2006年　金沢大学大学院医学系研究科
  准教授
- 現　在　金沢大学医薬保健研究域
  保健学系　教授

石田隆行（いしだ　たかゆき）
- 1983年　大阪大学医療技術短期大学部診療放射線技術科卒業
- 1993年　立命館大学　博士（工学）
- 1994年　シカゴ大学カートロスマン放射線像研究所
  研究員
- 1998年　広島国際大学保健医療学部
  診療放射線学科　助教授
- 2003年　広島国際大学大学院総合人間科学研究科
  医療工学専攻　助教授
- 現　在　広島国際大学大学院医療・福祉科学研究科
  医療工学専攻　教授

國友博史（くにとも　ひろし）
- 1991年　名古屋大学医療技術短期大学部
  診療放射線技術学科卒業
- 1996年　大学評価・学位授与機構
  学士（保健衛生学）
- 現　在　名古屋市立大学病院中央放射線部

東出　了（ひがし　りょう）
- 1999年　名古屋大学医療技術短期大学部
  診療放射線技術学科卒業
- 2004年　大学評価・学位授与機構
  学士（保健衛生学）
- 現　在　名古屋市立大学病院中央放射線部

服部真澄（はっとり　ますみ）
- 1981年　国際医学総合技術学院卒業
- 2008年　名古屋大学大学院医学系研究科
  修了　博士（医療技術学）
- 現　在　東海記念病院放射線科

- 本書の内容に関する質問は，オーム社ホームページの「サポート」から，「お問合せ」の「書籍に関するお問合せ」をご参照いただくか，または書状にてオーム社編集局宛にお願いします．お受けできる質問は本書で紹介した内容に限らせていただきます．なお，電話での質問にはお答えできませんので，あらかじめご了承ください．
- 万一，落丁・乱丁の場合は，送料当社負担でお取替えいたします．当社販売課宛にお送りください．
- 本書の一部の複写複製を希望される場合は，本書扉裏を参照してください．

放射線技術学スキルUPシリーズ
標準　ディジタルX線画像計測

2010年10月10日　第1版第1刷発行
2024年2月25日　第1版第14刷発行

監修者　日本放射線技術学会
編　者　市川勝弘
　　　　石田隆行
発行者　村上和夫
発行所　株式会社オーム社
　　　　郵便番号　101-8460
　　　　東京都千代田区神田錦町3-1
　　　　電話　03(3233)0641（代表）
　　　　URL　https://www.ohmsha.co.jp/

Ⓒ 日本放射線技術学会 2010

印刷・製本　三秀舎
ISBN978-4-274-20932-1　Printed in Japan

関連書籍の御案内

MR IMAGE ANATOMY HANDBOOK

MR画像解剖ハンドブック

杉村 和朗（神戸大学医学部）／監修

土井　司（大阪大学医学部附属病院）／共編
笠井 俊文（京都医療科学大学）

◎A4変型判，288頁，定価（**本体6800円【税別】**）

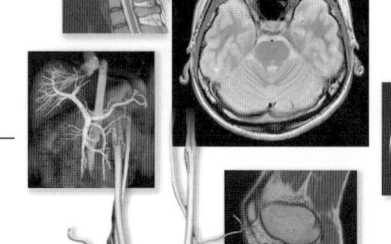

これで複雑なMR画像が読める！

全身各部位に関して，MR画像とその詳細な解剖図を掲載している．診療放射線技師をはじめ，MR画像の読影に慣れていない研修医，臨床医，看護師や医療系学生にとって，診断・読影の要点が簡潔に，かつ合理的にわかるようにまとめてある．

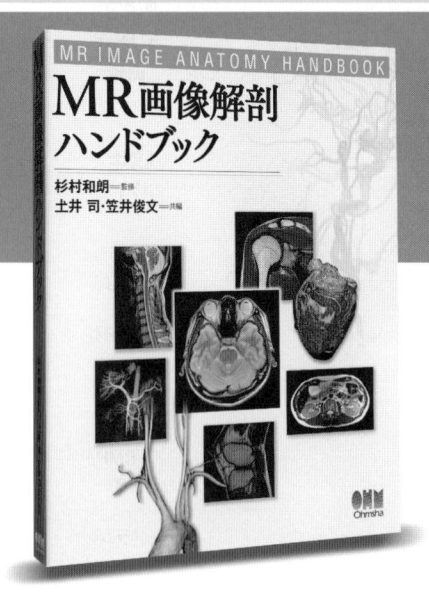

主要目次

- 第1章　頭　部
- 第2章　顔面・頸部
- 第3章　胸　部
- 第4章　心　臓
- 第5章　上腹部
- 第6章　泌尿器系・骨盤
- 第7章　上　肢
- 第8章　下　肢
- 第9章　脊　椎
- 第10章　血　管

このような方におすすめ

- ○診療放射線技師
- ○医学部学生，診療放射線技師養成校学生
- ○臨床医，研修医
- ○理学療法士，作業療法士，看護師，臨床工学技士，など

もっと詳しい情報をお届けできます．
◎書店に商品がない場合または直接ご注文の場合も右記宛にご連絡ください．

ホームページ　https://www.ohmsha.co.jp/
TEL／FAX　TEL.03-3233-0643　FAX.03-3233-3440

（定価は変更される場合があります）

関連書籍のご案内

医用画像処理入門

◆石田 隆行　／編
◆石田 隆行・大倉 保彦・川下 郁生　／共著
◆B5判・196頁・定価（本体3500円【税別】）

医用画像処理の
入門者に必携の書

　現在の医療は，X線画像をはじめ，CTやMRなど，さまざまな医用画像の診断・読影が不可欠である．それに伴って，それら各種画像を処理する機会が，診療放射線技師や医師には多々ある．
　そこで医用画像処理に関して，初心者，学生にもわかるように基礎の基礎からていねいに記述，図解し，具体的にわかりやすくまとめた．実際に扱う画像処理は，臨床で広く用いられている基本画像処理としている．

主要目次 ■■■
- 1章　基礎編
  - 1.1　ディジタル画像の基礎
  - 1.2　画像処理アルゴリズムの基礎
- 2章　応用編
  - 2.1　ImageJの基本的な使い方
  - 2.2　画像処理プログラミングの基礎
- 3章　実践編
  - 3.1　胸部単純X線写真の結節影の検出
  - 3.2　画像のノイズ除去
  - 3.3　マルチ周波数処理
  - 3.4　X線画像のグリッドによる縦縞影の検出

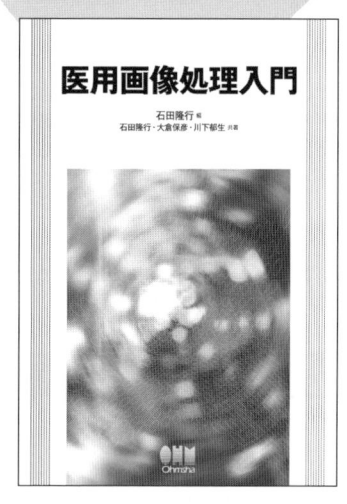

C言語で学ぶ 医用画像処理

初心者でもわかる！
C言語による
医用画像処理

◆石田 隆行　／編
◆石田 隆行・大倉 保彦・青山 正人・川下 郁生　／共著
◆B5判・232頁・定価（本体4500円【税別】）

　医療現場で使用されている各種画像（X線，CTなど）のディジタル化にともない，プログラム言語を用いて画像処理を行う新たなニーズが広く生まれつつある．
　そこで，医用画像に関する基礎部分からC言語による画像処理までを初心者にもわかりやすくまとめた一冊．

主要目次 ■■■
- 1章　医用画像のフォーマット―DICOM画像，ビットマップ(BMP)の構造―
- 2章　画像の読込みと書出し―raw画像とDICOM画像の読み書き―
- 3章　医用画像の表示―表示の基本技―
- 4章　2次元画像処理―医用画像の研究に使える画像処理プログラムの基本形―
- 5章　3次元画像処理―3次元医用画像の基本処理―
- 6章　CAD (computer-aided diagnosis) ―具体的な例―

もっと詳しい情報をお届けできます．
◎書店に商品がない場合または直接ご注文の場合は右記宛にご連絡ください．

ホームページ　https://www.ohmsha.co.jp/
TEL/FAX　TEL.03-3233-0643　FAX.03-3233-3440

（定価は変更される場合があります）

放射線技術学シリーズ

日本放射線技術学会が責任をもって監修する教科書

放射化学(改訂3版)
B5判・204頁・定価(本体4,800円【税別】)
東 静香・久保直樹 共編

主要目次
- 第1章 放射能と同位体
- 第2章 壊変現象
- 第3章 天然放射性核種と人工放射性核種
- 第4章 放射性同位体の化学 他

MR撮像技術学(改訂3版)
B5判・440頁・定価(本体5,300円【税別】)
笠井俊文・土井 司 共編

主要目次
- 第1章 MR撮像技術の原理
- 第2章 MR装置の構成
- 第3章 MRの物理と数学の基礎知識
- 第4章 MRI造影剤 他

放射線生物学(改訂3版)
B5判・308頁・定価(本体5,200円【税別】)
江島洋介・木村 博 共編著

主要目次
- 第1章 放射線生物学の基礎
- 第2章 放射線生物作用の初期過程
- 第3章 放射線生物学で用いる単位と用語
- 第4章 放射線による細胞死とがん治療 他

核医学検査技術学(改訂3版)
B5判・482頁・定価(本体6,300円【税別】)
大西英雄・市原 隆・山本智朗 共編

主要目次
- 第1章 核医学検査の基礎知識
- 第2章 放射性医薬品
- 第3章 核医学機器
- 第4章 核医学技術 他

X線撮影技術学(改訂3版)
A4変判・334頁・定価(本体5,800円【税別】)
小田敍弘・土井 司・安藤英次・難波一能 共編

主要目次
- 第1章 DR画像の基礎と最適化へのアプローチ
- 第2章 撮影基準面(線)と体位
- 第3章 頭部・頸部
- 第4章 胸部・胸郭・腹部 他

放射線計測学(改訂3版)
B5判・324頁・定価(本体5,000円【税別】)
小山修司・加藤 洋 共編

主要目次
- 第1章 放射線計測の統計と誤差
- 第2章 放射線と物質の相互作用
- 第3章 気体検出器
- 第4章 シンチレーション検出器 他

CT撮影技術学(改訂3版)
B5判・280頁・定価(本体4,800円【税別】)
山口 功・市川勝弘・辻岡勝美・宮下宗治・原田耕平 共編

主要目次
- 基礎編 第1章 CT装置の原理と構造
-        第2章 画像再構成と画像表示 他
- 臨床編 第8章 造影検査
-        第9章 CTの安全管理 他

放射線安全管理学(改訂2版)
B5判・256頁・定価(本体5,000円【税別】)
西谷源展・鈴木昇一 共編

主要目次
- 第1章 放射線安全管理の基本理念
- 第2章 国際放射線防護委員会の勧告
- 第3章 放射線源
- 第4章 放射線の防護 他

放射線治療技術学(改訂2版)
B5判・408頁・定価(本体5,600円【税別】)
熊谷孝三 編著

主要目次
- 第1章 放射線治療概論
- 第2章 放射線治療の歴史
- 第3章 放射線治療の物理
- 第4章 放射線治療の生物学 他

医療安全管理学
B5判・296頁・定価(本体4,500円【税別】)
佐藤幸光・東村享治 共編

主要目次
- 第1章 概論 医療安全の基礎知識
- 第2章 放射線診療における安全管理
- 第3章 放射線検査別の安全に関する留意点
- 第4章 放射線機器の安全管理

放射線システム情報学(改訂2版)
B5判・392頁・定価(本体5,000円【税別】)
奥田保男・小笠原克彦 共編

主要目次
- 第1章 放射線技術領域における医療情報とは
- 第2章 放射線システム情報学のための情報処理の基礎
- 第3章 システムとネットワーク
- 第4章 病院情報システム 他

放射線物理学
B5判・216頁・定価(本体4,800円【税別】)
遠藤真広・西臺武弘 共編

主要目次
- 第1章 放射線の種類と基本的性質
- 第2章 原子の構造
- 第3章 原子核の構造
- 第4章 原子核の壊変 他

もっと詳しい情報をお届けできます.
○書店に商品がない場合または直接ご注文の場合も右記宛にご連絡ください.

ホームページ https://www.ohmsha.co.jp/
TEL/FAX TEL.03-3233-0643 FAX.03-3233-3440

(定価は変更される場合があります)